实用养生保健系列

眼卫生保健知识问答

YAN WEISHENG BAOJIAN
ZHISHI WENDA

主　编◎ 徐锦堂

暨南大学出版社
JINAN UNIVERSITY PRESS
中国·广州

图书在版编目（CIP）数据

眼卫生保健知识问答/徐锦堂主编．—广州：暨南大学出版社，2010.5
ISBN 978-7-81135-497-3

Ⅰ.①眼…　Ⅱ.①徐…　Ⅲ.①眼—保健—问答　Ⅳ.①R77-44

中国版本图书馆 CIP 数据核字(2010)第 064640 号

出版发行：暨南大学出版社

地　址：中国广州暨南大学
电　话：总编室（8620）85221601
　　　　营销部（8620）85225284　85228291　85220693（邮购）
传　真：（8620）85221583（办公室）　85223774（营销部）
邮　编：510630
网　址：http：//www.jnupress.com　http：//press.jnu.edu.cn

排　版：广州市天河星辰文化发展部照排中心
印　刷：佛山市浩文彩色印刷有限公司

开　本：787mm×960mm　1/16
印　张：14.375
字　数：274 千
版　次：2010 年 5 月第 1 版
印　次：2010 年 5 月第 1 次
印　数：1—4000 册

定　价：26.00 元

编委会名单

主　　编：徐锦堂

副 主 编：潘红卫

参编人员：（按姓氏笔画排列）

丁　勇　吴　静　陈建苏　周　清

郑通枢　徐锦堂　唐光霞　潘红卫

前　言

光阴荏苒，从医多年，我们深深体会到“上医治未病”、“预防为主”、“自我保健”的重要性。

在诊疗过程中，眼病患者和患者家属会向医生提出这样或那样的问题，其中最多的是眼病如何治疗、预防和眼睛如何保健等。日常工作中经常收到远方来信，询问病情，内容也大致如此。虽然都一一作了回答，但总归是个例，面对的只是一个人或几个人。如果能把卫生保健知识广为传播，让更多的人知晓，人人都知道如何保护自己的眼睛，讲究卫生，自我保健，预防疾病，世界将会更加光明和美好，于是笔者就萌生了编写《眼卫生保健知识问答》这本科普读物的想法。

眼卫生保健知识范围很广，本书内容仅以个体为对象，以自我卫生保健为主。

本书在编写过程中，文字力求通俗，为了易于了解和看懂，附加了一些图片、简图或示意图等。希望这本小册子的问世，能为眼卫生保健作点贡献，这是编者们的初衷。

在编写本书过程中，虽然参阅了多本参考书和10多种相关杂志，并结合了编者们的点滴经验和体会，但由于能力所限，材料收集可能挂一漏万，顾此失彼，在某些观点上也可能出现偏差，敬请同道及读者批评指正。

本书在编写过程中获得了暨南大学各级领导的支持，得到了李辰教授的鼓励、暨南大学出版社的大力协助和暨南大学引进优秀人才科研启动基金和侨办重点学科基金的资助。赵松滨、杨雪琴、陈义和王伟等同志为本书绘图打字。在此，对所有协助过本书出版的朋友们，一并致以衷心谢意。

编　者
2010年元月
于暨南大学医学院眼科研究室
暨南大学附一院眼科

目　录

一、眼卫生保健的意义

1. 什么是眼卫生保健？

卫生学是一门以个体为对象，预防疾病的科学；保健学则是以预防疾病、提高健康水平为目的的科学。结合在一起，眼卫生保健，就是以个体为对象，讲究卫生，养成良好习惯，预防眼病，以保护眼睛的正常功能。

目前，卫生学有两大部分，即个人卫生学和公共卫生学。保健分三级，即初级、二级和三级。确切地讲，本书所讲的眼卫生保健包括的范围很小，涉及面很窄，只谈了眼的个人卫生和初级保健中的个人自我保健知识。

2. 如何才能明眸常在？

眼为五官之首，位于大脑的前端，是脑的延伸，人们都叫它“灵魂之窗”，其实称它为“大脑之窗”更为合适。人自呱呱坠地，从无知到有知，靠的是大脑在不断地发育。大脑的发育靠的是信号接收器，即人的感觉系统，包括眼、耳、鼻、舌和皮肤等，不断接受外界信号的刺激，其中主要是眼睛，大约有90%左右的信息来自眼睛。因此，眼睛对于一个人的发育和成长是非常重要的。当人们要保护重要的人和物时，常常说：“要像爱护眼睛一样去保护……”

眼睛的结构非常精细，有人把它比作一台照相机，目前世界上还找不到这么一架如此自动化的照相机，视网膜传递信息之快、之准确，远远超过目前所有的“集成电路”。人的视觉敏感度，对生活、学习和工作影响极大，现代社会要求人们具有良好的视功能，因此对眼睛要倍加爱护。

眼睛的功能是看东西，因此除了休息、睡眠，它没有偷懒的机会。虽然它有保护装置，但非常脆弱，眼睑只能挡风沙；角膜前面的泪膜要不断更新，才能保持眼睛的湿润和明亮……如此精细、脆弱而重要的器官，只有细心爱护，才能长久良好运作，这就是为什么要进行眼卫生保健的原因和目的。只有如此，才能明眸常在，尽情享受如诗似画般的大千世界，吸收日新月异的知识。

3. 如何防眼病于未然?

眼睛的重要性大家都知道，但如何保护它，各种人群知道的并不一样，因此必须通过目前所有渠道加强宣传，如果能做到人人皆知眼睛的卫生保健知识，眼病的发生率就会下降。完全可以相信，一旦明白了眼睛卫生保健的重要性，没有人会故意去伤害自己的眼睛。

目前作为宣传的渠道很多，诸如广播、电台、电视、电脑、报纸、杂志、讲座和科普读物等，其中也包括卫生机构、乡村卫生院、厂矿学校、保健室、社区服务站、各级公立和私立医疗单位。每位医务工作者都应把自己看作是一位义不容辞的宣传员，把眼卫生保健宣传看作是分内之事，加强宣传，动之以情，晓之以理，使人人都能掌握多一点有关保护眼睛的知识，提高自我卫生保健能力，将会大大降低眼病的发生率。当孩子的父母和监护人知道了卫生保健知识，就能减少婴幼儿的眼外伤，早一点发现孩子的眼病；青少年懂得了眼睛生长发育的特点及眼睛的功能，就会合理使用眼睛，在爱护下使用，在使用中保健，就会减少近视和干眼；年老多病的人，多懂一些眼睛的知识，也可延缓一些老年眼病的出现。不可能人人都是医生，但人人可以多知道一点儿视器的解剖和生理知识，眼病的发生与发展的规律，如何讲究卫生，以及如何进行眼卫生保健的知识。如果每个人都能主动、认真地进行自我保健，眼睛自会明亮终生。

有人说："有些人不是盲于眼病，而是盲于无知。"这句话不无道理。我们的祖先早已倡导："上医治未病"，预防为主。预防为主，虽然只有 4 个字，却是字字千金。作为一位眼科医务工作者，不管工作如何忙碌，都应挤出些时间对病人及其家属讲一些眼卫生保健知识，举手之劳，可以得到事半功倍的效果。一旦人人都了解了这个"知识之窗"的重要性，就会非常精心地去保护它。长此以往形成习惯，防病于未然，有病早医，疾病就会远离眼睛。"视觉 2020，根治可避免盲，享有看见的权利"这个宏伟目标，就会早日实现。

二、视觉器官的发育和解剖生理

4. 胚胎时期眼睛是怎样形成的?

眼睛在胚胎时期发育较早，第2～3周时就出现了眼睛的原始形态，两个小小的凹陷就是眼睛的始基。

第3～4周时，视泡由前脑膨出，晶状体板开始形成。

第5～6周时，晶状体板形成晶状体凹。眼睑、结膜及脉络膜原基相继出现。

第7～10周时，神经节细胞层呈现雏形，出现虹膜、瞳孔膜睫状体原基。在头的两侧，各见一个小黑点，就是正在形成的眼睛。此时，视杯边缘的中胚层组织伸入角膜上皮和内皮之间，形成角膜基质层，前房和玻璃体动脉相继出现。

第11～16周时，眼睑逐渐成形，房水静脉形成，视网膜开始分化，玻璃体内的血管从发育走向退化。

第17～21周时，眼睛逐渐从两侧移到前方，角膜的曲率增加，虹膜发育日臻完善。

第22～27周时，瞳孔括约肌形成，视网膜的黄斑出现，上下睑分离，眼睛可以睁开。

第28～32周时，眼球直径达10～12毫米，瞳孔膜开始退化，黄斑中心凹出现。由于子宫内漆黑一团，胎儿的眼睛大部分时间仍然闭着，偶尔有睁眼动作。

第33～36周时。眼球直径为16～17毫米，瞳孔膜及玻璃体血管消失，胎儿在活动时，眼睛常做睁开的动作，但大部分时间仍呈睡眠闭合状态。

出生时，黄斑发育尚未完成，泪腺没有完全发育，泪液分泌很少。刚刚出生的婴儿，虽有眼睛但不太管用。早产儿用强光刺激，会出现皱眉；足月出生儿，能一过性（指短期内出现的动作，持续时间短）注视大的移动物体。因此可以说，眼睛的形态在母体内形成，而眼睛的功能（即能够看清外界的物景）是在出生之后，在周围环境的刺激下逐渐发育起来的。

5. 你知道婴幼儿不同时期的正常视功能吗?

足月产婴儿：遇到强光能闭眼，瞳孔会有对光反应，即当光线强时，瞳孔由大变小，光线弱时，由小变大，能一过性注视眼前直径大于8厘米的物体。当物体在眼前摆动时，婴儿眼睛可出现似有意识的追随，但时间很短，其视力约为0.01~0.02。

2周：婴儿出生后，调节功能尚未形成，视网膜得不到清晰图像，所以眼睛追随物体的动作不明显。如果用一发光物体从半米外向眼前移动，婴儿似有集合反应。

5~8周：眼睛能够追随左右摆动的物体，但持续时间很短。开始认母。会用手去抓落在地上的物体，但距离不能太远。当有物体急速接近眼睛时，可以引起婴儿的眨眼反应，出现了保护性反射。

3个月：开始出现注视，看东西时，头也能够随着转动，开始分辨熟人和陌生人。当妈妈的脸孔出现在眼前时，婴儿常表现出欢快的表情。开始认识颜色，但不能区分色调。

4个月：会看自己的小手，会朝大人所指的方向看。偶尔用手去触摸周围的物体。开始出现粗略的调节和深度觉。

6个月：集合反应可持续数秒钟。视力大约为0.05~0.06。

8个月：可以区分不同的面孔。

10个月：已经能够看清周围的世界了。

12个月：试图立起，能估计空间距离，视觉敏感度还未完全建立。

1~2岁：眼睛集合的时间逐渐延长，集合与调节互相促进，但尚未建立密切的联系，集合仍处于初级阶段。由于缺乏意识和反射性控制，容易产生集合过强、调节性内斜视。开始对天空的飞鸟或窗外的汽车感兴趣，走路能主动避开障碍物。

从出生至3岁：眼睛无论从生长速度还是视功能的发育来看，都是一生中的黄金时代。出生后3年内，眼球直径增长最快，从出生的17毫米增长到22.5毫米，与成人的24毫米相近，如图1所示。3岁时视力在0.7左右，呈双眼视。有时会出现单眼视，出现无条件反射，但不稳定。

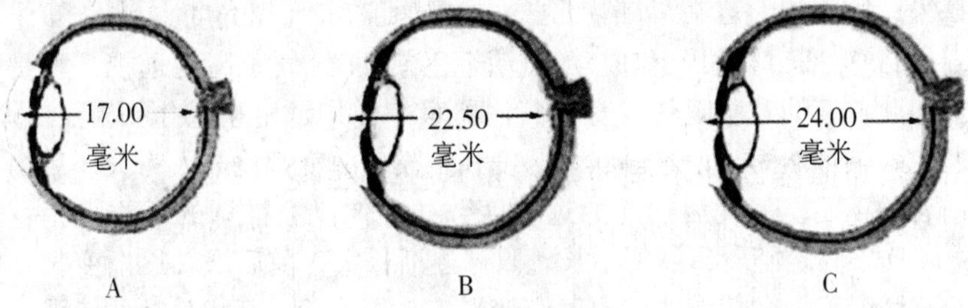

A. 出生时约为 17.00 毫米　　B. 3 岁时约为 22.50 毫米

C. 成人眼轴长度为 24.00 毫米

图 1　眼轴的增长

4~6 岁：反射动作逐渐巩固，可以引起紊乱，但不会丧失，经过训练后，又可恢复。视力逐渐达到 1.0，认识 6 种基本颜色。

儿童视力的发育如下表。

视力发育与年龄的关系

年龄	视力
1 个月	光感 ~ 眼前手动
2 个月	眼前手动 ~ 0.01
3 个月	0.01 ~ 0.02
4 个月	0.02 ~ 0.05
6 个月	0.06 ~ 0.08
8 个月	0.1
10 个月	0.1 ~ 0.15
1 岁	0.2 ~ 0.25
1.5 岁	0.4
2 岁	0.5 ~ 0.6
4 岁	0.6 ~ 0.8
6 岁	0.8 ~ 1.0

6. 孩子的视力易受外界的影响吗？

前面已经讲了，出生时，眼球的前后直径为 17 毫米，比成年人的 24 毫米小7毫米。按一般的算法，每短1毫米就增加了3D（屈光度），长1毫米就减少3D。如此算来，婴幼儿和成年人应该相差21D，属于高度远视，可是事实上并非如此，婴幼儿眼睛的发育和其他器官一样，是相互配合、相互协调的。婴幼儿的眼轴虽然短，但其晶状体凸度和角膜弯曲度都比成人为大，后两者弥补了前者的不足，因此婴幼儿的远视度数并不像以上推算的那样大，一般在+2～+3D之间。随着年龄的增长，眼球逐渐长大，前后眼轴逐渐变长，但晶状体也逐渐变扁，角膜弯曲度也逐渐变平，互相消长，互相弥补，使眼睛的视力逐渐趋于正常，+2～+3D的远视逐渐消失，变成正视。如果眼轴发展过快，和晶状体变扁，角膜变平，不相协调，就会发生近视，反之就会出现远视。如果由于某种原因或疾病影响了视力，剥夺了眼睛受外界刺激的机会，就会产生弱视。

婴儿的眼睛，初生时仅具解剖形状，可以说没有功能或功能极差，眼睛的功能是出生后借助外界光线和物像的刺激，逐渐建立和形成的。

婴儿的大脑并不具备成年人的能力，如记忆、综合、分析、想象和思维。眼睛也是如此，刚出生的婴儿，可以说没有视力，更无调节、集合、融像和立体视，这些都是在出生之后接受外部信息刺激而逐渐形成的，这些外部因素影响视觉发育的现象，称为视觉的可塑性。

年龄越小，可塑性越大，12岁以后，可塑性变得很差，几乎消失。可塑性为什么会中止，这是目前研究的课题。近年研究发现，发育后期在中枢神经元周围出现网状结构，构成了神经细胞外介质。目前认为神经元周围网络的形成，标志着中枢神经系统触突的成熟与稳定，可塑性随之变得越来越差。

因此，对于弱视、近视、远视的训练和治疗都是越早越好，可塑性消失之后，其疗效甚微。

7. 视器有哪些结构？其功能是什么？

眼为知识之窗，每时每刻都在接受外界的信息，人的感觉器官，有眼、耳、鼻、舌及皮肤，但接受知识最多的是眼，居五官之首。眼睛是一个结构非常精细，传导非常敏捷，又有附属装置进行保护的器官。我们平时说的眼睛，医学上称为视器，它包括了眼眶、眉、眼睑（俗称眼皮）、泪器、眼外肌、眼球、视神经和视路。另外还有一个重要的部分——屈光系统，它是由角膜、房水、晶状体和玻璃体构成，使外界的物体成像于视网膜上。

从眼睛的表面可以看到眼睑、睑缘、睫毛、内眦、外眦、结膜、角膜、虹膜、瞳孔，如图2所示。

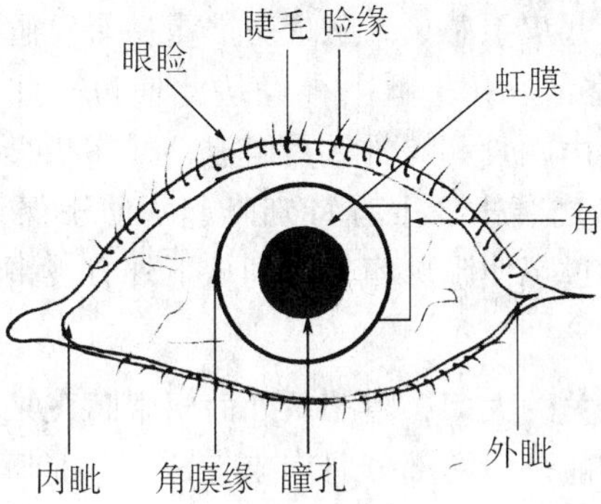

图 2　眼睛的正面观

如果做个剖面，从前向后眼球和周围的关系如图 3 所示。

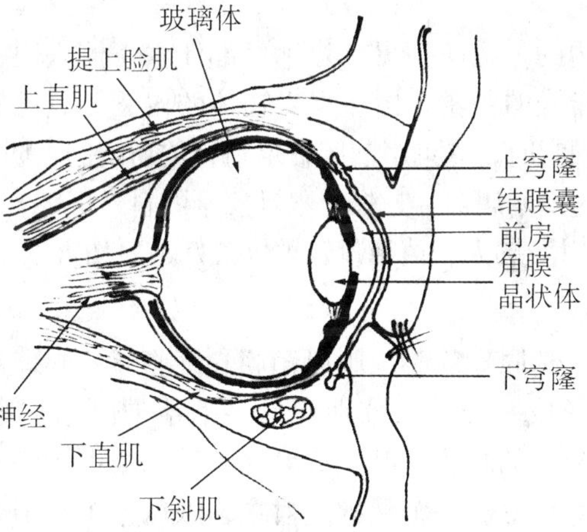

图 3　眼球剖面和周围的关系

现分述如下：

（1）眼的附属器

① 眼眶

眼球的上、下、左、右均有颅骨保护。眶上壁骨质较薄，老年人常有部分骨质被吸收，所以当眼眶上部受钝器伤时，易引起骨折。眶内壁的上部为上额骨的额突，前下部为鼻泪管，中部为筛骨纸样板，极薄，在受外伤时极易破裂，破裂后与筛窦相通，有气进入皮下，局部可肿胀，捻转局部皮肤，可出现捻发音（很像用手指捻转头发所发出的声音），说明皮下有血气肿形成，此时不可擤鼻涕，因为筛窦与鼻相通，鼻内气体进入皮下，不但加重局部肿胀，还有可能带入病原菌，引起皮下感染，酿成更严重后果。眶下壁由上颌骨和颧骨组成，眶缘下4毫米处有一孔，眶下神经从此通过，此处中医称为“四白”穴。眶外壁位于颞侧，由颧骨和蝶骨大翼组成，暴露机会较多，易受外伤，但其骨质坚硬，以防外来之袭击，上方特别隆起，便于保护眼球，下方急剧后退，视野得以扩大，不过也使眼球容易受到从下外方飞来异物的伤害。

② 眼睑

眼睑如两扇自动开关的大门，阻挡从外面向眼睛飞来的异物、灰尘及强光和强风的刺激。上述功能是由两部分肌肉来完成：一是眶部随意肌，它可加强睑部肌肉纤维的闭睑作用，可使眼睑闭合牢固而有力；二是睑部不随意肌，其收缩仅使睑裂轻轻闭合，如睡眠时的闭目、平时的瞬目和防御性闭睑。眼睑皮下组织疏松，皮下脂肪随着年龄增加而减少，继而形成皱褶，而且越老越明显。

③ 眉和睫毛

眉是眼睛上边的一道防护堤，防止额部汗水下流入眼；睫毛如眼前的门窗前的竹帘，减少光线的刺激，挡住飞来物体的侵袭。睫毛根部有丰富的感觉神经，外来物体碰到它时，立刻引起闭目反射，关窗闭门，防止外来物体对眼球的伤害，可以说，这些附属器，是保护眼球安全的自然屏障，尽量不要破坏。对于为“美”而“拔眉”的人，请衡量轻重，最好不要伤害这个自然保护装置。

④ 眼眶内容物

眼眶内容物包括眼球筋膜、眼肌鞘膜和眶脂体。眼球筋膜和眼肌鞘膜包绕眼球及眼外肌，形成腔隙，又分别发出多条系带以固定眼球，其间充满眶脂体。靠近眼球由疏松的脂肪小叶组成，靠近后部则由致密的脂肪小叶组成。上述组织对眼眶各组织形成一个保护及衬垫，眼球位于其中，周围还有许多条系带，又稳又软，高度缓解了外界的震荡与冲击。

⑤ 泪器

泪器也是眼的保护装置，它由泪腺及泪道组成。泪腺位于眼眶的颞上方的泪腺窝内。正常情况下，它看不见，摸不着，深藏于眼眶之内，大小如杏仁。泪腺分泌泪液，睡眠时减少，几乎停止，清醒时，每分钟分泌0.9～2.2微升，由泪腺管排入结膜囊，给眼球淋浴，将污物冲向鼻侧的泪小点、泪小管和泪囊，借虹吸现象经鼻泪管将泪液引入鼻腔，如图4所示。

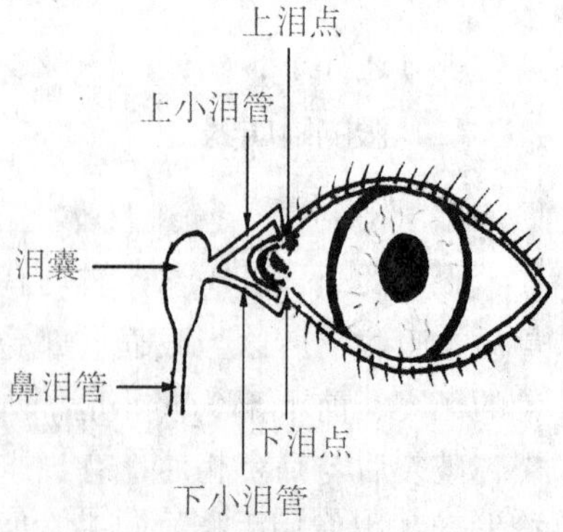

图4 泪道示意图

当人们伤心或悲痛时发生的痛哭流涕，其实痛哭是真，流涕则是附产品，“涕”并非全部是鼻涕，而是流入鼻腔的眼泪和鼻分泌物的混合物。泪液除具有冲洗和湿润眼球作用之外，还含有少量蛋白和氯化钠，故微有碱味；另外，还含有一种特殊的溶菌酶，可以杀灭眼表的细菌。

从泪点到鼻腔这个管道，内部衬有一层黏膜，在发炎或受外伤后，可以发生粘连，造成泪道阻塞，就会引起化脓性泪囊炎。当泪道被堵塞之后，泪囊成了一潭死水，从表面冲下来的细菌，停滞于泪囊，引起化脓，称为慢性泪囊炎，它是一个感染源，一旦角膜受外伤，就会引起感染，后果严重。所以有人称它为“定时炸弹”，要及时治疗。

⑥ 眼外肌

眼球外边有6块肌肉（上、下、内、外直肌和上、下斜肌），如图5所示，当它们收缩时，能够迅速把眼球转向各个方向，承担着眼球的运动，使眼睛看到眼前的一切，不必移动头，即可收览万物于眼底。

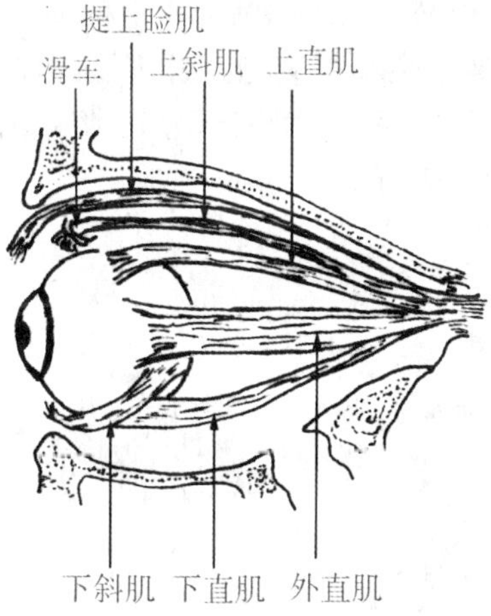

图5　左眼眼外肌颞侧观

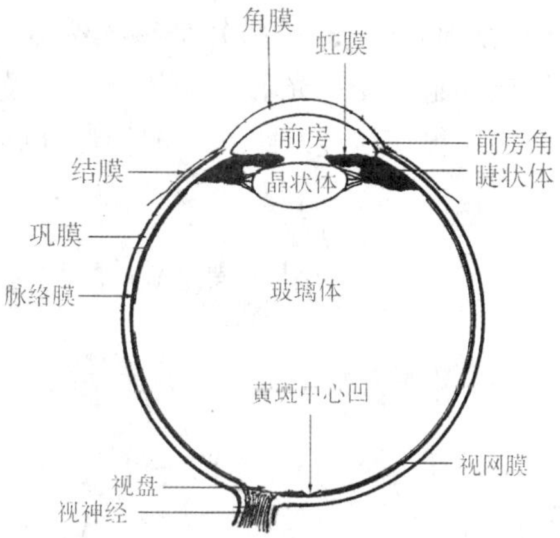

图6　眼球剖面图

（2）**眼球壁**

眼球壁由三层膜构成，如图6所示，近似球形。

① 外层

外层由透明的角膜和不透明的巩膜构成，角膜没有血管、水晶样透明，约占眼表总面积的1/4。角膜的屈光力为43D（屈光度），约占眼球屈光力的70%。角膜位于眼球前部，如一扇窗户，收览来自外界的物像，角膜的任何混浊和外形的改变都会引起视力的下降。角膜后边为不透明的巩膜，它和角膜一起，保持了眼睛的近似圆形状态和一定的眼内压力（眼压）。

② 中间层

中间一层为血管膜，也称葡萄膜或色素膜，由大、中、小三层血管形成，保证了眼球的正常营养。在患某些全身病时，血管膜会受到损伤，破坏眼部营养，导致视力下降。

血管膜从前到后，分成虹膜、睫状体和脉络膜三部分，睫状体位于中间，它产生房水，维持眼压和参与眼的物质代谢，因此睫状体的病理过程与眼球的命运息息相关，所以当受到损伤或炎症时，会严重影响视力，甚至引起眼球萎缩。睫状体的前方为虹膜。虹膜的颜色因人种而不同，黄种人呈褐色，白种人呈淡绿褐色，黑种人多为黑色。中间有一孔洞，即瞳孔，内有括约肌和开大肌，可以使瞳孔开大和缩小，控制光线进入眼内。瞳孔的形状大小对疾病的诊断很有帮助。

③ 内层

眼最里边是一层非常薄而透明的视网膜，视网膜的组织结构非常精细，主要分为三部分：第一部分是感光细胞，称为锥细胞和杆细胞。杆细胞感受弱光，锥细胞感受亮光。第二部分是双极细胞，负责联络。第三部分是神经节细胞，伸出很多神经纤维，形成神经纤维层，如图 7 所示。

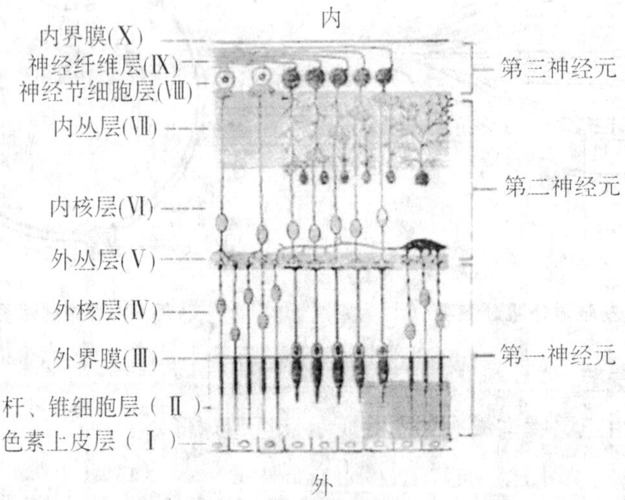

图 7　视网膜结构模式图

外界的物像经过屈光间质到达视网膜，形成一个倒像，经视路传达到大脑枕叶的皮质纹状区，经过视觉中枢的整合，成为正像，如图 8 所示。

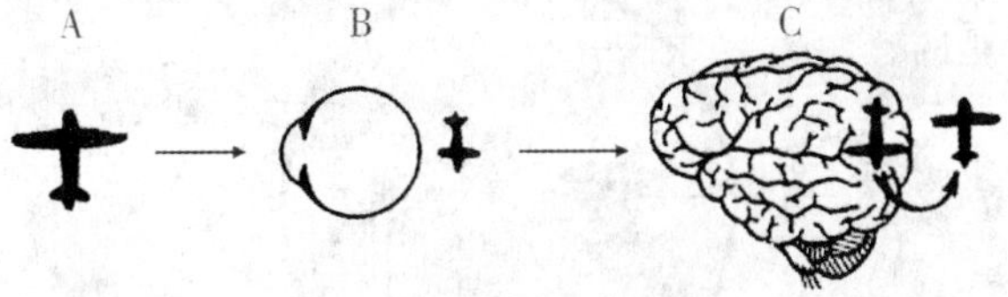

A. 物体（飞机） B. 物体在视网膜上的成像（倒像）

C. 经视路传达到枕叶，经大脑整合为正像

图 8 人视觉示意图

（3）**视神经和视路**

① 视盘

在视神经走出眼球的地方，称为视盘（视乳头），此处没有视网膜，因此这个地方不感受光线，称为“盲点”。这个盲点，人人都有，但平时并不觉察，有时在你发愣时，书本上的字可以视而不见，此时书本上的字正好落在盲点的区域之内，稍一移动眼球，字离开了盲点，就又看见。在检查时，就很容易被发现。举例来说，如果闭上左眼，距离 15 ~ 20 厘米，集中精力看图 9 左边的“十”字，此时右边的圆圈即消失，因为圆圈所在位置正好位于盲点。正常人盲点呈椭圆形，横径 5.5°，垂直径 7.5°；但在某些疾病中，盲点就会出现不同程度或不同形状的扩大，最常见的是视乳头水肿和青光眼。

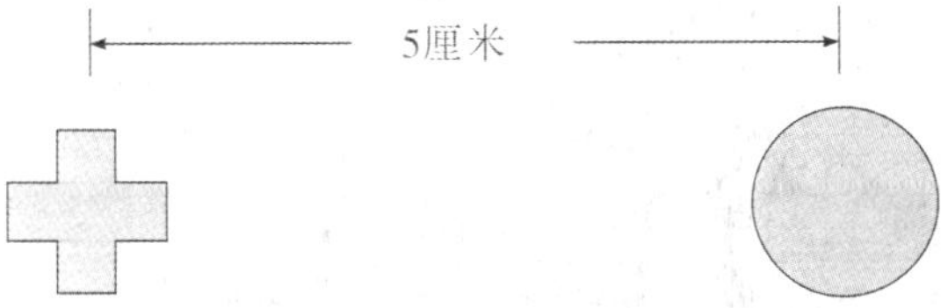

图 9 检测盲点图（说明见书内文字）

靠近眼球后极部的视网膜中央，有一个黄斑，其中心有一凹陷，称为中心凹，如图 10 所示。这是一个视网膜的特别区域，它保证清晰的中心视力，离开这个区域，其他处的视网膜所得影像都不如此处清晰。

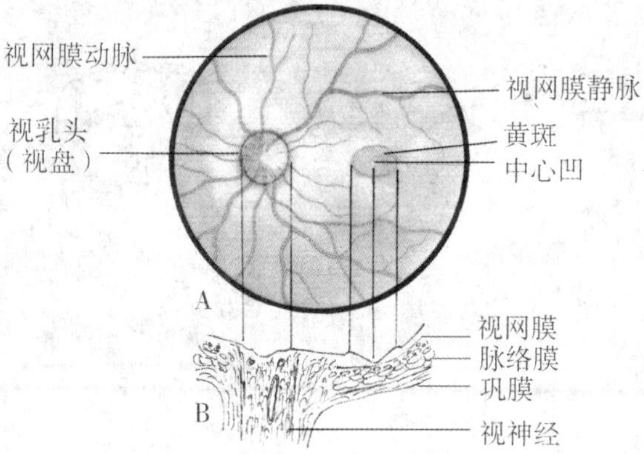

（示黄斑中心凹的位置）

A：眼底所见　B：眼后极部剖面

图 10　眼底与眼后局部剖面对应图

健康人在水平方向，双眼可以看到眼前左右 180°视野，如图 11 所示。在所有局部和全身性眼病时，视野可以发生变化，出现缩小和“暗点”等独特性改变，视野可缩到很小，如通过一根管子视物一样，称为“管状视野”，如图 12 所示。管状视野看的面积很狭窄，所以就会引起行动不便。

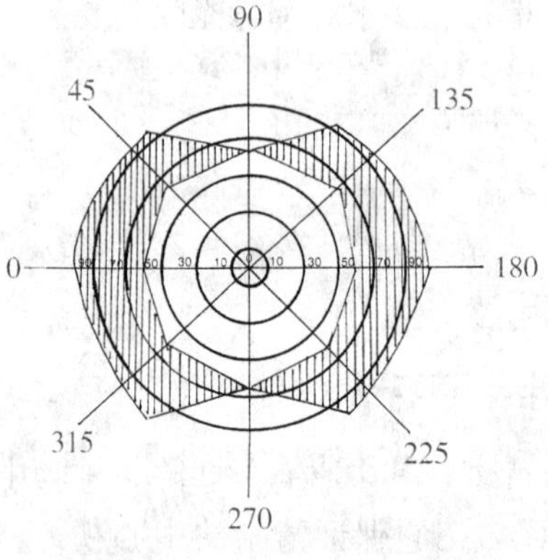

（中心为双眼视野重叠区）

图 11　双眼视野图

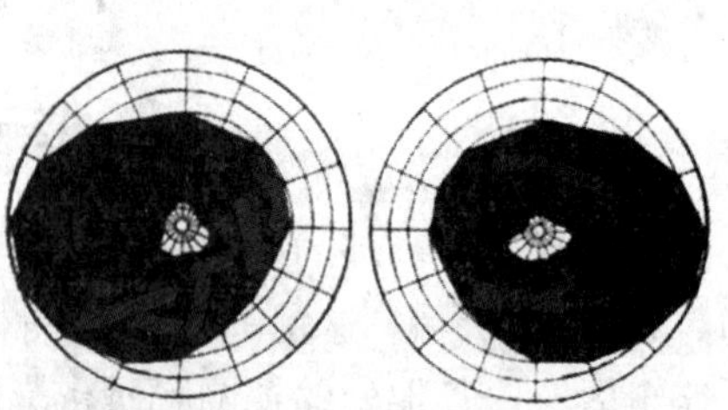

图 12　管状视野

应该指出，视野的缺损常常有助于疾病的诊断，其形状及所在位置特点，不但对于诊断眼病有用，对于其他器官疾病的诊断也有用，特别是颅脑疾病。

② 视神经和视路

视神经开始于眼球的后极部的视盘（视乳头），经过视神经孔向后走行，在视神经交叉处，分成左右两路，形成视束和视放线，最后到达脑子的后极部，也就是视觉中枢——枕叶，如图13所示。

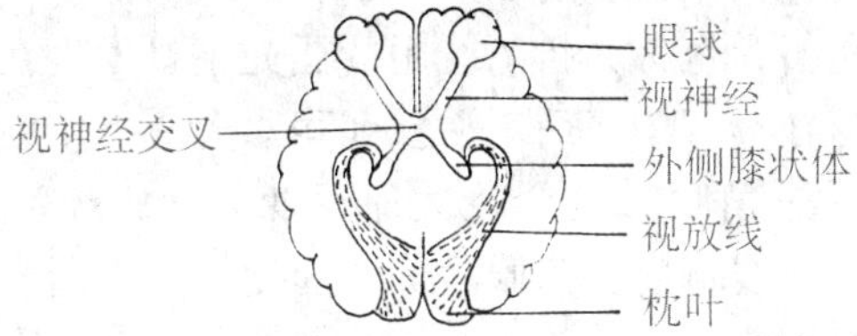

图13　视觉中枢——枕叶

视觉是一个非常复杂的过程，从外界物体上反射回来的光线，刺激眼睛的视细胞（锥细胞和杆细胞），经过光化作用，变成生物电，产生神经冲动，经视神经和视束传导到视觉中枢。人有两只眼，物像一个来自左眼，一个来自右眼，两像融合，形成一个有立体感的、完全与外界物体一样的实像。

（4）眼内容

在角膜之后和虹膜表面之前是前房，在虹膜之后是后房，两房中充满着透明的液体，称为房水，它的成分及其容量在某些疾病的诊断中起着重要的作用。

晶状体位于虹膜之后，是一个双凸透镜，上有悬韧带与睫状肌相连，睫状肌的收缩和舒张，调节着晶状体的厚和薄，使眼能够看近或看远。随着年龄的增加，晶状体变硬，弹性减弱，变凸困难，是谓老光（老视），俗称老花。在光学系统中，晶状体占有重要的位置，它的透明是视力清晰的保证。晶状体厚度的变化称为调节，它能使眼睛视物特别清楚。这种调节是自动的，是一种反射。

晶状体之后为玻璃体，它充满眼球后部4/5空腔，为透明的胶状体，故称玻璃体，其中无血管和神经。玻璃体性质不稳定，一旦受到机械或化学的损伤，则由胶状变成胶溶状态，甚至液化。玻璃体一旦混浊，眼前就会出现黑点。原因很多，既有内因性，也有外因性；常见者为眼内炎症、出血、代谢异常、胆固醇物质的沉淀等，生理性的玻璃体混浊叫飞蚊症，老年人多见。

综上所述，眼睛像一个圆形照相机，它的镜头就是由角膜、房水、晶状体、玻璃体组成的屈光系统。物体反射回来的光线通过它们，即可聚焦于视网膜上（相当于照相机的底片）而成像。瞳孔是相机的“光圈”，它可以开大或缩小，控制进入光线的多少，使曝光的强度恰到好处。眼睛虽然像照相机，但目前人们还造不出一个像眼睛一样能自动控制、移动、随意调节、富有生命力、全自动、本色的“照相机”。

（5）屈光系统

人眼的屈光系统包括角膜、房水、晶状体、玻璃体。当光线通过这些透明组织时，就会发生屈折，也称为折射。眼的屈光主要发生在角膜和晶状体。

角膜前表面暴露在空气中，后表面浸在房水里。由于空气和房水之间折射率差别较大，光线通过角膜时就会较大地改变方向，产生较大的屈光力。其次，角膜本身也能使光线折射，角膜表面弯曲度越大，屈光力越强。角膜具有43.13～43.53D（屈光度）的屈光力，晶状体在静止状态时，其屈光力为16～20D，人眼在休息状态时，总屈光力为58.64D。

晶状体的屈光状态比较复杂：① 晶状体的构造像洋葱一样，其皮质纤维一层层围绕中央的核，随着年龄增长而逐渐形成。不同之处在于，洋葱是从内向外长，而皮质纤维是从外向里包裹，核比周围的皮质密度较高。晶状体各层次密度不一样，各层间的弯曲度也不一样，这两个因素造成光线通过晶状体时发生折射，产生屈光。② 晶状体的前表面曲率半径较大，其核曲率半径较小，胚胎核的曲率半径更小。因此，从晶状体前表面到晶状体中央核，曲率半径逐渐减小，屈光力逐渐增加。③ 晶状体的屈光度随着年龄变化而变化，幼年时，屈光力大，成年之后，屈光力减少。白内障的膨胀期屈光力增加，出现暂时性近视。

（6）眼的调节、集合和立体视

眼睛为了看远方及近方的物体，需要晶状体不断改变屈光状态，也就是看近时晶状体要变厚，看远时要变薄，如图14所示。晶状体变厚和变薄的范围，称为调节幅度。

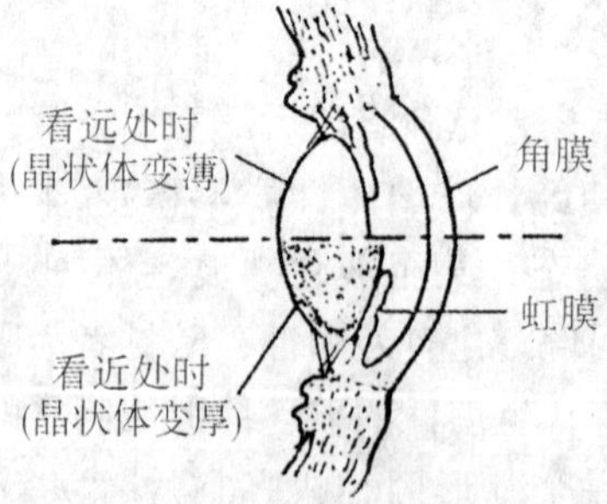

图14　晶状体看近和看远时的变化

人眼睛的调节幅度不是终身不变的，随着年龄的增长，晶状体逐渐变硬失去弹性，调节力随之逐渐变弱。10 岁以前的儿童调节力最强，可有 14D；20 岁时调节幅度为 11D；30 岁有 7D；40 岁时降至 6D；50 岁有 2. 5D；70 岁只有 0. 25D。调节力下降，导致看不清近处的物体，这种状态称为老视（老花）。调节可使单眼看清物体，它所得到的是一个平面，没有立体感，要想有立体感，还要有一个功能，那就是集合，就是依靠眼外的 6 块肌肉随时调整位置，把眼球摆放在一个合适的位置，这样两只眼睛看到的影像才能融合为一个清楚的立体图像。例如，人眼看远时（5 米以外），双眼的视线几乎是平行的。而当物体移近时（5 米以内），如果想看清一个物体，又有立体的感觉，双眼就必须向鼻侧移动，就是前文讲的集合。在双眼向内移动的同时，双眼同时又要做一个动作，即平时双眼看远时，远方来的光线集焦点于视网膜上，此时晶状体处于变薄的状态，如果由看远变成看近，此时双眼晶状体就要变凸，才能把 5 米内的光线集焦点于视网膜上，这个动作，医学上的术语叫调节，如图 15 所示。调节和集合是非条件反射，就是说，不用大脑去支配，是在不知不觉中互相配合，而且非常默契，一旦发生问题，不互相协调了，就会影响双眼单视。如果是突然出现的，就会感到一个东西看成两个（复视），这种现象最常见于眼外肌麻痹。如果是慢慢形成的，患者一般不出现复视，但从外观上可以看到眼位不正，称为共同性斜视，多见于屈光不正。

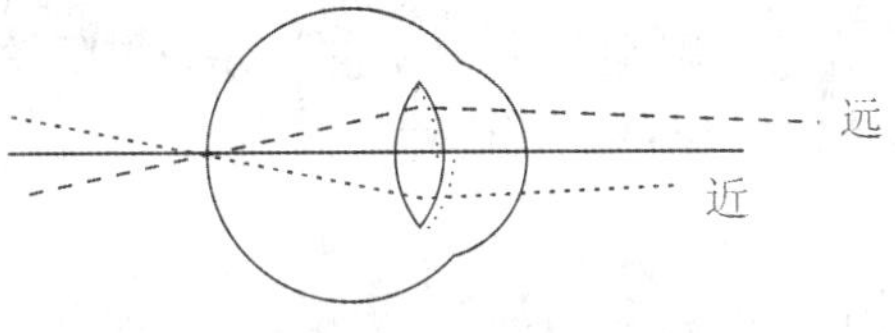

（看近晶状体变厚，看远晶状体变薄）

图 15　晶状体调节示意图

8. 泪膜是如何形成的？

眼表有一个保护层，叫做泪膜，泪膜从表到里分为三层，如图 16 所示。

最表面的一层为脂质层：由睑板腺、蔡司腺和莫尔腺分泌，这种分泌从生后即开始，从不间断，老年人分泌减少。这是一层油质，浮在泪膜的表层，防止泪水的蒸发。

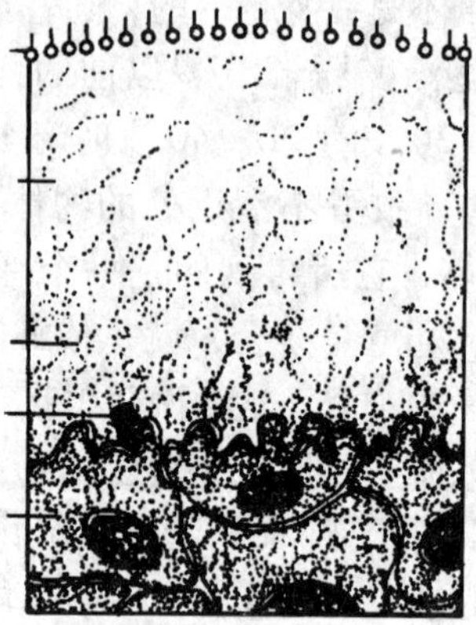

图16　泪膜的结构

中间层为泪水层：主要由泪腺和副泪腺分泌，是泪膜最厚的一层，98.2%是水，固体成分占1.8%，其中含有溶菌酶，它能直接溶解革兰氏阳性细菌，在补体作用下，也能溶解革兰氏阴性细菌，而且具有免疫佐剂的效应，是泪膜中的主要防御成分，其含量随年龄而改变，45岁以前，随年龄的增长而增加；45岁以后，随年龄的增加而减少。

深层为粘液层：它直接与角膜上皮细胞相接触，由结膜的杯状细胞所分泌，借眼睑的运动散布并附着于疏水的角膜上皮表面，使其变为亲水性，由于有了亲水的粘液层，泪腺和副泪腺所分泌的泪水（中间的泪水层）才能与之密切结合，湿润眼球表面，保持泪膜的稳定。

9. 泪膜有何功能？

泪膜的功能概括起来，可归纳为下列几个方面：

（1）提高角膜光学性能。角膜有45～47D的屈光力，其屈光力始于角膜前面的泪膜，泪液充填了角膜表层微细的不平，为角膜提供了一个极其平滑的泪膜表面，成为一个理想的光学界面，有利于视网膜成像的清晰度。

（2）泪膜的不断更新和泪液的流动，借助其动力学清洁眼睛，对外来异物和毒素有清洗及稀释的作用。正常代谢的产物，包括脱落的上皮细胞也可及时予以清除。

（3）滑润眼球表面组织，防止上皮受损。正常的泪膜保证了眼睑和眼球的自由活动。

（4）为角膜上皮与空气中的氧与二氧化碳进行交换提供了一个良好的媒介。

（5）泪膜具有防御特异性和非特异性炎症的作用。泪膜中含有许多抗微生物与免疫调节性物质，例如乳铁蛋白、溶菌酶、β－溶解素、免疫球蛋白、补体、干扰素、前列腺素、血浆铜蓝蛋白和前白蛋白。乳铁蛋白除了有很强的结合铁的能力，夺取细菌生长所必需的铁以外，还对某些细菌菌株有直接的杀伤作用。新近研究提示：乳铁蛋白能增强对胸腺依赖性抗原和胸腺非依赖性抗原的抗体反应；乳铁蛋白还能增强抗体依赖性细胞介导的细胞毒作用，增强单核细胞，自然杀伤细胞的活性。溶菌酶能溶解某些革兰氏阳性细菌的细胞壁。β－溶解素能破坏细菌的细胞膜而杀死细菌，在补体和溶菌酶的共同作用下，又能溶解和中和毒素。泪膜中还含有免疫球蛋白，其中免疫球蛋白 A 能够防止细菌粘附到角膜及结膜表面，能凝集细菌和中和病毒。免疫球蛋白 G 具有抗菌和抗病毒多种免疫活性，免疫球蛋白 M 是一种高效能抗体，其作用比免疫球蛋白 G 高100 倍，泪膜中还含有干扰素、前列腺素和前白蛋白。在防御眼表面有害致病细菌和病毒的侵袭中，可能还有迄今尚未知晓的作用。

10. 人眼是如何分清五颜六色的?

色觉是人类视觉三大功能（光觉、形觉、色觉）之一。人们的生活乐趣，无一不和颜色有关，世界之所以如此多娇，都和颜色分不开。

关于人类色觉形成的理论很多，其中以杨—黑尔姆霍兹的三原色学说广为人们所接受，即世界上所有的颜色都是由三种基本颜色不同量的混合，假如各基色的光量都是相同的，那么红＋绿＋蓝就会变成白色，红＋蓝就会出现紫色，红＋绿就会出现黄色，蓝＋绿就会出现青色。

颜色的感觉是由视网膜的锥细胞来完成的。在锥细胞内存在与三种基本颜色相对应的感光物质，每一种感光物质在吸收一定波长的光线之后就会产生光—化学反应，释放出生物电，通过视神经纤维传达到大脑皮层的枕叶，经过分析综合而形成色觉。

当视网膜中缺乏感受红色的物质时，就不能辨认红色，这称为红色盲。若缺乏感受绿色或蓝色的物质时，分别称为绿色盲和蓝色盲，若三种物质都缺乏，只能区分明暗，而不能分辨颜色，称为全色盲。

如果感色物质不是完全缺失，而只是不足，感受颜色的能力也就差一些。在颜色差异不大时就不能辨认，但当颜色差异明显时仍可区分，这种人通常称为色弱。色弱也是色盲的一种，仅仅是程度较轻。先天性色觉异常，多为性连锁隐性遗传。后天性色觉异常，多为疾病所造成，例如：① 白内障：混浊的晶状体对蓝色光谱吸收增强，患者可以有蓝色障碍。② 中心性浆液性视网膜脉络膜病变、年龄相关黄斑变性，一般多表现为蓝、黄色障碍。③ 球后视神经炎、视神经萎缩、中毒性弱视、颅脑肿瘤，可引起红、绿色障碍。

还有一种视物变色的现象，看东西像戴上了有色眼镜，称为色视，可见于药物中毒和某些疾病，如碘氰化物中毒、烟草中毒、癔病、神经衰弱、大量视网膜玻璃体出血、雪盲等，可以出现红视；多种药物（山道年、非那西汀、链霉素、巴比妥、乌头）中毒可以出现黄视；黄视也可见于黄疸或流行性感冒；一氧化碳、苦味酸中毒，蘑菇、阿的平中毒可诱发蓝视；洋地黄中毒可出现绿视。

绿色由于波长较短，可使睫状肌放松和减轻视力疲劳，故经常看看绿色对视力有益。这里所说的绿色是指远方的大片绿色，最好是树林的绿色。如果看近处的一张绿色纸片，则不起作用。

三、眼先天异常与孕妇保健

11. 你知道眼先天异常的来龙去脉吗?

眼先天异常各家统计不一，我国成都 1981 年调查了 6 岁儿童 11 462 例，有眼先天异常者占 2.36%。

先天异常主要由两大原因造成：一是基因遗传，二是围产期的外因。前者要用优生学来解决，后者则要对孕妇进行良好的保健。

（1）基因遗传

由父母传给子女眼睛的异常，应该采用优生优育来进行预防。

（2）围产期的因素

① 围产期患病

妇女在怀孕的前 3 个月患风疹易引发眼先天畸形，以先天性白内障发病率最高，还会伴有其他先天畸形。

关于其发病机制，至今没有定论，有人认为风疹病毒能引起孕妇体内新陈代谢紊乱，致使胚胎组织也发生紊乱。也有人认为风疹病毒经过绒毛膜和胎盘可进入羊水，胚胎早期眼睑和角膜均未形成，晶状体与羊水直接接触，含有病毒的羊水影响了晶状体。胚胎 3 个月后，眼睑和角膜逐渐形成，将晶状体与羊水隔开，减少了晶状体受风疹病毒的侵袭，所以，在 3 个月后，孕妇虽然感染风疹，其婴儿先天性白内障的发病率也比较少。

② 物理和机械因素

离子辐射、超声波和环境污染均可成为致畸的物理因素。X 线作为致畸因子，可以发生于胚胎各个时期，产生多种眼的畸形：如眼组织缺损、小眼球，甚至发生无眼畸形。也有报道：怀孕时期接受超声波治疗，可诱发先天性白内障。

早产儿视网膜病变（旧称晶状体后纤维增生症），其确切病因尚未完全明确。目前公认早产、低出生体重和氧疗是其主要因素，但是并非所有吸氧的低体重儿都会发生早产儿视网膜病变。如果给氧适当，还可减少其发生率。对于低体重，生后又经过供氧治疗的婴儿，应该到眼科门诊随诊，一旦出现病变，争取早期发现、早期治疗。

机械性损伤较为少见，不过，有时外界压力过大，引起子宫变形，不但可导致视神经受损、眼外肌麻痹，也可造成其他器官的畸形。

③ 化学物质和药物的影响

关于化学因素，动物实验研究较多，锂可致无眼睛和独眼畸形；镁过量可导致独眼；铅和铊也是导致眼畸形的物质；有些偶氮染料，只要向动物皮下注射少量，即可能引起特殊感觉器官的畸形，最多见的眼部畸形，如白内障，视网膜异常和无眼球。放线菌素 D，由于其抗分裂效应，在鼠和兔妊娠的第8~9天给药，眼部可出现多种畸形，如小晶状体、小眼球、眼组织囊肿、没有视神经。二硝基酚可使兔的后代发生轴性后囊下白内障。反应停（沙利度胺）是一种镇静剂，因其能抑制脱氧核糖核酸（DNA）合成，可导致无眼球、小眼球和其他眼组织缺损。

其他如氯喹、氯丙嗪、皮质类固醇、抗癫痫药、烷化剂、苯丙胺、抗叶酸药、甲氨喋呤等，也可产生致畸作用。

抗生素虽较少致畸，但土霉素、四环素和氯、链霉素应用时，也可导致鼠的先天畸形。

④ 营养与代谢因素

视网膜上有两种细胞：锥细胞和杆细胞。杆细胞富含视紫红质，是由维生素 A 和蛋白质相互结合而成的。如果体内维生素 A 缺乏，视网膜对微弱光线就不敏感，出现夜盲。维生素 A 的另一功能是维护人体表皮细胞的健全和黏膜组织的正常分泌。如果缺乏，角膜将出现混浊、表层上皮角化、泪水变少，出现角膜、结膜干燥症。

人在妊娠时，若严重缺乏维生素 A，胎儿可出现干眼症、小角膜、眼睑缺损或其他颜面异常。但在动物实验中过量摄入维生素 A，也可导致先天异常：白内障、小角膜、视网膜缺损、眼球前突或其他眼内异常，引起这种异常的机理不明，可能是过量的维生素 A 对正在发育的胚胎的碳水化合物代谢发生干扰所致。

妊娠期间，若甲状腺功能亢进，胎儿畸形并不常见，但在甲状腺肿大流行地区，先天性白内障和先天性青光眼有增多的趋势。

有实验报告：向鸡蛋内注射可的松，小鸡发育被抑制，眼球不成比例地成长，视网膜出现皱褶。临床上孕妇用皮质类固醇激素，可使其后代发生先天性白内障。

⑤ 烟、酒对胎儿不利

为了胎儿的健康，双亲应戒烟禁酒，因为烟草中的尼古丁可使胎盘的血管收缩，血流量减少，使胎儿发育不良，容易发生流产、早产和眼先天异常，如：小角膜，色素膜缺损、先天性白内障和眼球震颤等。怀孕期饮酒，可使胎儿发生酒精中毒，导致神经系统发育不良，眼睛可发生斜视、小眼球、视神经萎缩及眼球震颤等严重病变。如果孕妇同时吸烟又饮酒，对胎儿造成的影响比单项者更大，对胎儿产生的不良后果就更严重。

12. 如何减少先天性眼病？

先天异常与遗传和孕妇围产期保健密切相关，为了下一代的健康，为了减少下一代眼先天异常和其他器官畸形，应该做好下列几点：

（1）**杜绝基因造成的遗传**

① 不要近亲结婚；② 有遗传病家族史者应进行遗传咨询，进行婚前检查，做到优生优育。

（2）**孕妇围产期保健**

一旦妊娠，就担负了一个重要使命，保护胎儿健康成长，避免接触影响胎儿的不利因素。

① 化学物质：如铅、砷、苯、铬、镍、锂、偶氮染料、亚硫酸盐、五氯酚钠、一氧化碳、咪基硫脲、二硝基酚及农药，均可致胎儿畸形，要远离这些化学物质。甲醛也能致畸，近年来装修成风，很多涂料和新式家具含有甲醛，甲醛很易挥发，长时间吸入会影响胎儿发育，因此，孕妇应避免住进新装修的居室或使用甲醛味道很浓的家具。

② 物理因素：在妊娠之后，不要进行 X 光照射，一般认为，即使常规的肺部透视也要推迟到妊娠 7 ~8 个月之后再做。怀孕期间应远离超声波，不可做超声波治疗。孕期由于机械性损伤而致畸者较为少见，不过也不可不注意，外界压力过大引起子宫变形，也可导致眼睛和其他器官的畸形。

③ 怀孕期用药必须谨慎：在怀孕期有很多药物不能服用，如四环素、链霉素、氯霉素和糖皮质激素，可致胎儿先天性白内障或其他器官畸形。腺嘌呤、环磷酰胺、氯丙嗪、奎宁、苯海拉明、氯苯那敏均可致畸，氯喹、乙胺嘧啶可致视网膜先天病变。眼科常用鱼肝油（维生素 A、维生素 D）怀孕期间要慎用，摄入量过多，可致胎儿畸形，如果非用不可，也要小量，而且不能长期服用。

④ 禁烟戒酒：怀孕期间要禁烟戒酒，有人做过统计，每天喝啤酒或白酒

者，生下婴儿的眼部或其他器官的畸形比不饮酒者明显增多。烟内有毒成分很多，在怀孕期间不宜吸烟，如果周围有人吸烟，也应该请他远离或自己避开，因为空气中的烟雾（所谓二手烟）同样影响孕妇和胎儿。

⑤ 加强营养：一要补充蛋白质，其中包括动物蛋白和植物蛋白，如鱼、蛋、瘦肉、肝等，植物蛋白最丰富者为豆类制品。二要补充维生素，多食新鲜蔬菜和水果。三是微量元素和矿物质不可缺少，如钙、铁、磷、碘、锌等，食物中黄鱼、牛奶、干酪、菠菜、海带和谷类等含量较丰富。

⑥ 改善居住环境，室内要通风，阳光不可无；可以听些音乐，但要避免噪音干扰；起居宜定时，睡眠要充足；适当运动，不可过量；少下厨房，避开烟熏火燎。

四、关心婴幼儿的眼睛

13. 如何做好婴儿视力的保健？

（1）产后眼药水滴眼必不可少

分娩时，婴儿结膜囊很容易被产道内的细菌所污染，导致新生儿淋菌性结膜炎，尽管其发病率仅为0.04%，但后果严重，不可不防。因此产后必须严格执行克勃德氏点眼法：清洁眼睑上的污物，立即向结膜囊内滴用0.25%～1%硝酸银眼药水，滴后立即应用生理盐水充分冲洗，以中和过剩药液，或用0.3%氧氟沙星药水，前者局部稍有痛感，很快消失，是传统的方法。

（2）宝宝照相不宜用闪光灯

每位家长都愿意给宝宝的童年多留一些美好的回忆，所以在满月（生后1个月），百岁（生后100天）或生日，常常要给宝宝照相留影，以作纪念。但是不要忘记，人的眼睛就像一架照相机，眼球前边的角膜和晶状体相当于镜头，虹膜相当于光圈，眼球周围的巩膜和脉络膜相当于暗箱，最后面的一层视网膜相当于感光底片（胶卷），对光线反应最为敏感。婴儿眼睛正在发育时期，尤其是视网膜里的感光细胞非常娇嫩，强光的刺激是一个损伤。因此在给婴儿照相时，即或室内光线不足，也不可借助闪光灯进行拍照，因为闪光灯的光束非常强烈，对婴儿的视网膜很有害处，距离越近，闪光次数越多，对视网膜的损害就越大。

因此，家长在为小于6个月的孩子拍照时，一定要采用自然光，不能用闪光灯。同样，新生儿的卧室灯光也不宜过强，否则同样会造成对孩子眼睛的损害，但也不能过暗，因为婴儿眼睛的发育离不开适当的光线。

（3）宝宝卧室要有足够的光线

前文已经讲过婴儿的眼睛在胚胎时已经成形，但其功能尚需生后逐渐完成。初生儿视力很差，约为0.01～0.02，6个月时上升到0.06，3岁时可达0.7左右，4～6岁时，逐渐到达1.0。在这个发育过程中，其中一个主要因素就是光线。如果一只幼猴从出生就把它放在绝对暗室里，一点光线都没有，等它长大之后，由于没有光线的刺激，视力就会很差，甚至会是一只盲猴。因此婴儿醒着的时候，卧室不宜过暗，应有充足的光线，但要防止阳光直射婴儿的眼睛。

（4）**小床上挂玩具，弊多利少**

有些家长把各式各样的玩具（铃铛、小猫、小狗、小气球……）挂在宝宝的眼前，目的是逗孩子看，诱其不哭、不闹；但是却没有想到，如此这般地让宝宝长时间注视一个目标，而且比较近，会影响孩子视力的发育。一是由于长时间看近，双眼集合较多，容易形成对眼（内斜视）；另一个是长时间看近，易发生屈光的异常。合理的办法是：让物体移动，时远时近，时左时右，方向多变，使宝宝可以远近注视，眼球灵活运动，促进宝宝的视力发育。

（5）**注意眼部卫生，保持眼部清洁**

婴儿的小手要经常洗，不要让他们用手去揉眼睛，更不要用脏东西去擦眼睛；市售的纸巾，若非经过严格消毒，不可用。如果发现孩子经常用手揉眼，眼白（球结膜）出现红丝（充血），晨起眼角又有些眼屎（分泌物），宝宝很可能患上了不同程度的结膜炎，应及时治疗。

14. 为什么要观察早产低重儿的眼睛？

正常分娩的新生儿，眼睛各部分的发育已经完成，而早产儿出生时，视网膜却没有发育成熟，容易出现病变，视网膜血管和结缔组织在玻璃体内过度增殖，影响玻璃体的透明，这些异常的组织还有可能牵拉视网膜，引起视网膜脱离，导致患儿失明。

早产儿视网膜病变与多种因素相关，最重要的相关因素是体重和氧疗。美国多中心早产儿视网膜病变研究小组调查了4 099例出生体重小于1 251克的早产儿，有65.8%发生了早产儿视网膜病变。2 237例出生体重小于1 000克早产儿中，其发生率为81.6%。国内报道149例体重极低的新生儿，有11.14%发生早产儿视网膜病变，500～700克的早产儿中，有86%发生早产儿视网膜病变。总的来说，出生体重越低，胎龄越小，早产儿视网膜病变的发生率越高。3 821例胎龄小于32周的早产儿，68.5%发生早产儿视网膜病变。汪颖等对76例抢救成功的高危新生儿进行眼底检查，足月儿无一例发生视网膜病变，12例早产儿视网膜病变全部为早产儿，平均胎龄为31.75周。

早产低重儿和超低出生体重儿，大多需要不同方式的氧疗和温箱内抢救。但是并非所有吸氧的早产低体重儿均发生早产儿视网膜病变，适当给氧可以减少早产儿视网膜病变，但不能杜绝，因为可能还有其他因素。

早产儿视网膜病变，医学上分为五期：早产儿视网膜病变并非都是无休止地从Ⅰ期发展到Ⅴ期，多数病变在Ⅰ期时可以自行停止或消失，仅有10%病例发生视网膜全脱离。对Ⅰ、Ⅱ期病变，只需密切观察，病情多数是稳定的，可不用治疗。如果病情加重，才考虑手术治疗。第Ⅲ期出现视网膜血管增殖，如能及时发现，进行视网膜冷凝，可使部分患儿病情好转，到了第Ⅳ、Ⅴ期，出现了严重的新生血管和玻璃体内结缔组织增生，伴有视网膜脱离，此时采用手术治疗，也难以恢复患儿的视力。

因此，对早产儿要密切注意他们的眼睛，对于胎龄不足32周或者体重低于1 500克，而且出生后发生过窒息，接受过吸氧等治疗的早产儿，必须进行常规眼底检查。检查的具体时间：国内外大部分学者主张，对胎龄小于32周，出生体重小于1 500克的早产儿，在生后4周开始进行检查。如果双眼无病变或仅有Ⅰ期病变，可隔周复查一次。随访过程中，若早产儿视网膜病变程度好转，可每2周检查1次，直至病变完全静止。若出现Ⅲ期病变，应缩短检查周期。如已达到阈值病变，应在诊断后72小时内进行冷凝或激光治疗。

因此，要特别提醒早产儿的父母或监护人，要密切注意早产低重儿的眼睛变化，绝不可以掉以轻心；因为错过治疗时机，会耽误孩子的一生。在正常情况下，新生儿生下来就有感光的功能，随着年龄的增长，就逐渐能注视物体，眼睛随物体移动，双眼协调，抓取失落的物体；2个月后逐渐认识母亲，3个月后能分辨熟人或陌生人（详见本书第5问：你知道婴幼儿不同时期的正常视功能吗?）。

15. 婴幼儿视觉发育过程中有哪些警号?

此问题在婴幼儿视觉发育中已经讲过，下边再扼要地叙述一下。知道了正常的发育，如果不正常，就是异常，就是病态，应引起父母或监护人的警惕，及时向医生咨询，及时治疗，一旦过了视觉发育阶段，就会大大降低治疗效果。

以下几种现象应是婴幼儿眼睛异常的警号：

（1）孩子的眼睑出现红肿。

（2）婴儿的眼睛怕光，流泪，不愿睁眼。

（3）孩子的眼睛不痛、不痒、不红、不肿，但是经常流泪。

（4）孩子的瞳孔不是黑色，而是白色或黄白色反光。

（5）婴儿的目光经常凝视，发呆。

（6）孩子的黑眼仁不是亮晶晶的，而是灰蒙蒙的。

（7）眼睛位置不正，内斜或外斜。

(8) 5 个月大的幼儿睁开眼睛时，不能固视，不能寻找目标，而是像钟摆一样来回摆动，表现为视力不佳或有眼球震颤。

(9) 眼睛睁不开，或睁得很小，上睑不能上提。

(10) 视力发育与年龄不相符，眼睛外观又和其他孩子的眼睛一样，这些先天异常多位于视网膜、脉络膜或视神经。

下面介绍几个简便检测视力的方法，希望能早期发现，早期治疗。

(1) 婴儿 4 ~ 5 个月时，还不能用手去抓落在地上的、他喜欢的较大玩具，要引起父母的注意。

(2) 当强光照射眼睛时，婴幼儿对光没有反应，既不闭眼，也不皱眉，说明视力可能有问题。

(3) 拿一个玩具，在婴幼儿眼前晃动，如果眼睛不能追随目标，提示父母要注意。

(4) 如果用手指或其他物体突然移向眼前，而婴幼儿不眨眼，说明幼儿视力可能有问题，因为婴幼儿生后 2 ~ 3 个月就具备了这种保护性反射。

(5) 遮盖试验：这种方法是检查单眼视力，当用物体遮住婴幼儿 1 只眼时，婴幼儿无反应，说明这只眼无视力或比另一眼的视力差了很多。

以上情况都是警号，奉劝父母和监护人，不可掉以轻心。

16. 幼儿患传染性热性病时要护眼吗？

儿童抵抗力低，易患传染病，尤其是幼儿更是如此。另外，幼儿患传染病时，多伴有高热，父母或监护人常常把注意力集中在全身疾病而忽略了眼睛的病变，待全身病愈后，才发现眼睛受了损伤，可是此时已是时过境迁，失去了治疗的最佳时机，追悔莫及。

(1) **麻疹和猩红热**

这种传染病患病时有高热，大量消耗机体营养，若不及时补充，会引起全身营养缺乏，特别是有些地区，有些旧观念、旧风俗、不良习惯，患传染病发高烧时，有“忌口”之说，这个不准用，那个不准吃，更加重了患儿营养的缺乏，尤其是维生素 A。维生素 A 缺乏时，开始有夜盲，由于患者是儿童，又在高热，很难在这个时期发现，继而结膜出现干燥。正常结膜湿润而光泽，此时患儿结膜则如一张灰白色软纸，干燥而有皱褶，尤其在眼球转动时更易出现，严重时，角膜出现雾状混浊，此时若有感染，后果不堪设想。因此，在幼儿患麻疹或猩红热时，除了治疗原发病外，请家长也要注意患儿的眼睛的变化。

（2）水痘

水痘是由水痘病毒引起的小儿急性传染性疾病，发烧后即出现皮疹，遍布躯干和四肢，初起为丘疹，继而透明如水珠，故称水痘，大小不一，大者可如绿豆，一旦病孩用手去抓水痘，沾了水痘浆，再用手去揉眼睛，眼睛就可能传染水痘，形成角膜溃疡，偶见视神经炎和眼外肌麻痹。

（3）白喉

白喉是由白喉杆菌引起的急性呼吸道传染病。1～5 岁患儿最常见，主要侵犯粘膜，除喉部黏膜外，眼部结膜常受其害。白喉杆菌所产生的毒素可进入血液，除影响心、肾外，常常引起眼肌麻痹，出现复视、斜视和眼睑闭合障碍；眼部结膜被侵犯后，形成膜性结膜炎，表面非常粗糙，容易伤害角膜，发生角膜溃疡。

（4）百日咳

百日咳是由百日咳嗜血杆菌引起的呼吸道传染病。2～4 岁幼儿发病率高。百日咳以阵发性、痉挛性剧咳为主要症状，由于咳嗽得非常厉害，多见眼结膜下出血，并无大碍，但有隐患，此时应注意有无玻璃体和视网膜出血，如有，应及时治疗。

（5）流行性脑脊髓膜炎

流行性脑脊髓膜炎是由脑膜炎双球菌所引起的急性传染病，10 岁以下儿童多见，可以通过血液传播到眼内，发生转移性脉络膜视网膜炎，可致视力极度减退或黑矇，最终可导致眼内炎、全眼球炎或眼球萎缩，如不及时治疗，后果严重。

17. 婴幼儿“大眼睛”要引起警惕吗？

大眼睛、双眼皮，是国人貌美的表现，但对于婴儿来说，如果眼睛过大，在喜爱的同时要引起警惕：是不是先天性青光眼？其特点如下：

（1）小儿一双大眼睛（少数也可以单眼），尤其是角膜（黑眼仁）的直径比正常孩子大得多，如图 17 所示。

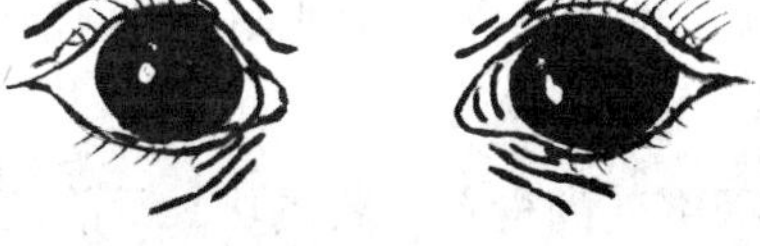

图 17　先天性青光眼，角膜（黑眼仁）明显变大

（2）有不同程度的怕光流泪。

（3）正常的大眼睛是亮晶晶的，而先天性青光眼的大眼睛多灰暗无光（角膜水肿所致）。

（4）触之眼球稍硬。

先天性青光眼，通常是常染色体隐性遗传，亦可由感染因素导致，尤其是风疹。

先天性青光眼主要病变在前房角：① 正常前房角的结构没有发育或发育不全。② 前房角被一层中胚叶残膜覆盖，眼内所产生的房水排出受阻，在眼内蓄积，眼压增高；婴儿的角膜巩膜富有弹性，眼压增高可使眼球变大，直径变长，黑眼仁（角膜）也相对变大。由于眼压升高，角膜水肿，因此造成大眼睛但无光泽。

如果发现这种情况，应及时去医院，请专科医生检查。目前已有先进的仪器和方法来判断4～6周以上婴儿的视力，前房角的病变也可得到详细的检查，早期确诊不成问题。而早期治疗是抢救婴儿视力的唯一途径。

18. 婴幼儿的瞳仁如“猫眼”，是不是眼内长瘤了？

视网膜母细胞瘤属于常染色体显性遗传，该肿瘤可发生于眼底任何部位，但以后极部为多。肿瘤可以逐渐长大，视力也会逐渐丧失。但因多见于婴幼儿，而婴幼儿不会诉说，难以早期发现。肿瘤组织非常脆弱，高度生长的细胞坏死和脱落，可以散播于玻璃体，引起玻璃体混浊。由于视力高度下降，眼压增高，瞳孔散大，后边的肿瘤和玻璃体的黄白色反光映于瞳孔，使瞳孔呈黄白色，看上去宛如“猫眼”。这一体征是视网膜母细胞瘤最容易被他人发现的早期症状，但实际上，瞳孔出现“猫眼”样反光，已经不是疾病的早期，其病情已发展到一定程度。

对于视网膜母细胞瘤目前尚无有效预防措施，只能做到遗传咨询、产前检查和随访。

（1）遗传咨询

遗传咨询是一种以家系为遗传形式的咨询，也就是对患有视网膜母细胞瘤的家长所生子女进行发病风险评估，患者最好结婚不生育。

（2）产前检查

视网膜母细胞瘤基因突变的检查已获成功，目前已用于临床产前检查，对于有遗传视网膜母细胞瘤可能的孕妇，可在妊娠28～30周时，取羊水细胞做视网膜母细胞瘤基因突变检查，如果出现阳性，最好中止妊娠，如果不同意中止，产后应立即进行检查，早期发现，及时做激光治疗。

（3）**随访**

对患有视网膜母细胞瘤者所生子女，在出生之后要定期进行眼底检查。如果有条件，在1岁时，每3个月检查一次；2岁时，4个月检查1次；3～5岁时，6个月检查1次；6岁以后2～3年检查1次，一旦发现，及时治疗，不但可能保住眼球，有时还能保留部分视力。

19. “望天眼”是怎么回事？

“望天眼”医学上称为先天性上睑下垂，就是双眼睑抬不上去，眼睛睁不大，如图18所示。上睑遮住了大部分瞳孔，患儿为了看见，常常把头后仰，看上去似乎在望天空，故俗称“望天眼”。本症为常染色体遗传，主要是由于动眼神经核发育不全或提上睑肌力量薄弱所致。先天性上睑下垂有多种多样，常见者为单纯性上睑下垂或单纯性上睑下垂伴同侧上直肌麻痹，后者多见，约占先天性上睑下垂的3/4。

先天性上睑下垂常为双侧，但两侧常不对称，一边轻，一边重，偶有单侧者。此病有轻有重，所谓重者，睁眼时上睑遮住瞳孔一半以上，影响患者的视力，宜早期手术治疗，否则容易引起弱视，影响成长之后的学习和工作能力。作为家长，不可大意。

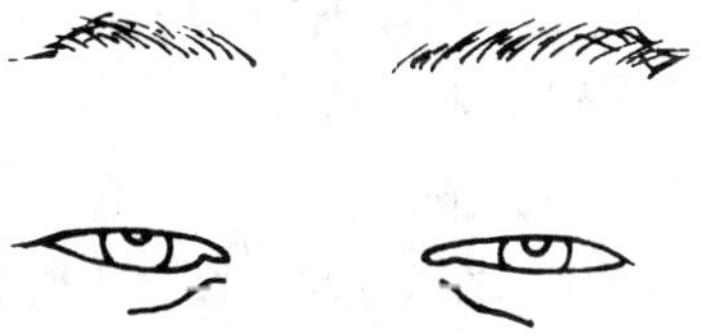

图18　先天性上睑下垂（望天眼）

20. 什么是“白朦眼”？

“白朦眼”大致包括两大类先天异常：一是角膜混浊（先天性角膜白斑）；二是晶状体混浊（先天性白内障）。先天性角膜白斑常伴有其他先天异常，单纯角膜混浊者少见。先天性白内障多见，约占婴幼儿盲目原因的30%，国外报道先天性白内障的发病率为0.4%，我国较少，约为0.05%。先天性白内障原因很多：

（1）**遗传**

大约30%～50%由遗传而来，其中常染色体遗传最为多见，约占73%，

X连锁隐性遗传较少。

（2）子宫内感染

在妊娠开始2～3个月，孕妇患传染性疾病是引起胎儿发生先天性白内障不可忽视的因素，尤其是在此期间，感染风疹、水痘、单纯疱疹、带状疱疹和流感等病毒性疾病，更容易诱发先天性白内障。

（3）放射线损伤

在怀孕期间盆腔部位受过X光照射等。

（4）全身疾病

在怀孕期间患有糖尿病，甲状腺机能减退，严重营养障碍等。

（5）曾服用致畸的药物

如大剂量四环素、糖皮质激素、磺胺、水杨酸制剂、抗凝剂等。

（6）早产儿

先天性白内障常常伴有其他先天异常，应做详细检查，除常规B型超声图、视网膜电流图、视诱发电位外，必要时还要做一些化验检查，以预测白内障术后视力恢复的情况。不论是单纯性先天性白内障，还是伴随其他先天异常，只要存在光感，都宜早期手术治疗，减少弱视的发生，为孩子争取较好的视力。

21. 什么是“斗鸡眼”？

“斗鸡眼”是内斜视的俗称。新生儿在生后数周，其眼位常不稳定，很少是正位，眼位在内斜位或外斜位之间变动，直至出生后3个月才能建立起正常的眼球运动，因此先天性内斜视多指出生后6个月发生的内斜视。内斜视就是两只眼的黑眼仁不在正中，而都向鼻侧偏斜，如图19所示。先天性内斜视，斜视度数较大，一般都在20度以上。

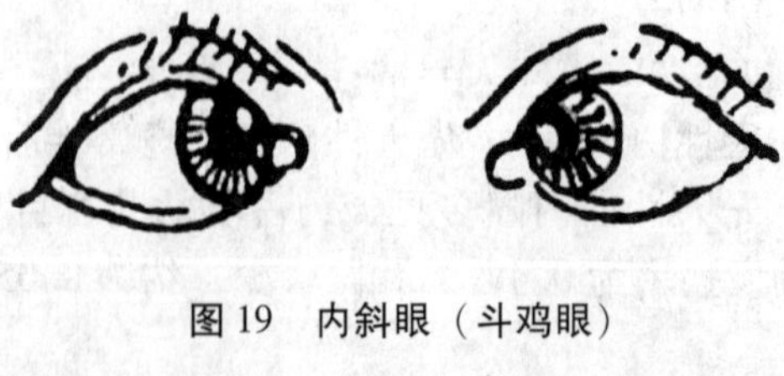

图19　内斜眼（斗鸡眼）

如果婴儿在6个月之后仍有内斜视，而且度数比较大，多为先天性内斜视，应该早期治疗。关于手术的时间，各家意见不一，多数赞成在2岁之前手术，2岁后手术效果较差。关于先天性内斜视手术的预后，大致分为4类：①最好效果，基本恢复正常；②理想效果，尚残留10度以内的斜视；③效果较差，术后残留斜视度数在20度以内，或者出现过矫（外斜）；④不满意效果，残留内斜度数较大或出现外斜。

22. 夜盲症如何防与治？

夜盲症，中医名“雀目”，俗称“雀盲眼”，均指禽类之眼也。鸟类每当日落西山，除少数者外，多归巢不出，是因双眼不能见物之故也。人类的眼睛，白天能看见，夜间视力较差，但也能见其轮廓，这是因为人类的视网膜上有两种视细胞，锥细胞感昼光，杆细胞感夜光。一旦视网膜上的杆细胞发生毛病，黑夜来临，就看不见了，现代医学称为夜盲症。

夜盲症有两大类：一类是遗传性夜盲，即原发性视网膜色素变性，多为隐性遗传，多数仅有夜盲，而无其他先天异常，多起病于儿童，开始仅为暗适应减退，以后逐渐加重，入夜或在暗处则视力大减，乃至伸手难见五指。还有一种是常染色体显性遗传，其夜盲症发现较迟，随着年龄的增加越来越重，常有夜行时误入壕沟的病史。

目前对原发性视网膜色素变性尚无有效治疗办法，不过，近年来发现每天服用15 000国际单位维生素A，可以延缓此类患者暗视力的下降和病情加重，如果长期服用，要注意它的副作用，如食欲不振、毛发脱落、皮肤瘙痒、血压增高和头痛等。基于近年来视网膜光损伤的认识，应该提倡视网膜色素变性患者，在户外活动时，戴保护眼镜，特别是能滤过紫外光线的滤光眼镜。

还有一类是维生素A缺乏引起的夜盲症，中医称为“疳疾上目”。维生素A缺乏最早的症状是夜盲，可惜婴幼儿多不能自述，要依靠父母或监护人细心观察和根据医学知识预测其来临。

维生素A缺乏主要有以下几方面原因：

（1）摄入不足，如自幼失乳，买到的奶粉又遇假货；喂养不当，或者“忌口”太多。

（2）吸收不良，如患有消化不良、胃肠炎、痢疾等，可影响维生素A的吸收。而维生素A的缺乏，又可导致肠壁的病变，影响吸收。

（3）消耗过多，儿童正在生长期，本来就需要大量维生素A的补充，一旦生病，如麻疹、猩红热、百日咳等热性疾病，其消耗量更大，供应不足时，即会出现维生素A缺乏。

后天性夜盲症完全可以预防：

（1）切实做好计划生育，保证婴幼儿健康成长。

（2）提高卫生知识，母乳喂养最好，如果没有母乳或母乳不足时，要合理喂养，并纠正不良的饮食习惯。

（3）婴幼儿在患消化道疾病或高热疾病时，在积极治疗全身病的同时，要留意患儿的眼睛，千万不可无原则地“忌口”，要适当多食含维生素A的食物，如胡萝卜、鸡蛋、鱼、肉、牛奶，或直接加入维生素A口服。

（4）一旦发现婴幼儿在暗处看东西困难时，应引起警惕。如进一步发现眼球结膜失去光泽、干燥如纸，眼球转动时角膜内外侧结膜出现皱褶，更应及时就医。

23. 小儿频繁眨眼是怎么回事？

在正常情况下，人每隔4秒左右眨眼1次，也就是每分钟眨眼15次左右。眨眼是一种生理现象，但是过于频繁，就进入了病理状态，应引起注意。有哪些因素可以引起小孩的频繁眨眼呢？

（1）有异物进入眼内，眨眼次数就会增多，其原因是异物刺激了神经末梢，引起眼的保护性反射，使泪液分泌增加，欲将异物排出眼外。

（2）眼表有病，如沙眼、慢性结膜炎、倒睫、角膜炎，此时眨眼次数增多，除有保护作用外，还有利于疾病的康复。因为泪液中含有溶菌酶和免疫球蛋白，它们能够抑菌和杀菌，使受损的眼表得到修复。

（3）由于某些原因引起的视力模糊，眨眼次数也会增加，因为每次眨眼，都可使泪膜变得完整而平复，厚度也变得均匀，使视力得到暂时性改善。

（4）长时间待在空调房间，空气干燥，泪液蒸发过快，泪膜破裂时间缩短，为了保护泪膜完整，导致眨眼次数频繁。

（5）年龄稍大的儿童，长时间全神贯注看电视、玩电子游戏机，眨眼减少，不能及时形成泪膜，因此就导致了眼球表面干燥，出现刺激症状和不适，时间一久，常常用频繁眨眼来补偿。

因此当婴幼儿出现频繁眨眼时，应引起家长们的注意。

（1）检查一下居住环境有无明显的污染。

（2）室内空调时间是否过长，看电视和玩电子游戏机的时间是否太多。

（3）睡眠是否不足。

（4）如果上述（1）、（2）（3）均不存在，应到医院检查有无眼表疾病。

（5）平日多食一些富含维生素A和B_2的食物，如羊肝、牛奶、鸡蛋、胡萝卜等，改善眼表上皮的营养和泪液的质量。

（6）如果什么原因都没有，而是习惯性眨眼，也应在儿童时期加以纠正。

24. 宝宝眼睛泪汪汪，为什么？

新生儿出生不久，泪液即开始分泌，96% ~98% 的婴儿排泪系统（泪点、小泪管和泪道）已经形成，如果两眼总是泪水汪汪，其原因可能是：① 反射性流泪。由于哭闹、疼痛或强光刺激引起的反射性流眼泪。② 泪道流出发生障碍，常见者为新生儿泪囊炎。在出生前鼻泪管的下段原有一层薄膜，在出生时应该退化干净，如果没有完全退化或有残留，泪水就不能顺利通过泪道进入鼻腔，就会出现两眼泪汪汪的现象。这层膜很薄，一般出生后 3 ~4 周可以自行破裂，流泪就可消失。如果这层薄膜长时间不破，泪道不通，泪液蓄积，细菌滋生，管壁黏膜发炎，就形成了新生儿泪囊炎，这种病常为单侧。

对于新生儿泪囊炎，不要急于进行手术，一因小儿太小，组织脆弱，很容易引起副损伤。二是因为此病多数可以用保守疗法治愈，方法如下：① 局部滴抗生素眼药水，目前常用者为氧氟沙星眼药水，在滴药之前要轻压泪囊，挤出贮存于泪囊内的分泌物，使泪囊和泪道排空，此时再滴眼药水，眼药水就很容易进入已经排空的泪囊。如果不先进行挤压，泪囊内贮满分泌物，眼药水就进不了泪囊，达不到治疗效果。② 轻轻由上向下按摩泪囊，目的是使小泪管闭合，再加压泪囊，用外力加速鼻泪管下段开口处残留薄膜的破裂，每天按摩 2 ~3次，滴眼药水 2 ~3 次。③ 如果婴幼儿 6 个月时还是眼泪汪汪，可到医院进行泪道加压冲洗。④ 经过上述治疗方法仍不愈者，才选择泪道探通术，将残留薄膜捅破。当然，如果是其他原因引起的泪道阻塞或其他原因引起的流泪，就要根据病因进行治疗，不可等待。

25. 遗传性红绿色盲可以预防吗？

色盲有先天和后天之分，后天性色盲是由眼病、全身病或药物中毒所引起，除色觉障碍外，常常伴有视力下降和其他症状，如能给予及时和积极的治疗，大部分患者可得到好转或治愈。

先天性色盲多是遗传性色觉障碍，为性染色体连锁隐性遗传，是视网膜锥细胞外节内红、绿、蓝三种感光物质部分或全部缺如所致。其发病率报告不一，白种人较高，黄种人次之，黑种人较低。男性多于女性，其比例约为 5:1。

20 世纪初，Wilson 提出本病是通过性染色体连锁隐性遗传而传至后代的，并且发现病理基因位于 X 染色体上，女性有 2 条 X 染色体，在决定红绿色盲的一对等位基因上，如均为正常基因，则表现为正常；如均为色盲基因，则表现为色盲；如为正常基因与色盲基因的杂合子，其表型正常，但是色盲基因的携带者，可以将色盲传给下一代。男性因为只有1条X染色体，因此其表型决定仅有的一个基因，如为正常基因，则表型正常，如为色盲基因，则表型为色盲，因此各种不同类型基因结合，子女可以出现不同的情况，下面举例扼要加以说明。

（1）父母均为色盲，所生子女全部为色盲，如图20所示。

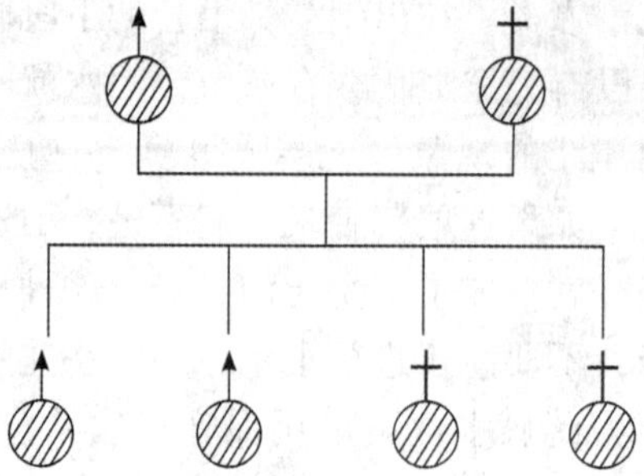

图20　父母均为色盲，所生子女

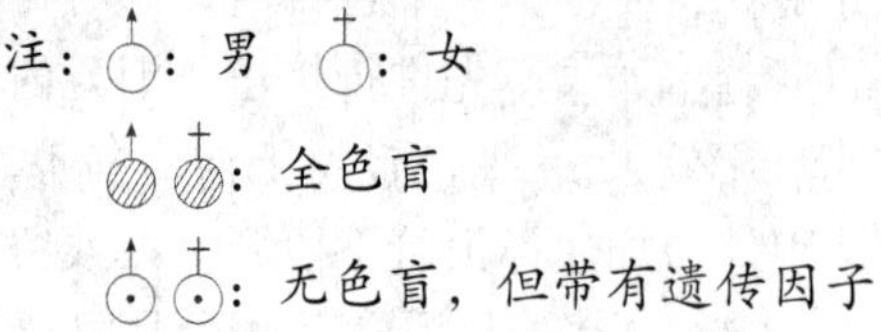

（2）父亲是色盲，母亲无色盲，所生子女全无色盲。男孩无色盲也不带遗传因子，是正常人；而女孩虽无色盲，但带有色盲遗传因子，可以把色盲遗传给下一代，如图21所示。

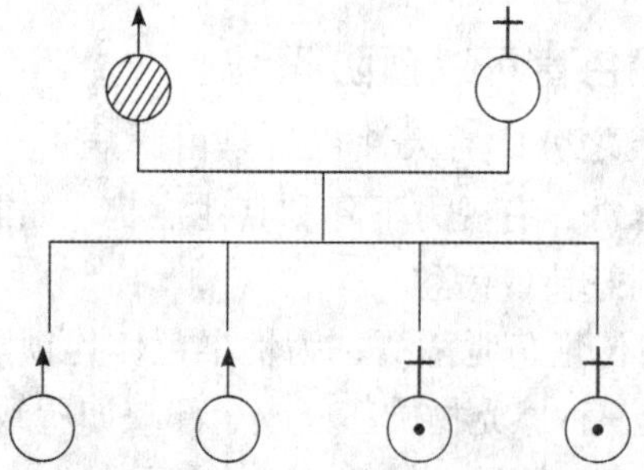

图21　父亲是色盲，母亲无色盲，所生子女

（3）父亲无色盲，母亲是色盲，所生子女中男孩全是色盲，女孩不表现色盲，但带有色盲遗传因子，如图 22 所示。

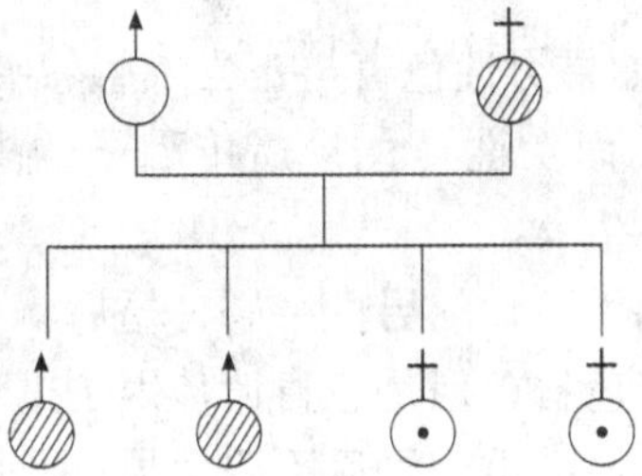

图 22　父亲无色盲，母亲是色盲，所生子女

（4）父亲无色盲，母亲带有色盲遗传因子，所生子女中，男孩一半是正常的，一半是色盲，女孩一半是正常的，一半带有色盲遗传因子，如图 23 所示。

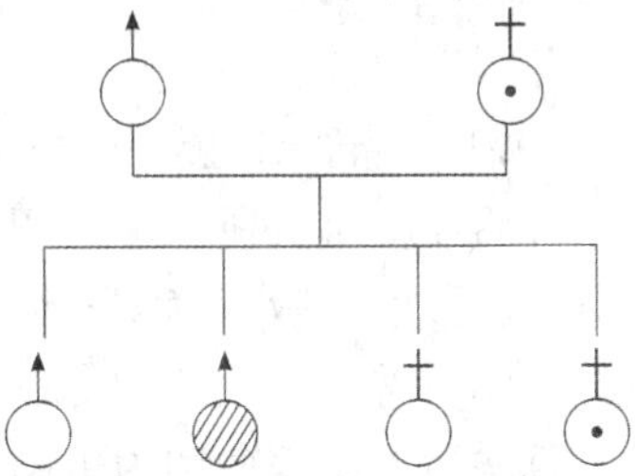

图 23　父亲无色盲，母亲带有色盲遗传因子，所生子女

（5）父亲是色盲，母亲带有色盲遗传因子，所生子女中，男孩一半是色盲，一半无色盲，女孩可能一半是色盲，一半带有色盲遗传因子，也可能女孩都无色盲，但都带有色盲遗传因子，如图 24 所示。

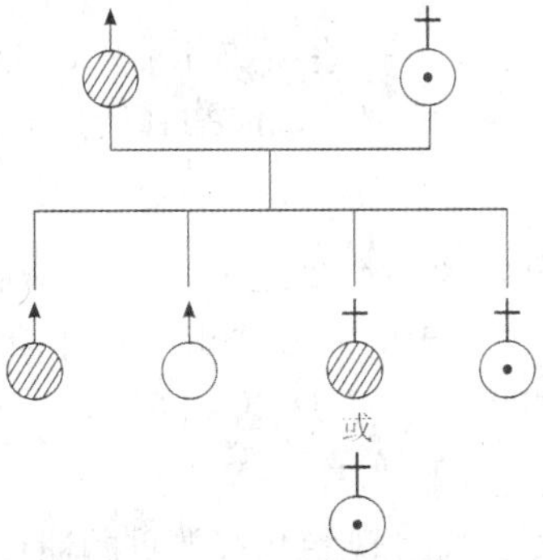

图 24　父亲是色盲，母亲带有色盲遗传因子，所生子女

先天性色盲目前尚无治疗办法，只能从优生优育中着手。

从图 20 可以看出，色盲男性不能和色盲女性结婚，因为所生子女不论男女均为色盲。

从图 21 可以看出，如果男性色盲与正常女性（无色盲基因）结婚，婚后所生子女，男性无色盲，而女性是色盲遗传因子的携带者，其本身不表现色盲，因此他们最好生男不生女。

如果有色盲的女性和无色盲的男性结婚，婚后就不宜生男孩，因为男孩均为色盲，所生女孩虽没有色盲，但是色盲遗传因子携带者。待成年之后，如要婚配，宜再找无色盲的男性结婚，婚后不要生男孩，所生女孩中有一半是正常的，一半带有色盲遗传因子。带有色盲遗传因子的女孩再找无色盲的正常男性结婚，依此传代，有可能减少色盲发生的几率。

26. 已有先天性色盲者怎么办？

色盲尚无办法根治，但有两点建议：

（1）色盲并不发展，没有任何痛苦，也没有非常好的办法把它治愈，所以一般不予治疗，但对有色盲的人，对其所从事的职业要严格选择。有色盲的人不能担任驾驶、勘测、染色、彩色制版、缝纫、绘图、医药等工作。在选择职业或报考专业学校时，要选择不需分辨颜色的专业，如果能选择好职业，将和正常人一样学习和工作，照样为人民服务和为祖国作贡献。

（2）据报道，目前已经根据光谱原理，为色盲者制成了特种眼镜，戴上这种眼镜，有 86% ~95% 的红绿色盲者恢复了正常色觉，也就是说，能和正常人一样分辨各种颜色。

27. 遗传性眼病如何防与治？

目前，对遗传性眼病已有了一些预防和治疗的办法，下面分别加以介绍，目的是为了减少发病率；一旦出现，也能知其治疗方向。

（1）预防

① 患有严重遗传性眼病者，不要通婚，因为婚后所生子女，遗传性眼病发病率很高。如果男女双方均患同一种严重的隐性遗传眼病，婚后所生子女发病率为 60% ~100%。如果男女双方均患有同一种显性遗传性眼病，婚后所生子女，先天异常眼病的发生率也非常之高。

② 产前检查非常必要，如发现胎儿有严重的遗传性眼病，应中止妊娠。

③ 对已有遗传性眼病的家庭，要进行遗传咨询。

④ 常见的遗传性眼病有：视网膜色素变性、白化病、家族性黑朦性痴呆、病理性近视、先天性青光眼、先天性白内障、原发性夜盲症、颗粒状角膜营养不良、格子状角膜营养不良、斑状角膜营养不良、结晶状角膜营养不良、结节状角膜变性、先天性眼睑下垂、大脑—颜面—眼血管瘤、先天性眼球震颤、红绿色盲、家族性遗传性视神经萎缩等。

（2）**一旦发现遗传性眼病，应积极防治，不可丧失信心**

① 开角性青光眼，有一定的遗传倾向，应避免应用糖皮质激素眼药水滴眼。

② 粘多糖沉积病可引起角膜混浊，视野向心性狭窄，可用血浆来补充缺失的酶，以改善症状和角膜混浊。

③ 肝豆状核变性，可引起角膜周围出现 K－F 环，由于它与铜代谢障碍有关，可用青霉胺排铜，进行治疗。

④ 与遗传有关的各种角膜混浊，如各种角膜营养不良、角膜变性、先天性角膜白斑等，进行同种异体角膜移植，有一定疗效。

⑤ 半乳糖血症可引起双眼白内障，应避免食用乳类食品。

⑥ 由于遗传性疾病引起的先天性白内障，如已影响视力，宜早期手术。

⑦ β 脂蛋白血症可引起非典型的视网膜色素变性，应用维生素 A，可使眼症状好转。

⑧ 据报道，中药治疗可以提高原发性视网膜变性的视力和扩大其视野。

⑨ 由于遗传原因造成的白化病或先天性无虹膜，可用有色角膜接触镜减轻自觉症状。

⑩ 遗传性近视可以用框架眼镜或角膜接触镜（隐形眼镜）进行矫正，恢复视力。由于它是病理性近视，眼底常常出现退行性变性，因此，除用眼镜矫正视力之外，还应经常检查眼底，适当用药。

⑪ 视网膜母细胞瘤，早期瘤体较小时可以运用激光光凝、冷冻、透热等方法治疗。

五、近视眼卫生与保健

28. 近视眼为什么越来越多？

流行病学调查发现，近视的发病率有逐年上升的趋势，在我国发病率较高。教育部和卫生部2000年调查结果显示，我国学生近视率已居世界第二位，仅次于日本。

近视眼的病因，目前认为有两大方面：遗传因素和环境因素。由于遗传发生的近视，多为高度近视，占近视总数的5%～6%。环境因素与近视关系最为密切，尤其是青少年的中、低度近视。流行病学调查发现，近视的发生与近距离工作、近距离阅读、用眼过度、错误的读写习惯等关系密切。人在初生时，多数为远视，在发育过程中，通过不断的视觉信息刺激来调节眼睛的生长状态，从而使眼轴与屈光介质的屈光力相匹配，这一过程被称为“正视化”。长时间的近距离工作，过度调节会干扰正视化过程，使近视得以发生和发展。

Jimenez等（2004）对两个生活在亚马逊河附近的不同种族进行了近视发生率的调查，发现在没有受过正规教育和处于乡村生活方式的人群，近视发生率很低，而处于大量学习和阅读环境中的人群，近视发生率就很高。

根据翁蕾鸣的统计，北京城区重点中学的学生近视发病率超过90%，而内蒙古的凉城县一所重点中学近视发病率不到10%。这种强烈的反差说明近视除了与学习因素有关之外，和生存空间也有关系。例如，在大城市街道两边都是高楼大厦，很少机会看远；在内蒙古一个县城，地广人少，离开学校，就是旷野和一望无际的大草原，视野开阔，眼睛可以得到充分的休息和放松。新中国成立前，戴眼镜的多是文化人，儿童和学生少见。近年来，戴眼镜的少年儿童举目可见，这是为什么呢？不能不说是生活环境的变迁造成的。

20世纪初，照明工具尚无目前先进，电灯尚未像目前这么普遍，学生晚自习也只有一盏油气灯，可是近视不如今天多，为什么？环境使然！当然，还有其他因素，以前没有电视、电脑、各种游戏机，看近机会少，学习压力不像今天这么大，升学考试虽然有竞争，但不如今天这么激烈，课外补习没有今天这么多。

造成少年近视的因素复杂，并且日益增多，除上所举外，尚有其他，不过，近年来视近机会增加，视远机会减少，应该是罪魁祸首。

29. 患上近视会带来困难吗？

（1）给获取知识增添了障碍。知识来源于感官，其中眼睛是最主要的一个，大约有90%左右的信息来自眼睛。如果患了近视，远方的物像看不清晰，也就得不到对客观世界的足够认识，日积月累，近视患儿的知识就会比正常眼睛的儿童相对减少，影响他们的思维和分析能力。

（2）引发不适症状。眼睛在做近距离工作时，晶状体就出现调节，每出现1度调节，相应地会出现1度集合，这是正常现象。患近视眼的人，因为本身有近视，用不着调节，因此调节减少，久而久之，调节与辐辏之间的平衡就被破坏，中度以上的近视如不及时配镜，就有可能诱发隐性或共同性外斜视。

（3）就业范围变窄。近视眼不适合某些专业，例如军事、航海、航空、航天、高速运动、精密仪器制造、印刷机械、印刷工艺等。医学受限不大，但是戴着高度近视眼镜做手术，也会带来一些不方便。

（4）高度近视具有遗传性，已无争议。后天因素引发的近视，根据目前流行病学调查，也提示有遗传的可能。

（5）－6.0屈光度以上的近视并发症多。① 视网膜脱离的发生率明显高于正视眼。② 由于眼轴不断延长，黄斑部脉络膜供血受到影响，进而发生退化和萎缩，成为视力不能矫正的原因之一。③ 眼轴变长，眼球容积增大，胶状的玻璃体发生液化、变性和混浊，飞蚊症也就逐渐增多和加重。

（6）近视眼虽可用眼镜矫正，可使视力恢复到正常，但对一些运动项目，如各种球类运动、拳击等都受到限制，也间接地影响了孩子身心健康。近年来，有些手术可以治疗近视眼，其实也非根治，术后不注意用眼，还有可能再变成近视。

30. 近视眼有哪些原因及诱发因素？

从发病机制来分，近视可分为两大类：一类是病理性近视，另一类是单纯性近视。

（1）病理性近视，又称变性性近视、恶性近视、进行性近视和高度近视。其病理改变涉及整个眼球，扼要地讲，角膜后弹力膜可以出现破裂，巩膜变薄，前房变深，瞳孔对光反应迟钝，睫状肌因无调节刺激而逐渐萎缩，脉络膜变薄，晶状体因营养失调，透明度下降，玻璃体发生退行性变性、液化、混浊，眼底呈豹纹状，视乳头出现弧形斑，黄斑萎缩，整个眼轴变长，有时形成后巩膜葡萄肿。视力下降，而且不能矫正，预后多不良。

病理性近视的发生与遗传关系较大。其遗传方式有常染色体隐性遗传、常染色体显性遗传和性连锁隐性遗传。在我国，病理性近视最常见的遗传方式是常染色体隐性遗传。

病理性近视多为高度近视，要进行长期的保健，防止并发症，延缓视力减退，不能不管不问，任其发展（见下文44、45问）。

（2）单纯性近视，其成因以后天因素为主。单纯性近视从其发展来看，有假、真之分。绝大部分近视都是先有假性近视（调节性近视），慢慢演变成真性近视。

前文已经讲过，我们正常眼睛在看无限远（5.0米以外）的物体时。晶状体的调节处于静止状态，无限远的平行光线就会聚焦于视网膜黄斑的中心凹上，视力最好，看得最清楚。如果想看近，晶状体就需要调节，例如看100厘米远的物体，就要1.0D（屈光度）的调节；看50厘米远的物体，就要2.0D的调节；看30厘米远的物体，就需要3.30D的调节。当眼睛过长时间看近，如看书、看报、近距离看电视和在电脑屏前工作时，睫状肌就要收缩，晶状体随之变凸，使从近处物体反射来的光线聚焦于视网膜上，如此时间过长，睫状肌就会发生痉挛，再想看远，由于调节痉挛不能立即放松，因此远方的物体就看不清晰了，这就是所谓的假性近视。就像一个人长期在坑道下弯腰干活，久而久之就出现了驼背一样。不过假性近视的机制比它更为复杂，举例来说，如果我们想看清30厘米距离书本上的字体，首先睫状肌要收缩，悬韧带放松，晶状体变凸；第二，双眼要集合，即两只眼同时向内转，内直肌要收缩，如果动作不一致，就会把1个物体看成两个；第三，瞳孔括约肌要收缩，使瞳孔变小，以便使物体在视网膜上成像，清晰可辨，由此看来，眼睛视物时，这三个动作（调节、集合和瞳孔缩小）要协同进行。长时间看近，使睫状肌持续收缩，产生痉挛，不能随意舒展和放松，假性近视就出现了。在假性近视刚刚出现的时候，如有机会得到较长时间的休息或较多远眺的机会，假性近视有可能消失或好转。在诊疗的过程中，不乏这样的事例，暑假前由于紧张备考，不少学生视力下降，经过暑假的休息或旅游活动，后来复查视力，有很多学生有较明显的提高。

睫状肌痉挛压迫血管，影响局部血液供应，久之，眼球壁弹性变弱，眼轴变长就有了条件，使调节性近视（假性近视）变成屈光性近视，进而变成轴性近视（真性近视）。

例如，孩子们看电视时，一般要求坐在3米之外，意思是让视线尽可能地接近5米，但是他们看久了就有些看不清晰了，这时就向前移动，移到0.5米远的地方时，就需要2.0D的调节，久之就出现了假性近视，再加上学习时需要33厘米距离看书和写字，33厘米就需要3.0D的调节，由于孩子的调节力强，看不清楚就向前移，殊不知，这时晶状体已出现了过度调节，为了补偿，眼轴就要向后延伸，因为向后延伸1毫米就可以减少3.0D的调节，这样互相配合，使孩子实现了超近距离学习，如此长时间这样使用眼睛，假性近视（调节性近视）就偷偷地变成了真性近视（轴性近视）。在目前，真性近视所引起的眼轴变长，尚无法回缩。

31. 近视眼有多少种分类？

近视的分类和名称比较多，下面作简单介绍。

（1）按发病性质分

① 病理性近视：也称先天性近视，又称恶性近视，由遗传而来，这类近视度数都比较高，一般都大于 -6.0D。

② 后天获得性近视（单纯性近视）：

A. 假性近视（调节性近视）：主要由于睫状肌痉挛，晶状体变厚，屈光力加大，而眼轴长度仍在正常范围，如图25所示。

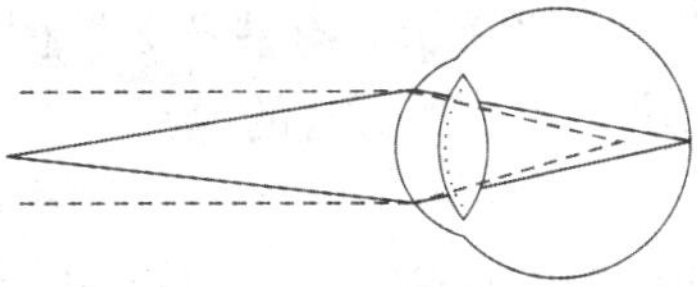

图25 调节性近视（借助晶状体调节成像于视网膜上）

B. 屈光性近视：主要是由于角膜或晶状体曲率过大，屈光力超出正常范围，而眼轴长度正常，如图26所示。

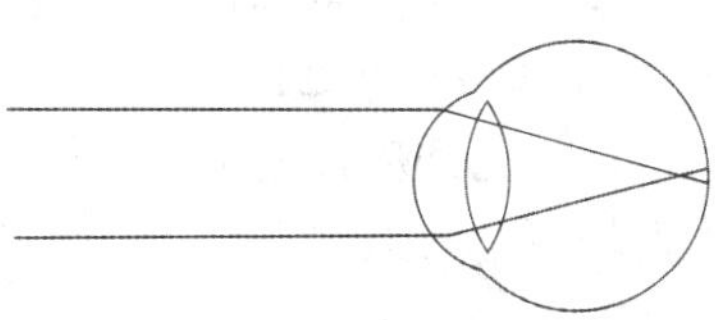

图26 屈光性近视（圆锥角膜）

C. 轴性近视：眼轴长度超出正常范围，物像不能聚焦于视网膜上，所看到的远方物体都是一个模糊的虚影，如图27所示。

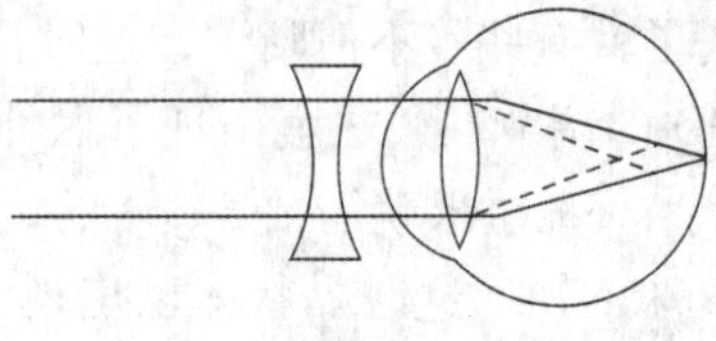

图27　轴性近视（借助凹透镜成像于视网膜上）

D. 混合性近视：既有屈光性近视，又有轴性近视的成分。

（2）**按近视度数分**

这是目前常用的分类，但是这种分类只说明了近视的程度，没有说明近视的性质。

① 轻度近视：小于 -3.0D

② 中度近视：-3.0～-6.0D

③ 高度近视：高于 -6.0D

32．近视有症状吗？

近视不像其他眼病，多数没有明显的症状，就是看远不清楚，容易被家长所忽略。年轻的父母正处于创业年龄，白天忙于业务，晚上也很少有时间过问孩子的视力。其实，近视也有异常表现：

（1）看书时，字迹有时出现重影。有些孩子，望远久后，再看近处物体，或看近久后，再看远处物体时，出现短暂的模糊不清，这是眼睫状肌调节疲劳的表现。

（2）喜欢眯着眼睛看东西，眯眼时，睑裂变小，就像一些相机一样，使远方物体照得清楚一些。眼睛也是如此，睑裂越小，远方物体越清晰。

（3）有些人眼睛出现干涩、灼热、发痒及眼球胀痛。

（4）学习成绩下降，由于远方看不清楚，黑板上的字变得模糊。当学龄儿童成绩下滑时，应引起父母及老师的重视，是不是孩子得了近视。

（5）看书、看电视时，距离越来越近。

如果出现以上情况，父母及老师应该注意，孩子是否患了近视，一旦出现近视，宜早期治疗，会得到较好的效果。

33．哪些孩子易患近视？

（1）父母有高度近视，就是双亲或单亲患有遗传性近视者，孩子易患遗传性近视。

（2）早产儿：早产2周或2周以上的小孩容易患近视。

（3）贫血、营养不良、低体重的儿童：由于先天不足，容易导致眼轴发育过长，引起近视。

（4）睡眠不足者：孩子正在发育时期，要有充足的睡眠，尤其是7～14岁这个阶段，如果睡眠时间过少，也会成为易患近视因素之一。

（5）用眼过度者：长时间近距离看书、看电视、玩游戏机的孩子，易患后天获得性近视。

（6）看书、写字姿势不正，喜欢趴在桌子上看书写字者，如图28所示，易患近视。

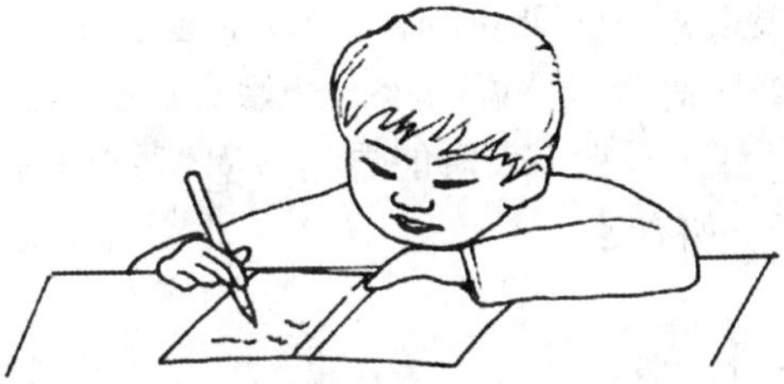

图28　不要趴在桌子上看书写字

34．常用于早期发现近视的简易方法有哪些？

（1）视远法

如果孩子眼睛视力正常，令其注视远方一个目标，可以看得很清晰。一旦出现模糊不清，就有可能开始近视了。设定的远方目标，最好在同一条件下检查，即同样亮度、同样时间，例如在晴天中午时刻，眺望规定的目标，每周或每2周检测一次，如果有变化，要及时看医生。因为假性近视在3～12个月内不管不理，就有可能变成真性近视。另外，视力下降，并非一定是近视，也可能是其他眼疾，所以，单单依靠每学期或每学年检查一次视力是不够的。

（2）检查单眼视力

我们平时是用双眼看世界，一眼视力下降，易被忽略，因此检查单眼视力更为重要。检查方法：用一直径7～8厘米的圆形厚纸板，遮住一只眼睛，用另一只眼睛看视力表远方物体或日历上的数字，如果是看标准视力表，远方正常视力为1.0。检查时不用纸板，改用手遮眼，要注意两件事：① 要把手洗干净。② 要用手心去遮，不可用并拢手指的方法。因为不论如何并拢手指，都会有缝隙存在。这种检查法比双眼更准确，因为单眼近视者也不少见。

（3）明暗对比法

正常人，从亮处到较暗的地方，视力有所下降，但不明显。近视眼患者，下降比较明显，每当阴天下雨或傍晚时分，前方的景象和物体就显得非常不清晰。这是近视的先兆，但并非近视患者所独有，这种症状也发生于其他眼疾。

（4）圆孔发现法

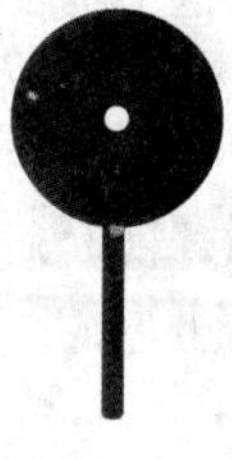

图 29　针孔遮眼板

如果裸眼视力达不到 1.0，眯着眼睛就能看得清楚一些；这时可用一张不透光的硬纸片，最好是黑色的，直径大小为 7 厘米左右，如果找不到黑色纸片，黑色胶片也可以，于其中心做一针孔，下边用双层条状硬纸片或木棍做一柄，称为针孔遮眼板，如图 29 所示。让孩子通过针孔看远方的物体，如果看清楚了，说明孩子开始有近视了。如果有视力表更好，裸眼看视力表时能看到 0.7，通过针孔看视力表时，能看到 1.0，更说明孩子开始有近视了。

35. 如何预防近视？

单纯性近视也称后天获得性近视，多由不良的学习习惯和生活环境所致，如果得了近视还不加注意和保健的话，就会逐年加深。如能早期发现、早期训练，可以使视力恢复，减轻近视度数或停止发展。经过训练恢复了的视力，如不注意，也会再次减退。因此不管是正视眼，还是已经患上了近视，进行日常眼保健都是有益无害的。

（1）用眼要注意姿势

时代在进步，科学在发展，近距离工作越来越多。读书、写字、用电脑、看电视、玩游戏机，看近的机会越来越多。手机开始是传递声音的，近年来，除了能传递声音之外，逐渐增添了电脑和电视的功能，又增添了人们看近的机会。

从解剖学来看，低头看东西时，颈部变得前屈，这种姿势可以压迫颈部血管，减少血流量，并使回流不畅，眼部充血，眼压偏高，引起眼轴变化而成为近视。另外，低头时，只能看近，不能视远，睫状肌调节痉挛，晶状体变厚，这是形成近视的主因。

实验报告显示：如果让一只猴子的颈部一直前屈几个月，猴子的眼睛就会变成近视。

因此在近距离工作或阅读时，坐势要正，头部不能过度前倾，颈部不能过度弯曲，胸部要挺直，背部不可弯曲，如图 30 所示。要保持正确的姿势，经常有意识地伸伸脖子，头向后仰，伸直背肌，也就是平常所说的伸伸腰，活动活动肩膀，这对眼的保健很有好处。

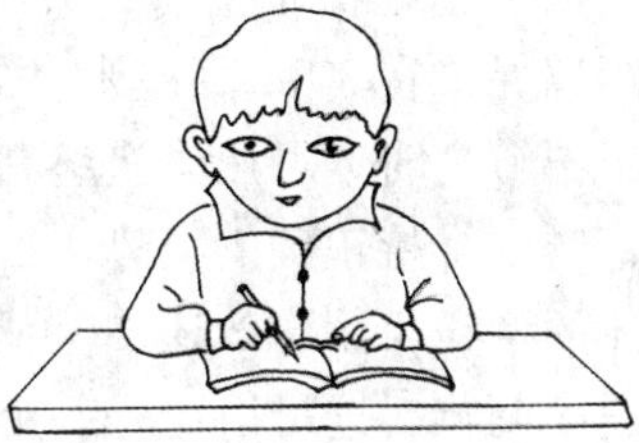

图 30　正确的读书姿势

（2）阅读时与书本保持一定距离

与书本或者桌面的距离应在 30 厘米以上（如 30～40 厘米），也就是一尺（33 厘米）左右。距离 33 厘米时，需要 3.0 屈光度；距离 20 厘米时，需要 5.0 屈光度。为了减少调节，书本的位置距离眼睛应该是等距离状态，也就是说，上边的距离与下边的距离相等，可是我们平时看书时，桌子是一个平面，书的下部分距眼睛较近，上边距眼睛较远，为了看得清楚，眼睛需要不断地调节，这样就增加了视力的疲劳。为此，最好有一个支架，倾斜度在 35°～40°角之间，这样，注视的平面（书的上部分和下部分的距离）才是相等的，如图 31 所示。

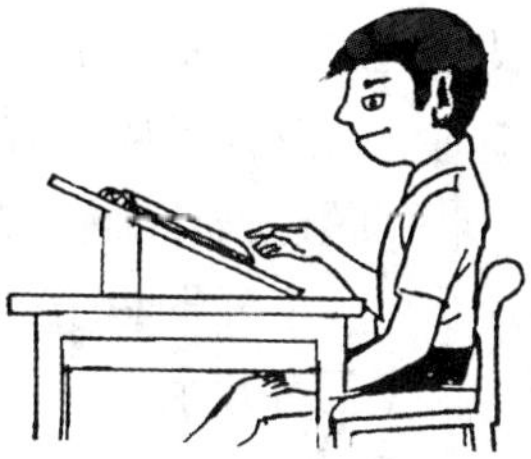

图 31　书桌上的支架

如果发现孩子看书距离越来越近，孩子的眼睛可能发生了近视，应引起父母或监护人的注意。

（3）书桌和坐椅的关系

儿童正在长身体的时期，不同年龄，身高不等；即使同一年龄，身高也不完全一样。因此书桌和椅子应以儿童的身高为准。如果儿童使用大人的桌椅，不但影响视力，也会造成身体畸形。因为大人使用的桌椅都高，两者之间的距离也比较大，如果让孩子使用，久而久之，孩子为了看清目标，势必要低头弯背，同时脚不着地，如果把脚放在凳子或椅子中间的横梁上，则必须屈膝。除了影响视力外，还会影响儿童身体的正常发育。

正确的姿势应该是：当孩子坐在椅子上时，桌子的高度正好与臂肘一致，挺胸而坐，眼睛与书本的距离保持在30～35厘米。如果桌子矮，应垫高桌腿，增加桌子的高度；如果椅子不够高时，可用坐垫垫高，但不可双脚悬空，因为脚不着地，易使身体摇摆，难以维持正确的姿势。目前商店已有出售儿童应用的桌椅。为了适应儿童身体的增长，制作商还加上了可以上下调节高度的调节阀，根据年龄和身高来做适度调节，这可以说是一个较为理想的方法。

（4）白昼看书应选合适的位置

理想的学习位置是把书桌放在北窗之下，窗前最好没有什么东西遮挡，可以看得很远，因为北窗来的光线是太阳的反射光，光线比较柔和，晴天或阴天的亮度变化不像南窗之大。另外当眼睛离开书本时，可以通过窗户眺望远方，使眼睛能够得到看远的机会，缓解视力的疲劳。就像你弯着腰干活，干久了有点腰酸背痛，站起来伸伸腰、挺挺胸之后一样的舒适。

如果所在的房子没有北窗，书桌放在南窗下，为了避免阳光直射在书桌上，应挂上窗帘，这样可以使光线变得柔和一些。

（5）采光要适度

照明过暗、过强均对眼睛不利，过暗时，您想将书本的字看清，就得把眼睛靠近书本；过亮时，眼睛会产生刺激感。在太阳光直射下看书，看小字反倒看不清楚，视力很快疲劳，眼球发胀，甚至头昏目眩，尤其是用光面道林纸印刷的书籍，由于其纸面光滑、洁白、反光性强，更容易发生上述情况。其原因是强烈的反光使瞳孔缩小，如果时间过长，则引起睫状肌痉挛，导致近视向深度发展；另外，在强光下看书，光线正好聚焦于黄斑中心凹，对视网膜也是一种损伤，造成视觉敏感度下降，甚至引起视力减退。

（6）照明灯的选择

荧光灯的亮度较白炽灯亮，但它有闪烁，易引起眼睛疲劳，是其缺点。

白炽灯发射的光线比较柔和，光线比较均匀，现在被广为应用，但它也是使用交流电，每秒的正、负半周各变化50次，因而导致灯光1秒钟内发生100次闪烁。一般每秒在100次以内的闪烁称为低频闪烁。白炽灯闪烁波动深度为20.93%～25%，电子镇流器节能灯为60%～67.68%，电子镇流器荧光灯（日光灯）为85%～86.01%。高频镇流器，其频闪波动深度在7.27%～24.03%，但它可以产生电磁辐射，由于灯具距脑较近，不可不防。

现在的灯具都有其不足之处，理想的灯具应该是无频闪、无辐射等副作用，市面上尚难找到。

除台灯外，室内的一般照明灯也应该开着，但不宜直接照射眼部，最好在侧方或后方，这样可以减少室内的明暗差，以减少视力疲劳。

台灯的位置应放在左前方，不出现手的暗影为宜。

学习和看书时，需要的照度为400～700米烛光（Lux）。有人曾测试多种灯具不同功率与桌面的合适距离，结果是：8瓦（W）荧光灯（日光灯）应距离桌面50厘米；15瓦应距离75厘米；20瓦应距离100厘米；白炽灯15瓦应距离桌面30厘米；25瓦应距离50厘米；60瓦应距离100厘米。

如果灯泡暴露在外边，要经常除灰尘，以免影响照明的亮度。

我们应该相信厂家的说明，但由于种种原因，又不能完全相信。建议在为孩子选择灯具时，可随身带一个小陀螺，在灯光下旋转陀螺，如果没有产生倒转的视觉错觉，说明灯具的频闪程度较小。

（7）**看书时间与休息**

看书45分钟后最好休息15分钟，休息时要向远方看，或做一下眼保健操，使调节肌得到放松，这样可以减少近视的发生。

在学校上课时，课间休息时间不要留在教室，一定要到室外望望远方，左顾右盼，做一下眼保健操，伸伸腰，挺挺胸，使眼、脑都得到放松，既可减少患近视的机会，对下节听课，也能达到事半功倍的目的。

（8）**躺着看书害处多**

人的两只眼睛，要经常保持一个严格的协调作用：一是调节，二是集合，调节和集合要保持一致，一旦分离易引起眼睛疲劳。躺着看书，两只眼的焦点就会偏离，两只眼睛不是上下不一致，就是左右不一致，容易引起眼轴的变化；躺着看书，很难保持眼与书本的距离，时远、时近、时歪时斜，从不同角度加重眼睛的负担，如图32所示。因此不要躺着看书，如果有躺着看书的习惯也应坚决改掉。

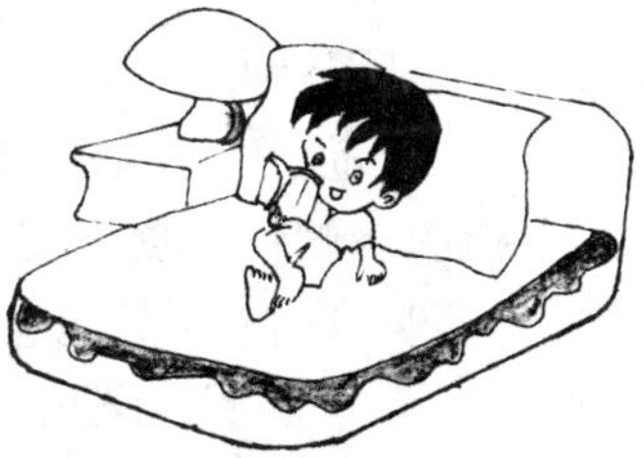

图32　不要躺着看书

（9）**不要在晃动的条件下仔细阅读**

有些人为了抢时间或者迷恋书上内容，在车、船上也看书，走路也看书，如图 33 所示。

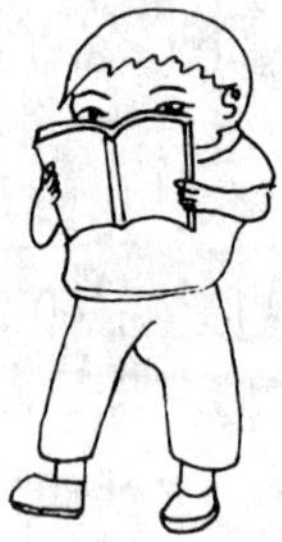

图 33　走路看书，对眼睛有害

这样虽然争取了一些时间，但对眼睛害处较多。其原因有三：

① 公共汽车或火车上，虽然是白天，但其光线并不充足。

② 由于车身在不停前进，车窗外射进来的光线时明时暗，当阳光直接照射时，光线过强；当车转弯、方向变更或车外树荫遮挡时，又很快变暗，这种忽明忽暗的光线，造成瞳孔的不断改变，加重了眼睛的疲劳。

③ 车向前行驶时，车身不断地晃动，眼睛必须紧追晃动的文字，使眼集合功能不断改变，很快引起视力的疲劳。走路看书和在车、船上看书一样，身体不断晃动，手拿书本不稳，光线时亮时暗，对眼的害处和在车、船上一样。另外，注意力集中于阅读，还有发生外伤的危险。即使非看不可，也必须在几分钟内完成，只能浏览，而不可仔细阅读。

（10）**握笔姿势有讲究**

周子梅等人于2005 年对两所中学的学生进行了视力普查，分别收集了300 名近视儿童和300 名没有近视的儿童进行对比。要求学生用铅笔，以最习惯的握笔姿势书写自己的名字，并在旁记录其握笔姿势。对近视患儿，根据屈光度的差异分为 3 组，每组 100 人，分别记录握笔的姿势，对所得资料进行统计分析。结果发现，握笔姿势分 3 种：① 拇指与食指不相碰，如图 34 所示；② 拇指与食指相碰；③ 拇指压在食指的桡侧且与食指交叉。将所获数据进行统计学处理，得出结论为：近视的发病与采用不同的握笔姿势有些关系，近视的程度与采用的不同的握笔姿势也有关系。从调查结果看，姿势①，即拇指与食指不相碰，有利于学龄儿童防治近视，保护视力。握笔时拇指与食指相碰或交叉，手指将遮挡视线，使儿童无法看清笔尖，迫使儿童低头或头部左倾，从而拉近眼睛与书本的距离，增加近视的发生或发展。

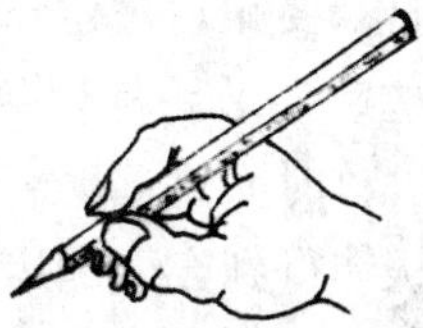

图 34　正确的握笔姿势

（11）睡眠不足易引发近视

大脑与眼睛之间有着极其密切的关系。大脑疲劳，眼睛也会随之疲劳。有个很明显的例子：当你彻夜未眠，虽然你没有用眼睛，而是闭着眼睛思考问题，第二天一早也会满眼红丝，睁眼困难，看东西发花，模糊不清。因此，用脑过度或睡眠不足，都会加重眼睛的负担。为了减少学龄儿童视力的减退，应该保证他们有充足的睡眠。

（12）开灯睡觉影响儿童视力发育

睡眠时，眼睑闭合，但是灯光还是可以透过眼睑进入眼内，刺激视网膜，这样会影响儿童眼睛发育。

有人曾对 479 名 2～16 岁儿童的家长进行了一项调查，调查结果表明：夜里开着灯睡觉的儿童，发展成近视眼的几率比不开灯睡觉的孩子要高，尤其是 2 岁左右的婴幼儿。也有调查发现，2 岁以前幼儿睡眠时，周围完全没有灯光，长大后近视的发生率为 10%，睡在有小夜灯的房间里，长大后近视的发生率为 34%，若从小就喜欢开着灯睡觉，长大后其近视的发生率高达 55%。不管这些调查能否得到进一步证实，夜间睡眠开灯，既不符合自然规律，对电力也是一种浪费，对孩子更没好处，何必为之？

（13）“三个一”、“四个要”、“五个不”是什么

有些学校对预防近视总结了一套规律，命名为“三个一、四个要、五个不”，易记易懂，进行宣传并加以实施，取得了很好的效果，今摘录如下：

①“三个一”：读书、写字时眼睛与桌面保持一尺的距离；身体与书桌之间保持一拳距离；握笔时手和笔尖保持一寸（3.3 厘米）距离。②“四个要”：读书写字的姿势要正确；一节课（45 分钟）后，要到室外活动和远眺；做眼保健操时要认真；穴位按摩要准确。③“五个不”：不在暗处或强光下看书写字；不在床上、乘公共汽车、地铁或走路时看书；不看字迹过小、字行过密、印刷不清的读物；不用淡色铅笔做作业；不长时间看电视、电脑或近距离做作业。

（14）**球类运动对眼有益**

在玩球类运动时，眼睛随时都要跟着球运动，不但上、下、左、右，还要不定时地看远和看近、变换方位和调节距离。例如在玩篮球、网球或棒球时，尤其是网球，眼睛随着网球来去，时而眺远，时而看近，这样的动作非常接近于晶状体的调节的训练，使晶状体得到充分的运动。

体育锻炼能增强体魄。眼睛是身体的一部分，当然也会起到保健作用。如果已患近视，戴着框架眼镜打球，要防止外伤。

（15）**饮食与近视**

营养问题是近视发生的综合原因之一。

① 三大营养素（蛋白质、糖和脂肪）、维生素和微量元素，缺一不可，要适当均衡摄入，使身体及眼正常发育。长期营养不良可使身体衰弱，影响眼球壁发育，韧度不够，易形成近视。

② 如缺乏蛋白质，体内各种氨基酸合成减少，使晶状体弹力降低，易患近视。

③ 微量元素、钙、锌、铬也不可缺。缺钙可使眼轴容易变长，可使血液渗透压变化，使晶体变凸，远方物体看不清晰；缺锌可使视细胞兴奋性下降，视功能减弱，有人对近视儿童头发内锌的含量作了测定，发现近视儿童比正常儿童要低。

④ 食糖过多使晶状体的弹性降低，调节力变弱。

⑤ 缺乏维生素 B、维生素 A、维生素 C，也影响视觉发育。

⑥ 枸杞子、龙眼肉能改善视力。

大家都知道喜欢吃甜食、糖果和巧克力的孩子易患龋齿，而易患龋齿的孩子，近视发生率也比较高，从表面上看，二者之间似乎没有什么关系，但是细究起来，关系还很密切。过量的糖分，在体内代谢后，可使血液偏酸，而人体内的体液需要保持酸碱平衡，因此必须动用其他处的钙质来中和血液中的酸根，故可造成体内钙离子减少，使身体处于缺钙状态。而牙齿成长和牢固需要有充足的钙，因此当体内钙的成分减少时，儿童易患龋齿，也就不言而喻了。眼球的外壁，主要是巩膜，在缺钙的状态下，韧度减弱，当看电视、近距离工作和学习时间太长时，眼压增大，使眼球壁伸长，眼轴一旦变长，便成了轴性近视。另外，血糖升高时，晶状体水肿、变凸，焦点前移，也是近视诱因之一。因此要养成良好的饮食习惯。

食物一般分两大类：一类是酸性食物，另一类是碱性食物。酸性食物包括糖、水果、淀粉制品，另外干酪、牛奶、鸡蛋和鱼也算酸性食物，但在干酪、牛奶、蛋黄和小鱼中含有丰富的钙质，是儿童成长时期所必需的。

碱性食物：包括粗粮、豆类、蔬菜、萝卜、豆芽、葱、黄瓜、西红柿（番茄）、藻类、芝麻等。

不论酸性还是碱性食品，都是儿童成长时期所必需的，不可偏食，要合理搭配。

下面简单地介绍一下含有蛋白质、维生素、钙、磷、铬、锌较多的主要食物。

① 蛋白质：鱼、瘦肉、牛奶、鸡蛋、大豆含蛋白质较多。

② 维生素：维生素在体内不能合成，必须依靠食物供给。维生素 A 和维生素 D 在肝、牛奶、蛋黄含量较多。鱼肝油内含量最高。B 族维生素：存在于酵母、瘦肉、米糠、花生和粗粮中。维生素 C：富含于新鲜水果和蔬菜中。

③ 钙和磷：动物骨中含有丰富的钙和磷。各种鱼类罐头，经过炮制之后，骨头已被软化，易被人体吸收。在牛奶、鸡蛋、鱼、虾皮、瘦肉、粗粮、紫菜、海带、核桃、南瓜子中也含有钙和磷。

④ 锌和铬：含锌元素较多的食物有黄豆、燕麦、杏仁、紫菜、海带、羊肉、黄鱼、牡蛎、可可粉。含铬较多的食物有酵母、肉类、谷类、肝脏和干酪。

36. “学习用眼镜”是怎么回事？

学习用眼镜是凸透镜，就是说，戴上这种眼镜之后，看近处物体时，就像看远处物体一样，因为是用凸透镜代替了晶状体的调节，减轻了眼睛的负担，如图 35 所示。

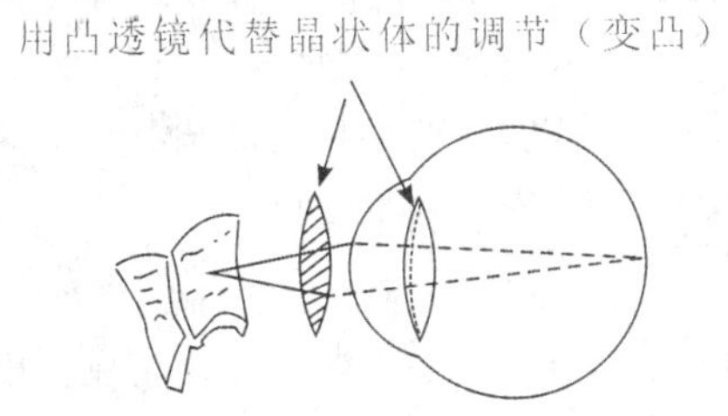

图 35　“学习用眼镜”示意图

戴上凸透镜代替了晶状体的增厚（消除了调节）。一般采用 +1.0D 的镜片，度数不宜过大，因为有调节和集合的关系，度数过大，过多减少集合，也会带来副作用。

在读书、写字、用电脑、看电视时戴上一副度数较低的凸透镜，可以减少晶状体的调节，同时减轻视力疲劳。

37. 配了近视镜后看远、看近都要戴吗？

这是一个经常遇到的问题，青少年患了近视，需要配一副合适的眼镜，配了眼镜之后，是经常戴呢，还是看远的时候戴，看近的时候不戴呢？这个问题要分别加以叙述。

（1）轻度近视，双眼度数相仿，就是两眼度数虽然不一样，但是差不多。读书和近距离工作可以不戴，其道理如下：例如某人是300度（－3.0D）近视，他的近距离是33.3厘米，不戴镜看书完全可以，如果看书时再戴上一副300度（－3.0D）的近视镜，晶状体又要进行300度的调节，长时间这样看书或近距离阅读有可能加快近视的进一步发展。

（2）两眼近视度数不一样，而且相差度数较大者；一眼单纯性近视，另一眼有散光，散光度数在100度以上者；高度近视患者则应该经常佩戴。

38. 常用增视训练法有哪些？

（1）裸眼训练法

这种训练方法最为简单和方便，让受训练者，时而看近，时而看远，利用看近和看远，转换焦点，训练睫状肌收缩和放松，防止睫状肌痉挛，使晶状体变厚和变薄，防止晶状体停止在变凸（调节性近视）的状态。

① 远近凝视法

下课后或看书45分钟后，走出教室，如果教室在高楼，就到阳台凝视远眺。以1个5.0米以外的物体为目标，白天最好选择绿树丛的树叶或者远方高楼的避雷针尖；夜晚可选择天空之星辰或远方的灯光，用力凝视10秒钟后，将视力拉近，集中看50厘米以内的物体，如手指、笔尖均可，5秒钟后，再看远方的物体，如此反复，持续5～6分钟。

② 视力表法

A. 把远用视力表挂在窗户对面的墙上，其高度要正好对准患儿的眼睛，距离5米。

B. 房间要有一定亮度，最好利用中午晴天的自然光线。如果采用人工照明，光线不要直射视力表，最好有一定的角度。

C. 如果患儿视力仅能看到第6行的“E”或“C”字开口，就要让他努力看清第7行“E”或“C”字开口。

D. 最后，重要的一点是要集中精力，专心致志凝视。看“E”字的开口，一般以 30 秒为限，如果看清楚了，继续向下看。如果在 30 秒内看不清楚，前进 5 厘米，再看 30 秒，然后闭眼 1 分钟。睁眼后，看近，即把手掌平举，距眼 30 厘米，看手掌 15 秒。如此反复训练，每次 10 ~ 15 分钟。

每天如此训练 3 次（早、中、晚）。

一旦视力恢复正常，也不可间断，但可以减少次数，以防复发。

（2）**雾化法**

让患者戴凸透镜看远，因为戴上凸透镜后，视力变得模糊，可以加快处于调节痉挛的睫状肌放松，视力恢复较快。一般配 +2.5 ~ +3.0D 凸透镜。选择这种眼镜时，要注意瞳孔距离，过宽、过窄都会出现三棱镜的作用，降低治疗效果，有时甚至会引起患儿的不合作。

训练方法：戴上 +2.5 ~ +3.0D 凸透镜，白天背对太阳，选择远方目标，如绿树、窗户、标语、招牌；晚上选择星辰或远方的灯光，因为戴了凸透镜，开始看不清，就要努力去看，过一会儿，就会变得清晰一些。时间：10 ~ 15 分钟，每日 3 ~4 次。

（3）**穴位按摩**

按摩眼部周围穴位，常用穴位如图 36 所示，此法可以增加眼部血液循环，改善神经功能，消除视觉疲劳，但变异较多，下面举两种，可见一斑。

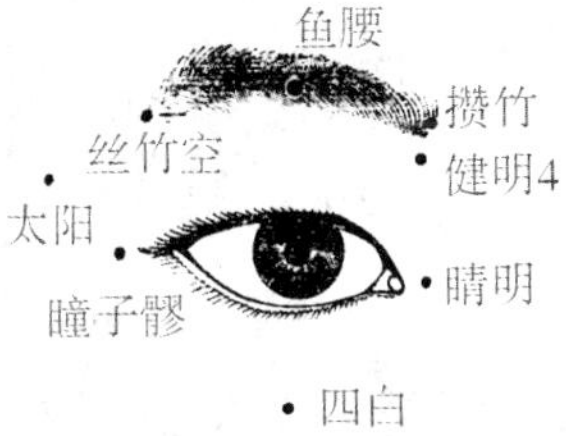

图 36　眼周常用穴位

① 穴位按摩第一式

在按摩前一要检查按摩部位有无炎症，特别是有疖肿者，禁止按摩；二要剪秃用于按摩的手指指甲，洗净双手，具体做法如下：

静坐、闭目、思想集中，意守丹田。

揉（按压）睛明穴：睛明穴位于鼻梁两侧距内眼角约半分（约 0.2 厘米）。用双手拇指指纹面按在睛明穴上，进行揉搓或按压，连做 15 ~20 次。

揉搓或按压四白穴：四白穴位于眼眶下缘中部下方凹陷处，用双手食指按压或揉搓，面积不要太大，连续做 15 ~20 次。

揉搓或按压太阳穴：太阳穴在外眼角与眉梢之间，向后大约1寸（3.3厘米）的地方。双手拇指的指纹面按在太阳穴上，进行揉搓或按压，连续做15~20次。

按摩眉弓：将双手食指和中指并拢，用其指纹面从攒竹穴开始到鱼腰穴，再到丝竹空穴、太阳穴。到达太阳穴时，稍用力按压，连续做15~20次。

睁眼远眺：两眼尽量向远处望去，时间1~2分钟。

② 穴位按摩第二式

其注意之处及按摩前的准备同第一式，其顺序如下：

A. 健明4穴：在眶内侧缘上方眶骨处可触到一个小的凹陷，按解剖位是眶上切迹，有额神经的终枝，眶上神经及眶上动脉从此通过。做此穴位按摩时，拇指指甲一定要剪得很短，用拇指的指纹面按住健明4穴，其余4指成弓形，食指贴在额上。拇指以旋转画圈的方式进行按摩，用力不可太大，以出现酸麻感为宜，时间为2分钟。

B. 睛明穴：在眼角和鼻梁骨的凹陷处，用左手或右手的拇指或食指，以按健明4穴的方式进行按摩。时间为2分钟。

C. 四白穴：平视正前方时，在瞳孔下方2厘米处，按解剖部位是眶下孔所在之处，有眶下神经和眶下动脉路经此处。用拇指支撑在下颌骨的下方，用食指在四白穴位处进行按摩，时间为2分钟。

D. 太阳穴：位于颞颥部的凹陷处，用拇指或食指按摩，时间为2分钟。

E. 攒竹、鱼腰、丝竹空穴：此三穴位于眉头、眉中和眉尾，沿眉毛鼻侧至颞侧（即眉头到眉尾），用中指进行揉搓按摩，也可延伸至太阳穴，时间为2分钟。

（4）**眼、颈、肩保健操**

坐着看书、写字、使用电脑时间过久，除做穴位按摩外，还可配合一套眼、颈、肩保健操。

① 轻闭双目，双手合掌，置于胸前，意守丹田（把精力集中在脐下1.5~3寸处），闭目养神。

② 睁闭眼运动：眼睛逐渐睁大，然后闭合，如此反复10次。

③ 转动眼球：双手托下颌，头不要动，眼球向上、下、左、右按顺序转动10次，再右、左、下、上转动10次，使眼肌大弧度转动，活动整个眼球，促进眼部血液循环，增加组织代谢，达到明目之效果。

④ 颈、肩运动：轻轻地将头从左向右，从右向左各转动5~6次；再从后向前和从前向后转动各5~6次；双手握拳，弯肘，以肩胛为中心，前后、上下旋转5~6次；放松颈肩肌肉，改善眼的调节。

39. 药物治疗近视效果有多大？

我国近视眼患者越来越多，尤其是青少年。有鉴于此，不少专家和学者对近视眼的药物治疗进行了有益的探索。但是到目前为止，药物治疗主要是解除睫状肌的痉挛，治疗调节性（假性）近视以及可使近视发展减慢。常用药物有：0.25%阿托品滴眼液、2%烟酸滴眼液、夏天无滴眼液、0.25%托吡卡胺滴眼液、1%地巴唑滴眼液。0.25%阿托品滴眼液，虽有疗效，但副作用多，例如引起较长时间的散瞳、怕光、调节力降低、有眼压高病史者不能用，因此不易推广。0.1%阿托品滴眼液副作用较少，但治疗效果不大，目前用得较多的是0.25%托吡卡胺滴眼液，它是一种抗胆碱药，有消除睫状肌痉挛和散瞳作用，滴药20~30分钟后作用达峰值，6小时降至滴药前水平，因此在睡前滴药，待翌日清晨，瞳孔和调节能力均已恢复正常，不影响第二天的学习和工作，但要注意眼压，有眼压高病史者不能滴用。

40. 儿童患上后天获得性近视要不要急着戴眼镜？

近年，戴镜一族年龄越来越小，有的小学还没有毕业，就戴上了近视眼镜。

前文已经讲过，近视分为两大类：一类是先天性近视、也称病理性近视、进行性近视，多为遗传而来，这类近视除要戴合适的眼镜之外，还要给予合理的治疗，但是这类近视为数很少。大多数近视是后天获得性近视，就是由于在后天的学习和生活环境中过度近距离使用眼睛等所造成的一类近视。

后天获得性近视是由于长时间近距离用眼，调节发生痉挛，晶状体变凸（厚）之后，一时难以变薄所致，这种近视医学上称为调节性近视，俗称假性近视。这种近视，年龄越小，时间越短，发现越早，训练和治疗越容易。其道理很简单，前文已经讲过，儿童时期眼睛可塑性很大，由于过度调节引起的假性近视，如果能认真训练和治疗，完全可以治愈。所以建议：儿童患上后天获得性近视，在假性近视阶段初期，千万不要急着戴眼镜，要千方百计地给予训练和治疗，因为戴上眼镜之后，难以摘掉，为了避免进入近视的行列，应做到：

（1）要定期检查远方视力，所谓定期，不是一年半载，应该是2~3个月检查一次，及时发现，及时训练和治疗。因为假性近视一年半载不管不问，就有可能变成轴性近视，到了轴性近视（真性近视）再训练或者治疗，就不那么容易了。

（2）目前训练方法很多，治疗近视的眼药水也不少，主要机制是放松睫状肌，解除痉挛（详见本书第35问：如何预防近视?）。

（3）增加营养［详见本书第35问（15）：饮食与近视］。

（4）近视的训练和治疗，说起来比较简单，做起来比较难。父母和监护人要花点儿时间和精力。因为：

① 儿童尚未完全懂事，尚不完全明白近视的危害。

② 训练时，儿童常常不合作，做起来常不认真，譬如做眼保健操，下课之后，只顾玩要，常把做眼保健操一事忘得一干二净。

雾化法对假性近视的训练是一个好办法，但是戴上凸透镜后必须要认真看远，使远方的物景逐渐看清楚，才能逐渐消除睫状肌的痉挛。可是戴上+2.5～+3.0D的凸透镜之后，视力变得模糊，开始儿童多不愿意，所以需要家长或其监护人多费点儿心思，多花点儿时间，多做点儿患儿的思想工作，多鼓励，少批评，才能达到欲达之目的。其他方法大同小异，在此不一一列举（详见本书第38问和第39问）。

41. 家长如何协助孩子配一副合适的眼镜?

学龄前儿童如配上不合适的眼镜，不但对视力没有帮助，反而有害，因此要注意：

（1）一定要到医院或有验光医师的大眼镜店去验光配镜。

（2）插镜片验光的方法是主观检查，不能排除假性近视，配出来的度数常常较高。

（3）孩子不能用小瞳验光，因为孩子在验光时，很难持续地看远，所得度数常常偏高，除非遇到非常有经验的验光师，否则，验光结果不准。

（4）散瞳验光所得结果可靠。1%阿托品眼膏散瞳后，使睫状肌麻痹，此时眼睛失去调节，只能看远。但是，有阿托品禁忌症者不能用，因此，在用1%阿托品眼膏之前，一定要经过医生的检查。

（5）试戴眼镜。验光之后，按其结果进行试戴，在此基础上进行调整。如为近视，应该是用最低度数镜片获得较好视力（0.9～1.0）。在取得较好视力之后，还要试戴30～45分钟，当感觉完全舒适之后才能开方。

（6）选择镜架也很重要，要注意三点。

① 镜片中心要与医生测得的瞳孔距离相符合。

② 镜架不能过大、过重。

③ 戴上后，眼镜中心要正对瞳孔，不能戴上之后时间不久就下滑，使瞳孔偏离眼镜的中心。

（7）矫正视力记录和眼镜处方不要遗失，方便半年后复查时以此作为对比依据，观察近视有无好转或度数加深。

（8）最后一点也很重要，有的家长有一种错误的认识，认为远方视力达到1.5才好，其实是错误的；如果这样，就加大了近视度数，对患儿有害无益，千万不可如此。

42. 散大瞳孔对眼睛有害吗?

每当给儿童验光，要散大瞳孔时，患儿家长常常提出这样的问题：散大瞳孔对眼睛有没有害处？回答这个问题，可以这样说：只要没有青光眼，散大瞳孔一般都不会对眼睛造成损伤。另外，医生在应用阿托品散瞳前都会给患者做详细的检查，如果有禁忌症，医生是不会用此药的。

当然，在散瞳前，了解一下为什么要散瞳，散瞳药有什么不良反应及用什么剂型更安全，也是必要和应该的。

（1）为什么要散瞳验光：在本书第41问中已作了阐述。

（2）散瞳之后，睫状肌被麻痹，会出现瞳孔散大，怕强光，看近物或小字时模糊不清，因此建议：散瞳后外出时，如阳光很强，最好戴上太阳镜，或遮光的太阳帽。

（3）应用1%阿托品散瞳，持续时间10~15天，因此，对于中小学的学生，最好在寒暑假时进行，以免耽误学习。

（4）有少数人，应用1%阿托品后，有时会出现口干、面颊潮红、心跳加快、无汗等不良反应。这种轻度中毒现象，在应用1%阿托品眼药水时多见。因此在应用1%阿托品眼药水滴眼后，一定要认真压迫泪囊部位，防止药水流入鼻腔和口腔，因为鼻腔和口腔黏膜面积广，吸收较快，增加中毒机会。

（5）为了减少不良反应，目前普遍应用1%阿托品眼膏，因为它吸收较慢，更不会流入鼻腔和口腔。只要用量适当，把多余溢出结膜囊外的眼膏擦拭干净，很少引起反应。一旦出现不良反应，应立即停药，适当多喝凉开水，症状可减轻和加快消失。如症状较重，或出现呕吐，甚至抽搐，应立即到附近医院就诊。

43. 为什么配了眼镜不愿戴?

有屈光不正的人，配一副合适的眼镜来解决学习和生活上的不便，非常必要。但有人配了眼镜不愿戴，道理很简单，戴上不舒服。分析其原因，大致有三点：

（1）屈光参差太大。屈光参差，就是两只眼的屈光度不一样，所形成的像一大一小。人的眼睛是双眼单视，就是说人的两只眼睛看东西时，要把它看成一个物像，如果出现屈光参差，两眼所成之像就会大小不等，当两眼相差0.25D（25度）时，两眼在视网膜所形成的像大小相差0.5%。人类最大忍受力一般不超过5%，也就是两眼度数相差不能超过2.5D（250度）。有些验光人员经验不够，第一次就给病人配一副右眼400度、左眼750度的近视眼镜，两眼度数相差350度，病人戴上之后就发生了眼胀、头痛和视力疲劳，所以不愿戴。

（2）镜片光学中心不在瞳孔中心。发生这种情况的原因很多，一是目前流行大框眼镜，镜片中心容易大于瞳孔中心；二是在磨片时把镜片的一边磨坏了，为了补救，磨片工人有时将此边重新磨过。如此镜片一边离中心变近，使镜片中心偏离原来设定的位置，上述情况，就会产生三棱镜作用，使物像偏离，出现复视，一个变成两个。为了消除这种现象，眼睛就要过多动用融合功能来克服，因而引起肌性视力疲劳。

（3）镜架和脸形不配。鼻托和鼻梁不合适，戴上后容易移动，致使镜片光学中心和瞳孔中心错位，引起眼睛不适。

以上种种都是引起戴眼镜后视力疲劳的原因，为了避免上述情况，建议：

（1）验光配镜最好到大医院，不要在街边选购。

（2）当医生或验光师为你配镜时，要认真试戴，至少要戴半小时，感到完全舒适后，才可同意医生为你开处方。

（3）眼镜处方不要丢，当发现戴上眼镜不舒适时，医师要用处方和已配好的眼镜进行核对，查找原因。

（4）如果感到鼻梁处不舒适或镜腿太紧，可对鼻托和镜腿进行调整。

（5）如果两眼度数相差大于250度，又需要完全矫正时，不要急于求成，最好逐渐增加度数。

44. 患高度近视者要注意些什么？

眼球外壁由三层膜构成，外层为巩膜，主要由结缔组织构成；中间为葡萄膜，主要由血管构成；内层是视网膜，由神经元和神经纤维构成。外层膜弹性最大，中层次之，内层弹性最小。眼腔内充满胶状透明的玻璃体，从里面托住三层膜，使它们紧紧地贴在一起。

高度近视时，特别是病理性近视时，眼球前后径变长，从正常的24毫米可以延伸到26~30毫米。巩膜的弹性大，可以拉长和变薄，而视网膜不能相应地伸长，导致视网膜广泛性萎缩，尤其是后极部更为明显。由于眼轴变长，眼腔体积变大，其内容（玻璃体）不得不液化，由胶体变成液体，对视网膜的拱托作用减弱，部分玻璃体出现浓缩，形成点、条或絮状混浊，有些条状混浊与视网膜发生粘连，眼球一旦受到震荡，液化的玻璃体就会晃动，与视网膜粘连的条索就牵拉视网膜，变性的视网膜就可能产生裂孔。一旦出现裂孔，液化的玻璃体就会趁机进入视网膜下，使视网膜发生脱离。有人统计：原发性孔源型视网膜脱离有 2/3 源自高度近视；约 5% 的高度近视会发生视网膜脱离。临床上视网膜脱离的病人不乏如下主诉：在视力下降之前，头部受过较大的震荡，或者参加过重体力劳动，或者参加过剧烈的体育运动，或紧张的长时间近距离工作。

目前虽有多种方法治疗视网膜脱离，但视力恢复并不理想，并发症较多，因此对高度近视患者提出如下几点建议：

（1）避免参加扛、抬、挑、担等重体力劳动，不要从事举重、拳击、跳水、铅球、足球、篮球等剧烈和可产生碰撞的体育运动；宜选择一些缓慢性的运动，如慢跑、乒乓球、太极拳等。

（2）白昼采光或晚间照明不要太强或太弱，不要让眼球产生过度调节。

（3）看电视、操作电脑、阅读书报的时间不宜过长，连续近距离工作不要超过一小时，中间就要休息 10～15 分钟。休息不宜静坐，而要活动一下身体，看看远方。一天近距离工作不要超过 6 小时，同时必须戴合适的眼镜。

（4）少做会产生屏气或大幅度弯腰低头的动作，因为这种动作会使眼球血管充血，眶内压增加，诱导眼球变形，同时也会引起液化的玻璃体晃动，使机化的索条发生牵拉而产生视网膜裂孔和脱离。

（5）高度近视患者，应避免用牙齿咬很硬的食物，因为牙齿的震动，经过骨传导到眼球，引起的冲击力不亚于拳击，也可诱发视网膜脱离。

（6）外出旅游时，遇到崎岖不平的路面，坐车应坐在前边；遇到大风浪的天气，乘坐船宜坐在较稳的一边，防止过度颠簸。

患有高度近视的人，并发症虽多，如能认真保健，处处注意，可以明显减少视网膜脱离或其他并发症的产生，保持较好的视力。

45. 病理性近视选择职业要量体裁衣吗？

病理性近视，又称进行性近视、先天性近视、恶性近视。因其多为高度，一般也称作高度近视，其实它与单纯性高度近视不一样，其特点是：① 幼年即已开始；② 青春期进展快，成年后相对静止；③ 视功能明显受损，远视力差，近视力也不好；④ 多有遗传因素；⑤ 眼底早期即出现器质性病变，且进行性加重；⑥ 屈光度大多数在 -6.0D 以上。对于这一点，要解释一下，长期以来把屈光度大于-6.0D称为高度近视，其实这仅仅是一个量的分类，并未包括性质分类。正确地讲，应该先定性，再按量来分类。病理性近视也有小于-6.0D的，但眼底有典型的近视性变化。而单纯性近视也有大于-6.0D者，眼底却无明显异常改变，矫正视力可达1.0，因此屈光度仅是量的概念，不代表近视的性质。

病理性近视的视力常常不能矫正到1.0，近方视力也不好，因此在选择职业时，要量体裁衣，不可强求。

（1）应该选择少用视力的工作。

（2）避开需要长时间保持精密视力的工作，如修表、雕刻、计算机操作、高精密仪器制造、利用影像做诊断的职业及显微外科医师、会计师、统计师等。上述工作易引发视力疲劳，导致病理性近视，使视力进一步恶化。

（3）不能选择要求视力和体力都高的行业，如车、船、飞机驾驶员。否则，除对个人的眼睛有损伤外，还涉及他人的安全。

（4）有一些运动员的职业，如传递较快的球类（网球、篮球、足球）；另外，跳远、跳高、撑竿跳、跳水、潜水、高空滑翔、武术、拳击等活动最好不要去从事。

（5）宜早期进行自我保健，适当参加一些动作较慢、运动量不大的运动，如太极拳等；注意营养，合理搭配饮食，不偏食，内服一些神经营养药，如B族维生素、肌苷、三磷酸腺苷，以维持良好的视力。

46. 什么是LASIK手术？

LASIK是英文名字的缩写，它的中文名字应该是准分子激光原位角膜磨镶术。它是自动角膜板层切削术和准分子激光屈光性角膜切削术的联合手术。先将角膜浅板层切开，但不把它完全切下来，而是留个蒂以便复位（图37A），暴露角膜基质后，用准分子激光在其中央进行切削，使其变平，稍凹（图37B），屈光力减弱，近视得以矫正。最后将角膜瓣复位（图37C）。

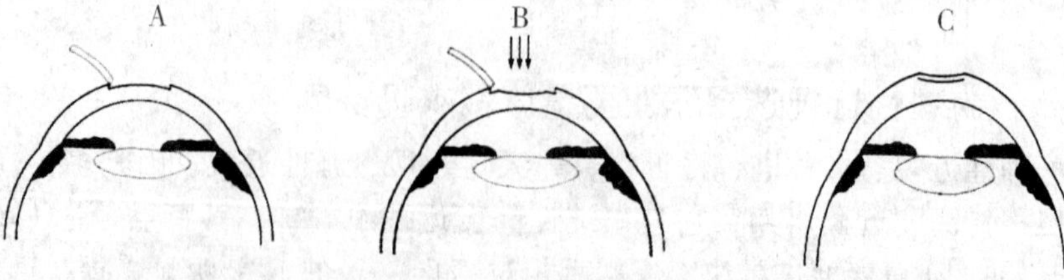

A. 作带蒂角膜瓣　　B. 准分子激光切削　　C. 角膜瓣复位

图37　LASIK手术示意图

这一手术的特点是切削在基质层进行，保存了角膜的上皮和前弹力膜。角膜瓣复位后，基本保持了角膜的正常结构，只是改变了中央角膜的屈光力，因此术后无明显的疼痛和不适，预测性较好，视力恢复快，回退较少。

47. 哪些近视眼可以做 LASIK 手术?

（1）年龄在 18 ~50 岁。

（2）近视度数在 -1.5D ~ -12D（-8.0D 以下，效果较为理想）。

（3）散光范围在 -4.5D 以下。

（4）2 年内屈光度无大变化者（每年变化在 0.5D 之内）。

（5）戴镜后矫正视力在 0.5 以上。

（6）眼表（包括泪道）无急性或慢性病变。

（7）术前角膜超声厚度计测量：角膜中央厚度大于 460μm。

（8）睑裂大、眼眶浅者有利于自动角膜切削刀的安放和操作，反之，比较困难。

48. 哪些近视眼不宜做 LASIK 手术?

（1）眼睑异常或有病变。

（2）患有急性或慢性结膜炎、沙眼、慢性或急性泪囊炎。

（3）干眼症。

（4）圆锥角膜或角膜内皮有病变。

（5）青光眼、虹膜炎、严重的视网膜或脉络膜病变。

（6）全身有免疫性、胶原性疾病，甲亢引起的突眼或精神不正常的人。

（7）疤痕性体质。

（8）孕妇和独眼者应特别慎重。

49. LASIK 术后要注意什么?

（1）术后 4 ~6 小时，尽量闭眼休息，2 天内尽量不要用眼。

（2）术后 24 小时内，睡前要戴眼罩，防止用手去揉或遭外力的碰撞，以免引起角膜瓣移位。

（3）1 周内不要吃刺激性食品，以免加重眼睛的不适。

（4）2 周内洗脸要注意：① 不要把水溅入眼内。② 不要揉搓眼皮。

（5）术后 1 个月内，不宜用化妆品，外出最好戴上平光眼镜或太阳镜，防止灰尘眯眼。

（6）术后3个月内最好不要做剧烈运动，尤其是球类运动，要防止碰到眼睛。

（7）术后要按医嘱到医院随访和用药。

（8）LASIK术后如果又得了眼病，诊病时一定要把LASIK手术史告诉接诊医生。曾有这样的案例，某患者LASIK术后6个月，同眼发生了视网膜脱离，但患者没有把做过LASIK手术史告诉医生，结果术后病人感到眼睛不适，视力明显下降。这时才发现角膜瓣在视网膜脱离手术中丢失。这种情况虽不多见，一旦发生，将会给自己带来严重后果，不可不防。

50. LASIK术后会再近视吗？

近视的原因多是眼轴变长，而LASIK手术是在角膜基质浅层用准分子激光切除一块相当于凸透镜的组织，留下一个相当于凹透镜的缺损，使角膜的屈光力减弱，使外界的物体成像于视网膜上。因此，LASIK手术只是治标，而非治本。术后不小心，眼轴还会延长，又会出现近视。因此，LASIK术后还要注意眼的卫生和保健，预防近视再发。在手术的适应症内有一条：在手术前，眼的屈光度数应该是稳定的，也就是说，近2年内近视度数没有进展。如果术前近视度数还在逐年增加，术后再近视的可能性变大。

51. LASIK术后为什么“干眼”多？

LASIK术后干眼症非常多见，随着时间的推移，症状逐渐减轻，数量逐渐减少，其原因有五方面：

（1）LASIK术在制作角膜瓣时，损伤了感觉神经末梢，术后角膜知觉迟钝，反射泪分泌减少。

（2）由于角膜知觉迟钝，瞬目次数减少。

（3）在术中，负压环损伤了部分结膜杯状细胞，角膜刀在切削的过程中多多少少要伤及角膜的微绒毛。杯状细胞分泌的浆液减少，微绒毛又受到了伤害，导致泪膜破裂时间缩短。

（4）术后角膜曲率发生改变，瞬目时，眼睑和眼表贴附不如以前紧密，影响泪液分布。

（5）术后较长时间使用滴眼液，如果其中含有防腐剂，对眼的毒副作用就更大，干眼症状更明显。

52. 如何减轻 LASIK 术后的“干眼”症？

（1）术后应用不含防腐剂的人工泪液滴眼。

（2）如有上皮剥脱，要联合用药，包括人工泪液、抗生素滴眼液、神经营养药和促进上皮修复药。

（3）根据医嘱认真滴药。

（4）术后少看电视和电脑，如果非看不可，要使视屏终端低于眼睛 30 度，使睑裂处于最小状态，不可仰视，因为仰视时，睑裂开大，泪膜破裂加快，加重干眼的症状。

（5）室内空气不宜干燥，如果是空调房间或在冬季要人工增加室内湿度。

（6）避免气流直吹术后的眼睛，不要待在风口的位置。

（7）尽量避免长期滴用抗生素或糖皮质激素类滴眼液。

六、儿童远视更需早治

53. 什么是远视眼？

当调节静止时，也就是晶状体处于静止状态时，外界来的平行光线结焦点于视网膜上，称为正视眼，如图 38 所示。

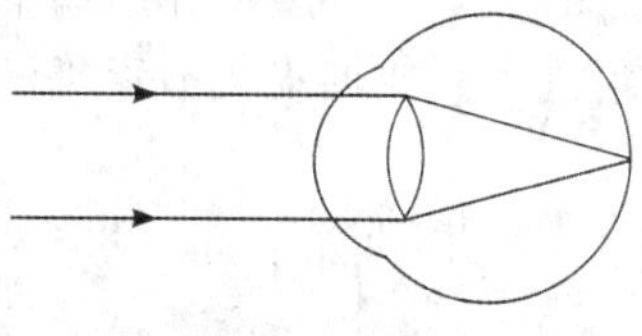

图 38 正视眼（平行光线结焦点于视网膜上）

而远视眼的眼轴比较短，外边来的平行光线结焦点于视网膜后，如图 39 所示，落在视网膜上的光线是一个散开的光线，因此看到的是一个模糊不清的影像。为了看得清楚，远视眼常常用晶状体变凸来补偿，因此焦点前移，使远方来的平行光线聚焦于视网膜上，就产生了远视的症状（参阅本书第 54 问）。为了消除症状，远视眼就需要配戴远视镜片（凸透镜），如图 40 所示。

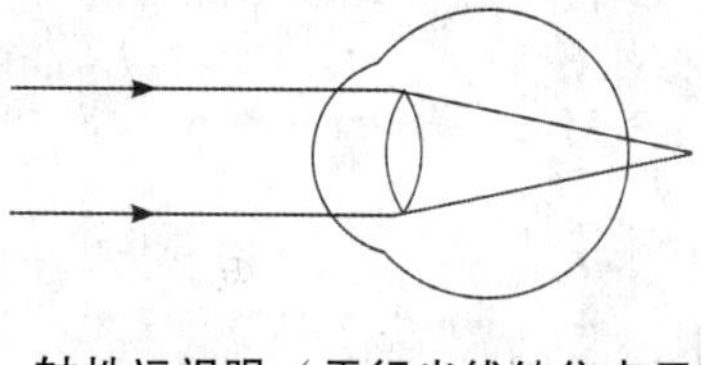

图 39 轴性远视眼（平行光线结焦点于球后）

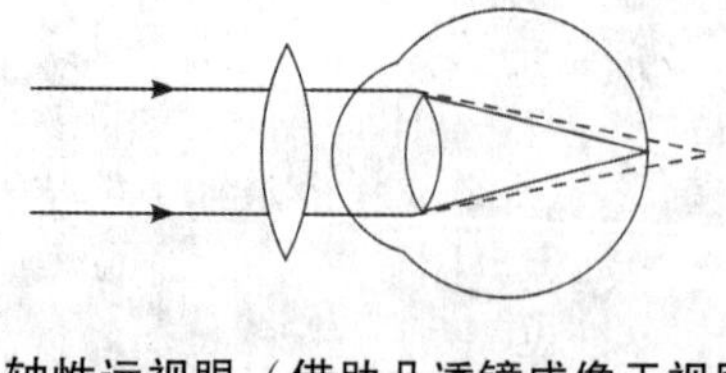

图 40 轴性远视眼（借助凸透镜成像于视网膜上）

54. 远视眼有什么症状?

(1) 视力疲劳。远视眼不论看远看近，都需要更多的调节，尤其是长期近距离工作之后，更易发生眼胀、眼睛干涩甚至头痛。儿童不太会用语言来表达，常常用行动来表示，如斜着眼睛看或眯着眼睛瞧、厌学、成绩下降，上述行为都应引起父母的注意!

(2) 视力下降。视力的改变因远视的程度和年龄大小而不同，轻度远视(+2.0D 以下，有人认为在 +3.0D 以下) 青少年可用调节来补偿，尚可保持正常视力。中度远视(+3.0 ~ +5.0D) 可有不同程度视力下降。高度远视(+5.0D 以上) 多有明显视力下降。随着年龄的增长，调节力逐渐降低，能补偿远视的调节越来越少，绝对远视部分越来越多，所以视力越来越下降，近方视力更为明显，所以有远视的人“老花”来得早。

(3) 斜视。一般多出现内斜视(斗鸡眼)，道理如下：正常人1度调节就产生1度辐辏(集合)，而远视眼不论看远还是看近，其调节都多于正常人，所以两眼的集合就多，久之就容易出现内隐斜视。当然，度数越高，产生斜视的机会越多。

(4) 高度远视，眼球较小，眼窝较深，前房偏浅。部分中度以上的远视，在医生检查眼底时，可以看到视乳头较小，充血，边界不是很清楚，类似视神经炎的体征，称为假性视神经炎。

55. 远视是如何分类的?

远视分类一般有两种分法，一种是按原因分类，另一种是按屈光度的大小分类，日常生活中多用后者。

(1) 按原因分类

① 轴性远视：眼球的前后轴比正常人短，也就是说，眼球略小于正常人，物体成像于视网膜之后，所以在黄斑区(人类看东西最清楚的地方)所形成的是一个不清晰的影像，如图39所示。

② 屈光性远视：这种远视比较少见，它是由于角膜、晶状体或玻璃体屈光率改变所致，如扁平角膜所造成的远视。

(2) 按屈光度的大小分类

① 低度远视：低于 +3.0D 的远视(有人认为低于 +2.0D) 称为低度远视或轻度远视。这类远视在年青的时候由于调节力强，常常用调节力来代替，多不影响视力，也无症状。但当远视达到 +3.0D 时，有些人会出现症状，特别

是近距离工作的人。

② 中度远视：在 +3.0～+5.0D 之间的远视称中度远视，这类远视视力会有不同程度的下降，眼部出现不适和视力疲劳症状，由于过度使用调节，有些人会出现内斜。

③ 高度远视：大于 +5.0D 者称高度远视，视力明显受损，视物模糊不清。由于度数太高，患者无法用调节来代偿，所以除了视力不好之外，还有因过度调节引起的症状，如眼部不适和视力疲劳。这类远视如不及时配镜或治疗，很容易导致弱视。

56. 你知道远视眼应在什么时候配镜吗？

（1）婴儿出生时，眼球小，眼轴短，天生是远视。出生以后，眼球逐渐长大，眼轴逐渐变长，10 岁左右眼球已发育到一定程度，远视逐渐减弱，到成年之后，眼球完全定型，大多数远视会变成正视。

（2）学龄前儿童如果是 +3.0D 以下的轴性远视（低度远视），视力正常，也无症状，可以暂时不配眼镜。因为 +3.0D 远视对于学龄前儿童来说属生理性远视范畴。如果出现症状，就需要配镜，但是，不一定要完全矫正，可保留 +0.5～+1.0D 的远视。

（3） +3.0～+5.0D 的中度远视，多影响视力，且有不适感和视力疲劳，过度调节还可造成斜视，如不及时配镜矫正，还可引起弱视。此类远视需要验光配镜，而且验光时宜用阿托品眼膏散瞳，麻痹睫状肌，才能显示远视的真实度数。如果度数较高，第一次配镜，完全矫正而患儿不能接受时，可分次配镜，即先配一副患儿能够接受的度数稍低的镜片，待适应后，再加深度数，配第二副眼镜。

（4）大于 +5.0D 的高度远视，明显影响视力，但症状可以很轻，甚至没有，其原因是：度数太高，无法用调节来代偿，干脆就不调节了，也就没有症状了，但是，这样的儿童很容易形成弱视。如果有弱视，就要在配戴远视镜的同时，积极治疗弱视，不然错过眼睛发育的黄金时期（8 岁以前），弱视治疗效果将明显下降。

（5）同时存在内斜视的患儿，从理论上讲，应一次配足远视度数，尤其是戴镜后，内斜位消失，获得双眼单视者，更应一次配足度数，但是有些患者，感到非常不适应，甚至配镜后视力反而下降，此时就要改变方法，从浅到深，分次逐渐配足。

开始戴镜，多有不适，一般戴一段时间之后，就会适应。如果有弱视，要积极治疗，争取在较小年龄使视力恢复正常和双眼单视。

57. 为什么人们有时把高度远视当成近视？

在门诊有时会遇到这样的场面，家长领着孩子来看病，以肯定的口吻告诉医生，孩子患有近视，书放远一点儿，就说看不清楚，看电视要跑到屏幕前。经过检查，当告诉家长检查结果——孩子患的是高度远视时，家长常常报以怀疑的目光。

这是为什么呢？正常人眼轴的长度是 24 毫米，儿童的眼轴比较短，所以儿童多为远视，由于儿童晶状体的调节力较强，轻度的远视常常用调节来弥补，但是，如果远视超过了 5.0D，就是超过了 500 度，眼睛本身的调节力就难以弥补了，而出现视物不清，此时为了看清目标，只能缩短眼与目标的距离来增加辨认能力，外表看来很像近视，其实是度数较大的远视，医学上称之为“远视型近视表现”。对于上述的远视，更要及早配镜，防止斜视和弱视的出现。

七、弱视治疗重在早期发现

58. 什么是弱视？其危害有多大？

弱视是单眼或双眼矫正视力低于0.8，而眼睛的内外组织结构按目前检查方法发现不了什么器质性病变的一种常见儿童眼病。其发病率各家统计不一，大约在3%左右，如此算来，其数字相当可观。我国约有3亿儿童，按上述百分比计算，约有弱视儿童900～1 000万，这是一个较为严重的社会问题。因为弱视如不及时治疗，不但视力低下，而且还没有立体视觉，长大后成为“立体视盲”，也就是说，弱视儿童所见的世界是个平面，没有立体感，因此就不能准确判断物体的位置、方向、深度、距离和大小，到了学习和工作年龄，就会出现问题，学习吃力，很多工种不能胜任，如精密仪器制造、遥感、遥测、飞行员、宇航员和显微外科手术等，严重影响了工作质量和个人的就业范围。

59. 弱视的常见成因有哪些？

弱视的成因大致有五种：

（1）斜视性弱视。由于视轴不正，斜视的孩子常用一只眼（主导眼）看东西，另一只眼就得不到训练，得不到刺激，按照生物“用进废退”的道理，慢慢地就变成了弱视，如图41所示。

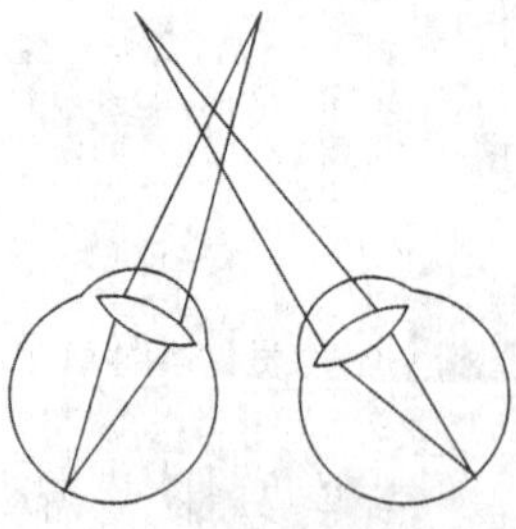

图41　斜视性弱视

（2）屈光性弱视。儿童时期不论是高度近视、高度远视还是高度散光，都会在视网膜上形成一个模糊的图像，如不及时纠正或配戴合适的眼镜，看到的物体总是模模糊糊的。视网膜得不到正常的刺激，久而久之，就会使视觉系统发育受限，产生弱视，如图 42 所示。

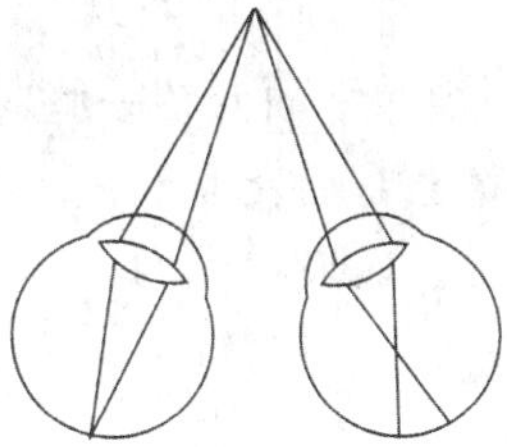

图 42　屈光性弱视

（3）屈光参差性弱视。人类立体视的形成是双眼所得图像相等或相近，在大脑融合成一个，即所谓双眼单视，屈光参差是医学名词，意思是两只眼睛屈光度不一样，相差在 2.5D（250 度）以上时，由于两只眼屈光度数相差很大，所形成的图像也不一样，一个大，一个小，一个比较清楚，一个比较模糊，此时融合发生困难，大脑就会主动抑制不清楚的图像，接受清晰的图像，久而久之，视力模糊的一只眼，就会变成弱视。

（4）形觉剥夺性弱视。这是由于胚胎时期或婴幼儿时期一系列眼病所造成的，例如屈光系统（角膜、房水、晶状体、玻璃体）发生混浊，致使光线不能完全到达，或完全不能到达视网膜，不能引起正常的视觉刺激信号，长此以往，就会形成视觉剥夺，如图 43 所示。这类疾病常见有先天性白内障、角膜白斑、角膜变性，严重的还会有先天性上睑下垂（遮盖了瞳孔）。

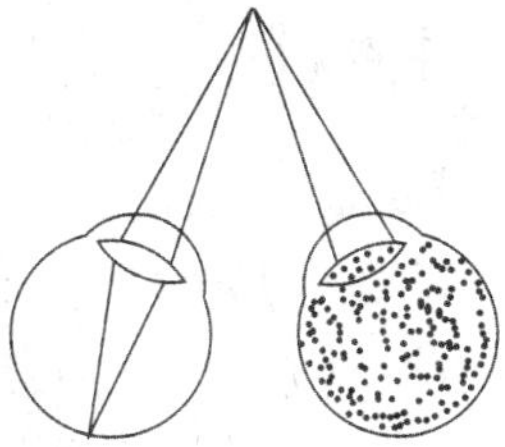

图 43　形觉剥夺性弱视

以上 4 种原因所引起的弱视，必须针对病因进行治疗，同时及时进行弱视矫正训练，使患儿的视力得到最大限度的恢复，千万不能因等待而错过视力可塑的黄金时期，也就是说，弱视治疗，越早越好，12 岁之后，效果就很差。

（5）单纯性弱视。是指无屈光异常、斜视及其他眼疾的单纯功能性弱视，经现代方法仔细检查，查不出任何病变，只表现为视力低下。这类弱视，在幼儿时期进行弱视治疗，收效很快，如果过了儿童时期，效果就相当之差。

60. 弱视有何症状？

为了能早期发现儿童的弱视，下面介绍一些弱视儿童症状和体征，供年轻父母或监护人作参考：① 喜欢歪着脑袋看人；② 看东西常常眯着眼睛；③ 看东西常常距离很近；④ 拒绝用一只眼看东西；⑤ 遮盖了瞳孔的上睑下垂；⑥ 斜视的孩子容易伴发弱视。

61. 常用简易检测弱视的方法有哪些？

简单的检测方法有：

（1）如果是5~6个月以上的婴幼儿，可用下列方法测试：拿一条干净的毛巾或布带，蒙上孩子的一只眼睛，如果婴儿赶紧用手去抓蒙在眼睛上的毛巾或布带，说明孩子的眼睛是好的；过5~10分钟，再蒙婴幼儿的另外一只眼睛，如果孩子对蒙上眼睛无动于衷，也不用手去抓，这意味着这只眼视力低下或视力很差。当然，这种方法所测出的视力低下并非弱视所特有，其他眼疾也可能出现。

（2）如果是年龄稍大一点的孩子，可用下列方法：在小儿眼前摆放大小不同的物体，分别遮盖一只眼睛，让孩子把物体捡到一个盘里，如果两次所捡回来的物体大小一样，说明两眼视力相仿。如果不一样，只捡回大物体所用的一眼，视力较差。这个方法还可以同时了解视力的程度，能捡回来最小物体使用的那只眼就是孩子的最佳视力眼。

上述两种方法不论哪一种方法，都要反复进行，不能一次了事，一次判断，因为孩子的反应并非完全准确。

（3）测低照度视力，这个方法比较复杂一些，就是用一片中性灰色玻璃放在弱视眼前测量视力，其视力并无明显降低，与健眼受影响的程度相仿。同样用这种方法测量眼底有无疾病，特别是黄斑区受损者，在低照度下的视力比强照度下的视力则明显减退。这种方法可以区分低视力是由弱视引起还是由眼部病变所引起。

62. 为什么弱视发现越早越好？

视功能的发展，是在出生后逐渐形成的，在第5问和第6问中，对婴幼儿的视力发育中已作了阐述。正常的眼睛必须有：① 同时视；② 融合视；③ 立体视。立体视是人类所特有的高级视功能。有了这种功能，才能辨别物体的空间方位，包括距离、前后、高低等相对位置，这种功能是由两眼从不同角度看到的物像，经大脑综合分析所获得的三维空间的感觉；科学的进步、精密仪器的出现和快速化运动发展更需要立体视。例如，精密仪器的制造，特种兵的训练，显微外科手术，现代化的机械操作，汽车、轮船和飞机驾驶，都需要完善的立体视觉。如果有弱视，视力不良，立体视功能就不能实现。一旦失去适宜训练的年龄，视力就无法矫正，立体视觉也无法建立。

弱视训练和治疗，从几岁开始合适？这是患儿家长经常询问的问题，回答这个问题比较困难，要看弱视是什么时候形成的，笼统地讲，弱视治疗越早越好，因为婴幼儿时期是视力发育的黄金时期，也是矫正弱视的最佳年龄，年龄越大，效果越差，过了12岁，其有效率就会明显下降，但不是绝对没有效果。由于父母或监护人对眼睛生理发育知识的欠缺，未能及时发现孩子眼睛的异常情况，以致延误了训练时机，造成终生遗憾。

63. 常用治疗弱视的方法有哪些？

（1）配镜。弱视患者大部分都有不同程度的屈光不正，首先要配戴合适的眼镜。

（2）遮盖疗法。这是一个传统的治疗方法，但仍有其实用价值，特别是对于单眼视力很差的弱视，较为适用，即利用遮眼罩将健眼或两眼交替遮盖以增进弱视眼视力的方法，但是主导眼（视力好的眼睛）遮盖时间的长短，要看年龄大小和对治疗的敏感性而定。其目的：① 消除优势眼对弱视眼的抑制；② 调正两眼视力程度，使两眼视力接近或达到均衡。

（3）视觉刺激疗法。利用仪器上黑白分明、反差强、空间频率高、旋转的条栅，从各个角度刺激弱视眼的视细胞，通常称为光栅疗法。

（4）海丁格光刷。海丁格光刷是同视机和弱视治疗仪上常设功能，当光刷在视野内转动时，弱视眼努力注视此刷图形的中央，以消除旁中心注视。

（5）红光刺激片法。黄斑中心凹（最敏感视区）的锥细胞，它对640纳米波长的红光最敏感。常用方法：红光闪烁或戴红色镜片，用弱视眼来做较精细的作业，以提高锥细胞的机能。

（6）后像疗法。后像的原理是利用黑色圆盘遮挡强光照射，以保护黄斑，利用强光照射黄斑外的视网膜20～30秒，使中心凹以外的视细胞受到强光刺激，产生后像，以提高黄斑中心凹处锥细胞的兴奋性，从而提高中心视力。

（7）小功率氦氖激光。小功率氦氖激光可以产生一定的温热，促进黄斑区血液循环，提高中心凹锥细胞功能，但要注意激光能量，防止黄斑灼伤。

（8）精细目力训练。这种方法很多，如穿珠子、穿扣子、描图形、画图、书法等，对提高精细视力很有益处。

（9）立体视训练。所谓立体视，就是两眼同时要看一个物体。立体视是人类所特有的视功能，经过弱视训练之后，单眼视力均达到了1.0，斜视也得到了矫正，如果没有立体视，还要做立体视训练。立体视的训练方法很多，如手描实体镜、立体卡片法、生理复视训练、障碍阅读训练等，后两者比较简单，扼要述之如下：

① 生理复视训练。两手各拿一支铅笔，放在一条直线上，右手一支距眼15厘米，左手一支距眼40厘米。当注视左手（远方）所拿铅笔时，右手（近方）拿的铅笔变成了两个，此时闭右眼、左侧消失，闭左眼、右侧消失，此为交叉性生理复视。把注视由远至近移到右手拿的铅笔（近方），远方铅笔变成两个，闭右眼时右侧消失，闭左眼时左侧消失，此为同侧性生理复视，应反复训练，以消除抑制。

② 障碍训练阅读。让无立体视的儿童阅读横排印刷书本，在眼和阅读书本的中间垂直放一支铅笔，此时如果出现一行或几行文字被铅笔挡住，则表示患儿只用1只眼睛阅读。反复训练，直至置于中间的铅笔不再挡住文字为止，此时说明已有双眼立体视觉。

64．弱视者如何训练视力？

弱视治疗，贵在坚持，不能今天训练，明天不训练，三天打鱼，两天晒网，如此治疗效果一定不佳。有的家长嫌麻烦，轻视弱视的训练，认为不过是眼睛看东西差一点，不积极配合训练，结果造成不可挽回的损失。成年之后，将失去很多工作机会；有些车祸就是因为司机缺乏立体感所导致的。

弱视治疗恢复到正常视力之后，如果不注意，恢复到的视力很容易发生逆转。为了巩固疗效，可以采取递减次数的方法，继续进行训练。

痊愈后的一年内，每个月要查一次视力，一年后每3个月检查一次视力，3年后改为半年，防止视力回退。

65．弱视儿童应如何加强营养与保健？

对于弱视儿童，平日要注意营养和日常保健，使治疗效果更快更好，防止已恢复的视力回退。

（1）要注意孩子的胃口，如果出现厌食和胃肠道疾患，应该给予治疗，因为孩子正在生长发育时期，营养至关重要。中医认为“目得血则能视”。

（2）弱视儿童应吃哪些食物：要食多含维生素 A、B 和锌、钙的食物，如奶类、鱼类、蛋类、豆制品、肝脏、动物骨头、罐头鱼、胡萝卜、菠菜、海带和紫菜［详见本书35问（15）：饮食与近视］。

（3）膳食要合理，不可偏食。

（4）睡眠要充足。

（5）锻炼身体，增强体质。全身健康，才能保证眼睛的健康，有利于弱视的康复。

（6）注意卫生，加强预防，避免眼睛再遭其他疾病的伤害。

八、有关眼镜的一些常识

66. 常用光学镜片有哪些？

光学玻璃是最常用的镜片材料，常见者有下列三种。

（1）光学白托片，简称“白托”，由无色光学玻璃制成，是最常用于近视、远视和散光镜片。

（2）光学克罗克斯片，简称“克斯”，是一种有色玻璃片，其中加入了微量氧化金属，是可吸收紫外线和红外线的玻璃片。具有双色效应，在日光下呈淡蓝色，在白炽灯下呈淡紫红色。其中又分多种型号。此种镜片适用于长期户外工作者。

（3）光学克罗赛脱片，简称“克赛”滤光镜片，是在无色玻璃中添加了氧化锰、氧化铈、氧化硒等金属元素，由于配方不同，分多种型号，可吸收紫外线和红外线，其通光率较低，约为88%，可以减轻强光对眼的刺激，使戴镜者感到舒适，适用于户外或室内强光下工作的人群。

不论哪一种有色玻璃片，都在不同程度上使光线变暗，青光眼患者要慎用。

67. 什么是树脂镜片？

树脂镜片的材料来自有机物，又名塑胶片、有机片。可分为两大类：一类是热固性材料，另一类是热塑性材料。

（1）热固性材料。加热后硬化，受热不变形，应用最广泛的是CR39树脂材料，其化学名为丙基烯二甘醇碳酸酯，它非常适合做光学镜片材料，其优点是：透光性能好，抗击力强，重量仅是玻璃的一半，又可进行染色和镀膜处理。其缺点是耐磨性不及玻璃。

（2）热塑性材料。加热后软化，适用于过塑和注塑，主要化学材料是聚碳酸酯，简称PC。PC是直线形无定型结构的热塑聚合体，具有许多光学方面的优点：抗冲击性强，高折射率，重量比玻璃轻，耐高温。其缺点：有时会出现彩色条纹，但对戴镜者没有多大影响。

68. 什么叫超薄镜片？

随着树脂镜片的广泛应用，超薄镜片应运而生，其所用材料折射率高、密度小，所制出的镜片不但厚度下降，重量也减少。这种镜片能够通过80%～90%可见光线，而且能够吸收350纳米以下的紫外线。超薄镜片非常适合制作中、高度近视或中、高度远视眼镜。

69. 变色镜片是怎样制作的？

变色镜片是在玻璃镜片中加入了卤化银，当它受长波紫外线照射后，分解成自由的银原子和卤素，使玻璃着色，变成深色，在吸收部分强光线的同时，消除波长390纳米以下的紫外线。当光线变弱或消失时，这些分解的银原子和卤素又会再合成卤化银，而不丢失。当遇强光时，又会再分解，这种分解与合成是一个完全可逆的化学变化。但也不是无限的，一般可达3万次左右的循环变色，因此它是较为理想的遮太阳光的眼镜。

近年来光致变色树脂镜片发展很快，光致变色材料大多是灰色和棕色，俗称灰变和茶变，常用材料为PC（聚碳酸酯）。

这些变色眼镜适用于在野外工作的屈光不正患者。由于它能遮光，减少强光对眼的刺激，因此对角膜炎和虹膜炎患者也非常适用。但是，由于镜片颜色变深后，使眼镜的透光度下降，亮度变暗，影响视力的清晰度，因此高度近视、视网膜细胞敏感度降低或有潜在青光眼者慎用。

70. 镜片镀膜是怎么回事？

镀膜就是在眼镜片表面镀上一层或数层薄膜，其目的有四：

（1）抗磨损。不论是玻璃镜片，还是树脂镜片，在使用过程中都会被磨损，尤其是后者更为常见。光学薄膜能够保护镜片表面不被磨损。

（2）防污垢。镜片表面所镀光学薄膜，容易产生污垢，可以破坏镜片的透明度，为此还要镀一层具有抗油污和防水性能的顶膜。

（3）减少需要光线的反射。镀膜后可以减少需要光线的反射，增加透射，视物更加清晰。增加不需要光线的反射，减少其透过，以保护眼睛不受损伤。

（4）产生不同颜色。镀膜后，镜片可以产生不同的颜色，根据每个人的爱好，达到美容的效果。

71. 什么是双光眼镜?

如果是正视眼，到了45岁之后就要老花（老视），看远还可以，看近就困难，一年不如一年，这时就要配老视眼镜，而老视眼镜只能看近，看远反倒模糊，为了补救这一缺欠，有人把老视眼镜放在鼻翼上，很不美观。有人看近时戴上，看远时摘掉，这样又很不方便。因此双光眼镜（双焦点眼镜）就应运而生了。

所谓双光，就是把两种不同的屈光度放在同一镜片上，镜片上边用来看远，下边用来看近。

如果远方视力很好，上边可以配平光，如果有屈光不正，也可加配近视、远视或散光。

双光眼镜对于老年人非常有用，省去了很多麻烦。但它也有不足之处：一是一个镜片分成两部分，一部分看远，一部分看近，视野变小，不适宜长时间阅读；二是下边是看近用的，看远视力不清，因此下楼或下台阶时，应多加小心，以免踩空。

72. 试镜时要注意什么?

验光师或医生验光之后，又经过插片试镜，认为可以时，就会让患者试戴，此时应该注意以下几点：

（1）如果配的是近视眼镜，看远要清晰，不能有朦胧感，看物体时不要单看其轮廓，要看其细微结构，如走廊上摆放盆景上的花纹、窗户上的格子和树的叶片等。如果所配的是老视眼镜，那就不要看远了。

（2）不论是配屈光不正，还是矫正老视，都要看近清晰，而且持久。如果看近时，一会儿眼睛就发胀，说明配的度数不合适。

（3）戴着插好镜片的试镜架，在走廊上走一走，自己感觉一下，走路有无异常感觉，地面有无倾斜。如果走路、看远、看近均无异常，试戴30～45分钟，头不晕、眼不胀，也无其他不适，说明这副眼镜基本合格，可以开处方。

73. 如何选择太阳镜?

地球绕太阳公转，形成四季。夏季太阳光变强，紫外线也随着增加。形形色色的太阳镜上市登场。好的太阳镜可以阻挡强烈的光线及紫外线的照射，不合格的太阳镜对人有害无益，可引起视物不清、物体变形、视力疲劳，甚至加快白内障的发展。

购买太阳镜最好到正规眼镜店，并且留意产品合格证、生产厂家和售后服务。在挑选太阳镜时，要好好检测一下，表面是否光滑，有无瑕疵。方法如下：用手把太阳镜举起，放置在眼前30~40厘米处，透过镜片观察远方物体。同时把太阳镜向上下或左右移动，如果眼前物体不发生扭曲，也不变形，说明太阳镜是个平光，而且表面较平。太阳镜颜色是在无色镜片内加入了适量的不同金属氧化物而成。灰色和墨绿适合于在烈日下行走或室外作业，因为它们能吸收紫外线和红外线；淡黄色镜片适合于登山或勘察人员，因为它吸收紫外线性能良好；偏振光镜片的太阳镜，适用于海上作业人员，因为它能吸收水面上的强反射光，使人眼能看清楚水中物体。

74. 偏振光太阳镜是怎么回事？

它由多层镜片组成，能够消除投射在物体上所产生的反射光和散射光，使人感到更加舒适。它的表层经过强化处理，使镜片不易磨损，其中最重要的一层是滤过层，能除掉90%以上的有害紫外线，并减少刺眼的蓝光透过，降低光的强度，保持光的中性，使景色更加真实。另有一层为耐冲击材料，使镜片不易破裂，保护眼睛不受伤害。镜框要与脸形相匹配，以不妨碍视野为原则。

75. 戴太阳镜要注意时间和地点吗？

在这里要提醒戴太阳镜者：

（1）戴太阳镜的目的主要是为防止强光和滤过太阳光中的紫外线，绝不可把太阳镜当成装饰品，不管光线强弱都戴着，这样做有害无益。

（2）晚上不要戴太阳镜，因为晚上已无太阳，失去了戴太阳镜的意义，而且即使是非常浅色的镜片也会影响正常视力。

（3）司机开车时，戴上太阳镜，前方物像的清晰度下降，不利于安全驾驶，不戴为佳。

（4）青光眼患者不适宜戴太阳镜，因为太阳镜减弱了光线，光线变暗时，瞳孔散大，易诱发眼压上升。

（5）色弱者不要戴太阳镜，否则会使其辨色能力更差。

（6）有夜盲症的患者不宜戴太阳镜，在昏暗光线下会影响视力。

76. 如何选择眼镜架？

配戴眼镜，第一目的是增进视力，有利于生活、学习和工作。它还有一个不可忽视的作用，那就是美容。因此，选择镜框就成为不可缺少的一个步骤，每个人审美观点不完全一样，下边仅介绍一些常识：

（1）**镜架有多种规格**

镜架的大小受制于镜片的型号，一般有40、42、44、46和48五个型号。小镜片要配小镜框，大镜片要配大镜框。

（2）**镜架的大小**

镜架的大小应与脸型相协调，以不影响视野为好。同一质量的镜架和镜片，小则轻，大则重，重则压鼻梁，戴得久时，会有些不舒适。不过现在有了超薄镜片可以减少这方面的缺点。

（3）**镜架的材料**

镜架的材料主要是塑纤和金属。

硝酸纤维（赛璐珞）镜架可塑性好、硬度大、易加工，缺点是易燃、易退色、易老化、脆性大，但价格便宜。

醋酸纤维镜架坚韧牢固，不易变色，缺点是易受浓酸或碱的侵蚀，价格稍贵。

丙烯树酯（亚克力），俗称有机玻璃，用它做的镜架不易老化，不易变色，不易燃烧，耐冲击性好，缺点是容易软化。

环氧树酯镜架质轻、硬度强、光泽好，常用于高档镜架。成形后伸缩幅度有限，要求镜片稍大，才不致掉片或露缝。

尼龙（聚酰胺）镜架耐热性、耐冲击性和耐磨性优良，不容易破碎，适用于儿童和运动员。

金属镜架结实耐用、美观，但价格贵。金属镜架常镀铬、镀金，镀铬后不仅美观且能防锈。镀金虽美，但不耐磨。

在金属镜架中还有一种是合金，其中镍合金镜架的强度、弹性和耐腐蚀性都较好，用于生产高档镜架。镍铜合金，又称蒙乃尔合金，以镍为主，又加有铜、铁、锰等其他元素的合金，色银白，耐腐蚀，有强度，适合于制作中档镜架。

（4）**镜架的款式**

① 全框架：全镜片都有框。

② 半框架：一半有可见的框，另一半是在镜片边缘上开槽，将透明的尼龙丝线镶入镜片槽内固定镜片。

③ 无框架：在镜片相关部位打孔，用螺丝钉或其他方式将镜片与鼻梁及镜腿固定在一起。

④ 折叠架：在鼻梁和镜腿处折叠，缩小镜架的占有空间，便于携带，多用于老花镜。

⑤ 组合架：如图 44 所示，是一个镜架，两副镜片，适用于屈光不正的患者，在室内或光线不强时用固定在镜架上的有屈光度数的镜片；外出时，为了防止强烈的阳光，另加一副太阳镜镜片，其上有两个固定夹，夹在带屈光不正的镜架上，不用时可以卸下或临时向上翻转。

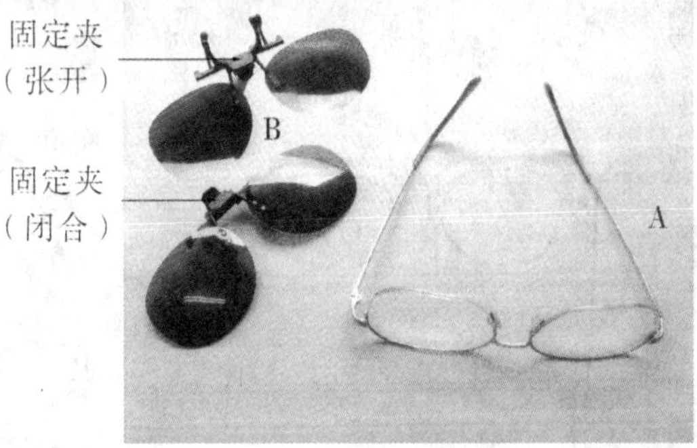

A. 有屈光度的眼镜　B. 带固定夹的太阳镜

图 44　组合镜架

（5）**镜架的形式**

镜架有方形、圆形和介于方圆之间的中间形。男性多用方形，女性多用圆形。混合形则男女通用。

（6）**镜架的颜色**

镜架的颜色，可以说是五颜六色，有白色、淡黄色、淡红色、暗红色、紫色、咖啡色、黑色，各种颜色都可找到。颜色的选择因人而异，不尽相同，这里仅提一些原则：儿童多用无色透明、淡黄或淡红色镜架；女性喜选颜色明亮的镜框；白领阶层、工薪一族，为了塑造稳重、文雅的形象，有人选用较深颜色的镜架；男士多选深色镜架，如棕色或黑色，以示博学多识和有绅士风度。

77. 你知道镜架各部分的名称吗？

一副眼镜除了镜片之外，还有镜架，镜架上有些名称，如图 45 所示，戴镜者也应有所知晓：

（1）桩头：镜圈与镜腿的连接处。

（2）镜腿（镜脚）：通过桩头连接两镜圈或镜片，位于颞侧。也就是挂在耳朵上的镜架长臂。

（3）镜圈：以沟槽及螺丝固定镜片，半框镜架只有半个镜圈。

（4）鼻梁：连接两个镜圈或镜片的部分。

（5）鼻托：压在鼻子上的部分，多为椭圆形。

（6）脚套：镜腿的末端，特别是金属镜腿，常常套上一个柔软的脚套，以减少对耳及耳边皮肤的刺激。

（7）铰链（或称合页）：为连接镜框与镜架腿的活动关节。

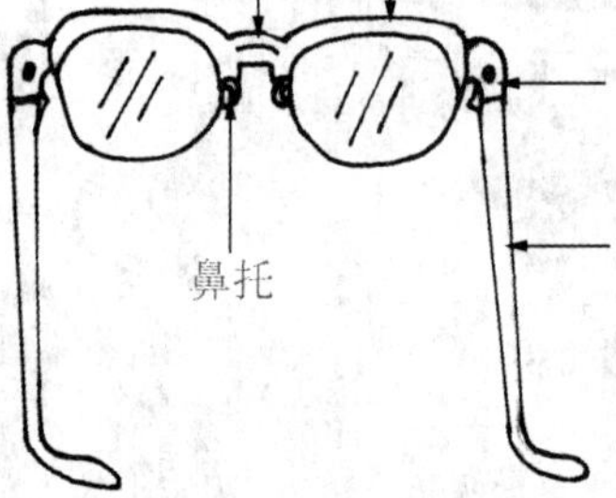

图 45　镜架的结构

78．框架眼镜如何保养？

眼镜分为两部分，镜片和镜架，镜片是屈光部分，看清物体要靠它，要经常保持清洁。眼镜戴在眼前，直接和外界接触，灰尘、风沙或其他污物随时落在镜片表面，因此要经常擦拭。有人为了方便，用衣襟或手指，也有人随便抓到一块布或一张软纸，不管干净不干净，就去擦拭已经污秽的镜片，这样做对眼镜很有害。建议备用擦镜头的软纸或柔软干净的细布，最好是专用擦拭镜片的绒布，置于镜片的两面，右手持镜框，左手拇指在上，食指在下，轻轻拭擦，把沾在镜片上的灰尘和污物全部擦掉。隔几日，最长一周要给眼镜（包括镜框）洗个澡，先用中性洗剂冲洗，再用自来水冲洗，然后擦拭干净。镜片最主要的部分是镜片的中心，更要好好保护，不可碰撞和摩擦，因此脱下眼镜向桌面上置放时，一定要镜片面朝前，镜腿向上，保持镜片不和物体接触，镜腿不受压迫。

镜架是整个眼镜的一部分，在擦拭清洗镜片的同时也要擦拭和清洗镜架。在清洗和擦拭镜框时，要注意鼻梁（鼻桥）和镜腿（挂耳）的前端，因此处多用塑胶粘合，在粘合处，易藏污纳垢，要注意擦拭和清洗，因系粘合，不可用力过大。镜架的折叠处常用小螺丝固定，日久容易脱落，因此在清洗眼镜时，要多注意螺丝有无松动，如有松动，要及时拧紧，以免丢失。

摘、戴眼镜最好用双手，握住镜腿，正面戴上或摘下。忌用单手戴摘，因为单手容易使镜架变形，使镜心偏离瞳孔中心，导致视物不清。另外，戴上一个有偏斜的眼镜，实在影响美观，也不舒适。如何检查镜架有无偏斜，方法如下：将眼镜的镜腿朝下平放在桌面上，如果两个镜腿和两个镜框的底部4点同时落在桌面上，镜框的位置正常。如有一点离开桌面，说明镜框已有偏斜，需要调正。

79. 眼镜处方要保存吗？

医生在给患者验光和试镜之后，要给患者开一张配镜处方，技师按处方制作镜片和选用镜框。配完眼镜之后，这张处方要妥善保管，不要丢失，因为以后可能用得着它：① 当戴上眼镜感到不舒适时，可以拿着处方去找医生，看看所磨镜片是否与处方完全一致，如有偏差，可找技师重磨；② 万一眼镜被打碎或丢失，可以不必重新验光，拿着眼镜处方到眼镜店重配一副，既省时又省钱；③ 留有处方作为病史，当你再去验光配镜时，可作为参考。

80. 眼镜处方上常用哪些名词？

眼镜处方上常用缩写名词如下：

OD 或 RE = 右眼　　　　OS 或 LE = 左眼

D = 屈光度，1.0D 代表 1.0 屈光度，相当于通常说的 100 度。

\+ = 远视　　　　－ = 近视

S 或 Sph = 球镜片　　　　C 或 Cyl = 圆柱镜片

Ax 或 Axes = 圆柱镜片的轴向

Pr 或 Prism = 三棱镜　　　　Base = 底（三棱镜底）

P. D. = 瞳距（瞳孔距离）　　　　mm = 毫米

cm = 厘米

例如，右眼150度近视，75度近视散光，散光镜片的轴向为180度。左眼200度近视，100度近视散光，散光镜片的轴向为160度。瞳孔距离为60mm。配镜处方如下：

配镜处方

广州××医院

姓名×× 性别 女 年龄20 职业 学生						
		Sph（D）	Cyl（D）	Axes	Prism	Base
远用	右（RE）	-1.5	-0.75	180		
	左（LE）	-2.00	-1.00	160		
近用	右（RE）					
	左（LE）					

P. D. 远：60mm　　近：　mm

医师签名：魏××　　日期：2008. 08. 08

81. 水晶石眼镜能养眼吗？

水晶石是一种天然的二氧化硅透明结晶体，质地纯洁的水晶石是无色的，如含有杂质，就会有不同的颜色，如棕色、玫瑰色。我国古代就用天然的水晶石来做眼镜，但是水晶石多含有杂质，透明度差，而且可以产生折射，最重要的是它不能滤过紫外线。光学玻璃对紫外线的吸收率是52%，而水晶石的吸收率仅为14.5%。紫外线人眼是看不见的，它会损伤眼睛，严重时可使晶状体变混，影响视力，导致白内障等疾病。

还有一种说法是，水晶石触之有凉感，可以养眼，这也是不对的，水晶石触之有“凉”感，原因有二：一是水晶对红外线吸收率较低（水晶石镜片吸收率为34%，一般光学镜片为51%～52%）。二是因为水晶石比光学镜片导热的速度快10倍左右，光线通过时所产生的热很快消失，所以我们用手触摸有“凉”感，眼睛也会感到丝丝凉意，但对眼并无益处。随着玻璃工业的发展，玻璃镜片完全取代了天然水晶，近年来又出现了树脂和聚碳酸酯，这些材料又轻又薄，屈光好，无杂质，又能滤过紫外线，远远超过了天然水晶石，而水晶石可以养眼之说，是完全没有科学根据的。

不过水晶石也不是一无是处，它的优点是硬度大，不易磨损；表面不容易潮湿，所以它的透明度较好；又有些“凉”感，虽不能养眼，但有些舒适感，因此，用它做老花眼镜，在室内看书还是可以的。

82. 角膜接触镜（隐形眼镜）有多少种？

角膜接触镜大小近似角膜，直接与角膜接触，所以称为角膜接触镜。又因为它较薄、透明，戴在角膜上几乎看不见，故又称隐形眼镜，如图46所示。

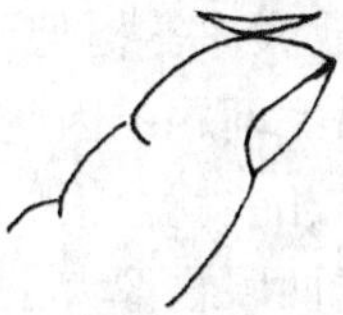

图46　角膜接触镜（隐形眼镜）

按其材料构成分为硬性、软性和透气硬性三种。硬性接触镜因其缺点较多，除特殊情况外，现已不用。透气硬性接触镜由于有良好的透气性能，并且对近视的加深有一定的控制作用，特别对圆锥角膜引起的近视较为适用，但其舒适度不如软（性）接触镜。另外，对其曲率要求比较严格，加工困难，因此价格昂贵，应用范围较窄。因此，软性角膜接触镜最为常用。

软性角膜接触镜，简称软镜，根据其配戴时间可分为：

（1）日戴型：白天戴，睡眠时摘掉，一天戴10小时左右。

（2）弹性配戴型：偶尔可以配戴过夜。

（3）长戴型：名曰长戴，但不可长戴，可持续配戴几日，但不可超过7天。

按使用周期（从开始配戴使用之日算起，到不能配戴的时间称为使用周期）分为：

（1）传统式软接触镜：使用时间为3个月。

（2）频换型软接触镜：使用期限为2个月，按常规方法护理和保养。

（3）抛弃型软接触镜：其中有日抛弃和周抛弃两种，按说明进行使用，一般不用特殊护理。

83. 软接触镜有何优点?

（1）消除了框架眼镜的框架，解放了耳朵和鼻梁受镜架及镜腿压迫之苦。对某些人来说，软性接触镜满足了他们审美的需要。

（2）消除了框架眼镜所产生的三棱镜作用。由于框架眼镜的中心不能随眼球运动而移动，所以在高度屈光不正的病人戴着眼镜向周边看时，就会出现三棱镜作用。而软性接触镜戴在角膜上，可随眼球的转动而转动，消除了框架眼镜可能产生的三棱镜作用。

（3）框架眼镜对于不规则散光矫正不良，而隐形眼镜是根据病人的表面弯曲度和屈光度做成的，它可以紧贴于角膜表面，不规则散光引起的空隙可被泪液所充填，软镜、泪液、角膜组成一体，形成一个新的屈光间质，有效地消除了框架眼镜所不能消除的角膜不规则散光。

（4）消除了框架眼镜镜片的放大率：框架眼镜镜片与角膜顶点存在一定的距离，高度数镜片就会出现放大率问题，因此，如果屈光参差很大或一眼为无晶状体眼，在眼底所形成的影像相差就会很大，配戴框架眼镜难以适应。而软镜是贴在角膜表面，几乎消除了两眼物像大小的差距，所以软镜消除了框架眼镜的这一不足。

（5）为特殊工作人群带来方便，如演员、运动员和某些高温作业的工人。

（6）隐形眼镜还可以美容（见本书第217问）

84. 软接触镜有缺点吗?

（1）有些眼病患者，不能配戴软镜，因此在配戴之前，医生要检查有无眼病，如泪道阻塞、慢性泪囊炎、结膜炎、沙眼、角膜上皮剥脱等。总之，眼表有病者不能配戴软镜。

（2）戴软镜之前，要学习如何配戴，学会清洗和护理镜片。

（3）如果是日戴型，睡前一定要取下，将镜片放入镜盒的浸泡液内，戴前再用清洗液清洗干净。

（4）初戴软镜时，开始会有些不适应，因此，戴镜时间宜短，慢慢延长到规定的时间。

（5）开始配戴软镜之后数月，要按医生嘱咐定期到医院复查，如出现并发症，应立即停戴。

（6）软镜有慎戴人群（见本书第86问）和不宜戴人群（见本书第87问）。

85. 哪些人适合戴软接触镜?

（1）年龄：16~40岁。

（2）条件：泪膜完整，瞬目正常，角膜无上皮剥脱，眼表无疾病者。

（3）职业：没有限制，但最适宜人群是运动员和文艺工作者。

（4）适应症：屈光不正，尤其是高度近视；角膜不规则散光，散光度数小于1.5D；双眼有屈光参差；一眼是无晶状体眼；框架眼镜矫正不理想者。

（5）近年来有了专门为治疗目的而做的治疗性软镜。其特点：直径较大，中央厚度较薄，含水量及透氧率较高，可配戴较长时间。治疗的疾病有：① 对角膜水肿、大泡性角膜炎、干眼症、遗传性角膜上皮营养不良，可以减轻症状、改善病情；② 对角膜表面不平和圆锥角膜，可以改善视力；③ 对不能恢复视力的大角膜白斑可用美容软镜改善外观；④ 对一些角膜创面，可起保护作用。

86. 哪些人应慎戴软接触镜?

(1) 儿童:因为他(她)们尚不懂事,难以做到对镜片的合理护理和清洗,最好不戴。

(2) 精神不正常者:难以按要求对接触镜进行护理。

(3) 独眼者:配戴接触镜,并非绝对安全,一旦出事,得不偿失。

(4) 糖尿病人:糖尿病患者角膜知觉和抗感染能力都下降,最好不戴。

(5) 甲状腺疾病引起的突眼患者,慎戴软接触镜,因为这类病人,由于突眼,角膜表面暴露面积大,眨眼次数减少,潜在危险增多。

(6) 患感冒时慎戴隐形眼镜,因为此时抵抗力下降,容易引起局部感染。

87. 哪些人不宜戴软接触镜?

(1) 工作环境污染特别严重。

(2) 接触各种化学物质,特别是接触挥发性的酸、甲醛的人员不宜配戴,因为隐形眼镜可以吸收这些物质,导致眼睛受刺激。

(3) 经常接触各种微生物的工作人员不宜戴软镜,因为有感染的可能。

(4) 潜水员不宜配戴软镜,因为当外界压力变化时,可以引起镜片的脱落。

(5) 在飞机上长期工作的人不宜配戴,因为长期在高空干燥的空气中飞行,眼睛容易出现刺激症状。

(6) 游泳时不宜配戴软镜,这是因为:① 游泳池内的水多不洁净;② 游泳池内的水为了消毒,有时洒漂白粉,漂白粉滞留在软接触镜上,对眼有害。

88. 软接触镜如何保养与护理?

保养软镜需要两类物品,一是护理液,二是护理工具。护理液包括清洗液、消毒液、湿润液、表面清洁剂和清除蛋白质液等。护理工具包括镜盒、吸棒、镊子及消毒用的器皿。

(1) 清洗镜片。先用清洁液轻轻揉擦镜片,时间不要少于 30 秒,不可用自来水或凉开水,因为它们没有消毒作用。

(2) 不同品牌药水不能混用,因为不同品牌药水所含成分不同,不可混合使用,以免引起化学作用,伤害镜片。传统式的清洁方法,是先冲洗后浸泡,分开使用药水,虽然麻烦,但比较安全。

(3) 每周清除蛋白质一次,如用蛋白酶溶液浸泡,不要超过 12 小时。

（4）镜片浸泡液不可使用太久，通常两天要更换一次。有些药水使用时间长一些，但要严格按照说明书上规定的时间进行更换。

（5）生理盐水不能杀菌，所以不能用生理盐水保存软镜镜片。

（6）药水使用期限。生理盐水拆封后，因不含防腐剂，使用期限最好不要超过两周。清洁剂或消毒液开封后宜在3个月内用完。

（7）多功能护理液。近年来国内外厂家纷纷推出多种多功能护理液。它的主要特点是集多功能于一身，即同时达到清洗、消毒、除蛋白质的目的，如此，一可节约物资，二可节省时间，表面上看非常理想，但是由于它把多种液体融合在一起，势必降低了一些成分的浓度和力度，因此也就出现了一些弊端。因此建议：在使用多功能护理液的情况下，每周也要单独用蛋白酶清洁剂，除一次镜片上的蛋白质沉淀物。

（8）镜盒每周要用热水或中性清洁液清洁一次，最好不要放在潮湿的地方，防止霉菌污染。

（9）泡在药水内的隐形眼镜，戴前一定要用生理盐水冲洗干净。

89. 戴软接触镜要注意些什么？

（1）一旦眼睛不适，应立即取下软镜，如同时伴有眼睛发红、畏光、流泪，就应该带着取下的软镜去看医生。

（2）配戴隐形眼镜的患者，一旦发生角膜感染请不要把软镜丢弃，要提供给医生进行细菌培养和做药物敏感试验，有时可以帮助医生选择合适的抗生素，使病情迅速好转。Das及其同事做过一项研究，对角膜接触镜引发的细菌性角膜炎患者进行了细菌培养，其角膜刮取物和角膜接触镜的培养结果明显不同，角膜刮取物培养的阳性率为34%，而角膜接触镜培养的阳性率为70%。

（3）戴隐形眼镜，吃药要小心：多种抗感冒、止咳和止痛药常含有抑制泪液分泌的成分；某些激素、抗生素及作用于植物神经的药物，也具有减少泪液分泌的作用，由于泪液减少，可使隐形眼镜变硬和变形，而引起眼部不适，甚至擦伤。因此，内服上述药物时最好不戴隐形眼镜。

（4）眼表有病者，应在眼病治愈后再戴，如慢性结膜炎、沙眼、春季卡他性结膜炎、特异性角结膜炎、复发性角膜上皮剥脱、泪囊炎及各种原因引起的干眼。

90. 为什么戴着软接触镜不能滴眼药水？

软接触镜的主要成分是亲水凝胶，分子结构由一个网状支架和诸多羟基组成，羟基的存在，使它具有亲水性。由于含有大量水分，氧气可以借此渗透和弥散到角膜表面。网状支架间有很多微孔，它可以通过小分子量的物质。

眼药水中含有各种药物和防腐剂，其中有些小分子量的物质不但可以沉淀于镜片的表面，还可以进入镜片的孔隙。沉淀于表面者，可以用护理液浸泡、冲洗和揉搓将它除去，而进入镜片微孔中的则无法清除，使镜片的含水率和通氧率下降。另外，防腐剂对眼睛有害。因此，戴着隐形眼镜时，不能滴眼药水，尤其是含防腐剂的眼药水。

九、视频终端前人群的眼保健

91. 看电视对眼有害吗？

看电视和看电影不一样，后者是将图像投射在银幕上，前者则是由电子栓发射出电子束，射到显像管的荧光屏上来显示图像。显示器是一种旋光性、闪光性和辐射性很强的屏幕，其中包含 X 线，可以大量消耗视网膜中的视紫质，所以电视对眼是有伤害的。液晶屏电视有所改善，对眼危害减少，但也不是没有。另外，图像的亮点时暗时亮，各种颜色不断转换，使瞳孔在不停地运动（开大或缩小），由显示器产生的电子尘埃也不断地迎面扑来，这些不利因素极易引起视力疲劳。看电视犹如强光对眼的照射，会有明显的后像产生。所谓后像，即看电视较长时间之后，闭上眼睛，再睁开眼睛，就会发现在白墙上有一个很大的“黑斑”，看电视时间越长，这个“黑斑”的浓度越黑，消失所需时间越长。所以看电视时间不宜太久，时间过长对眼有害无益。

92. 为了减少电视对眼的影响，要注意什么？

（1）**电视机与眼的距离**

看电视时，距离电视机不宜过近，应在 3 米之外。如果房间不大，不够 3 米距离，可在对面墙上挂上一面镜子，背电视机而坐，看镜子内的电视，照样可以得到知识和信息，不过是个左右相反的影像而已。电视机与人的距离也可以用简便方法测量，将一只手向前伸直，手掌横放，闭上一只眼睛，如果手掌正好把电视屏遮住，说明这个距离较为合适。

（2）**看电视时视线的角度**

看电视时，最好坐在屏幕的正前方，如果坐在旁侧，视角不应小于 45 度。

（3）**看电视的时间**

视力正常者，看 30 分钟电视，一般影响视力不大。也就是说，看前视力为1.5，看半小时后，仍然为1.5；如果持续60分钟，视力就会出现下降，连续看电视4个小时可使视力暂时减退30%。可见电视对眼睛的危害有多么大。因此，看电视不应超过一个小时。青少年和有近视倾向的人，连续看电视的时间最好控制在半小时以内。年龄越小，看电视的时间应该越短。有人拿猴子做过实验，让3个月大的小猴子每天在1米左右的近距离看电视10个小时，结果猴子很快出现近视，而且度数随时间增加而增加，第一年50度，第二年300度，到第三年时已达800度。

（4）电视机位置的高低

人类进化到直立行走以后，双眼下视或平视的机会就增多了，久而久之，向下看或平视便成了习惯，也比较舒适。向上看，容易疲劳。因此，电视机应放在稍低于视线的位置，如图47所示。

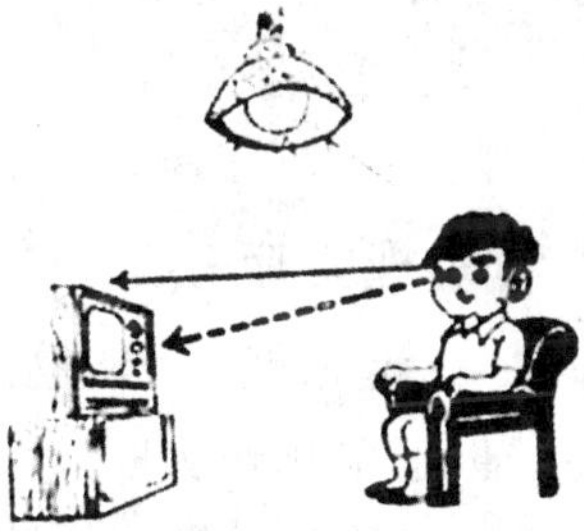

图47　电视机应该放在稍低于视线的位置

（5）房间的亮度

在无灯光的黑屋子里看电视，容易引起眼睛疲劳，最好开着室内的灯光，但不宜直射，最好让室内灯光悬在电视机与看电视人中间的上方，形成灯光普照。室内灯光的亮度，应以看清报纸上的字为宜。

（6）减少污染

看电视时，房间空气要流通，电视机打开之后，会出现两种污染，一是电子灰尘污染，二是光的污染。因此，室内空气一定要流通，看完电视之后，最好洗洗脸，洗去脸上的电子尘埃。

（7）看电视期间，要学会休息

儿童看电视，多以趣味片、卡通片或游戏片为主，对于电视播放的广告节目，儿童兴趣不大，此时要善于诱导，让孩子借此机会休息一下眼睛和身体，白天则可看看窗外美景，黑夜可以远眺星空或远方的灯光。另外，看电视时，要有意地多眨几次眼，保持泪膜的完整，减少干眼。如果感到眼睛干涩，可用菊花茶热气熏眼，有助于减少症状。菊花含植物碱、维生素 A 和精油，中医认为它能祛风明目。热敷可以促进眼局部血液循环，菊花和茶合用进行热敷，可以起到较好的效果。

93. 电子游戏机对眼更有害吗？

玩电子游戏机，其屏幕离眼睛比电视还要近，其内容对青少年的诱惑比电视还要强，玩电子游戏机时有的小孩都忘了吃饭，对眼睛的伤害更厉害，更容易患上近视。因此可以说，电子游戏机儿童玩不得。近年来掌上电子游戏机问世，距离变得更近，眼睛几乎定点不动，有些小朋友躲在灰暗的角落里，一玩就是几个小时，这对眼的伤害更大，近视更快。因此奉劝小朋友要远离电子游戏机，奉劝家长不要给孩子买掌上电子游戏机。

94. 为什么电脑工作者易视力疲劳？

随着科技的发展，电脑工作者越来越多，电脑几乎成了现代人生活的一部分。有一些人由于工作关系，以电脑操作为职业，每天都要很长时间面对电脑，注视荧光屏，加上房间狭小，中央空调、关门闭窗等使室内空气污染严重。长期下来就会出现不适症状，眼睛则“首当其冲”。

根据近年来的调查，使用视频显示终端的人群中，眼睛疲劳的发生率约占30%。随着时代的进步，如不加强宣传和保健，这个数字就难免会再上升。

造成疲劳的因素有：

（1）戴眼镜一族由于眼镜配得不合适，过深或过浅，散光矫正不足或过矫，调节力差，眼镜框架过大或过小，镜片中心和瞳孔中心不在同一点上，镜框下滑导致镜心下移，都容易引起视力疲劳。另外，看近时需要较多的辐辏，从而加重了内直肌的负担，也是引起视力疲劳的原因之一。戴双光眼镜的人，眼镜的上边用来看远，下边用来看近，如果用上边，看不清楚，就得用下边，头要后仰，久之必然出现颈部及背部酸痛。

（2）有隐斜的人注视近物时，需要通过矫正性融合，也就是修正斜位而使眼球保持双眼视位，使眼睛不至于产生复视，这种矫正性的眼球运动，时间久了也可导致视力疲劳。

（3）有慢性结膜炎的人，使用电脑后，常常加重病情。

（4）眼与荧光屏距离太近，尤其是使用笔记本电脑，由于荧光屏幕小，为了看清图像和文字，必须近距离操作。

（5）电脑工作者为了看清目标，眼睛需不停地在荧光屏、键盘和稿件之间移动，调节和辐辏频繁，时间久了，也会产生视力疲劳。

（6）电脑使用过久或屏幕表面有灰尘，保养较差，使屏幕画面质量下降，阅读吃力。

（7）工作环境光线太强或太弱都可导致屏幕与周围产生强烈反差，易引起眼睛的不适。

95. 电脑工作者常见的眼症状有哪些？

常用电脑的人，主观症状多，客观表现较少。

（1）常见主诉：① 眼睛干涩，缺少泪水；② 眼皮沉重，睁眼困难；③ 眼睛时有烧灼感；④ 有时出现异物感；⑤ 感觉眼球发胀，甚至出现头胀或头痛；⑥ 视力不稳定，看东西有时清楚，有时模糊。

（2）检查所见：① 结膜充血（眼白出现红丝）；② 视力和调节力可能下降；③ 偶尔眼压升高；④ 泪液分泌减少，泪膜破裂时间加快。

96. 电脑工作者应如何保护视力？

为了减少“电脑综合征”，应从多方面进行保健。

（1）适当休息，如果由于工作繁忙而经常忘记休息，建议在电脑内设置一个提醒休息的软件，每隔 1 小时，在荧屏上即出现“休息片刻”四字，再不行时，就自动停机 10 分钟。休息方法：① 多眨眼，正常每分钟平均眨眼 15 次左右，男性稍多于女性，为了减少眼睛的不适，可以有意地多眨几次；② 向窗外远眺；③ 闭目养神，或同时在眼眶周围穴位或太阳穴处做按摩；④ 找一杯热水，用其蒸气熏一下眼睛，做一次蒸汽浴；⑤ 全身运动，可以伸伸腰，踢踢腿，舒展一下胳膊，放松全身肌肉，面朝窗外（最好是开着窗户）做几次深呼吸。

（2）有屈光不正的人，在荧光屏前工作时，要配一副合适的眼镜。45 岁以上的人，一般会出现老花，应配戴较低度数的老花镜，即把焦点调到 60 ~ 80 厘米左右。

（3）眼睛和电脑屏幕的距离也很重要，尽量保持在60厘米左右，如图48所示，同时视线保持向下约20～30度，这样一个角度可以使颈部肌肉放松，同时可以减少眼表的暴露面积。

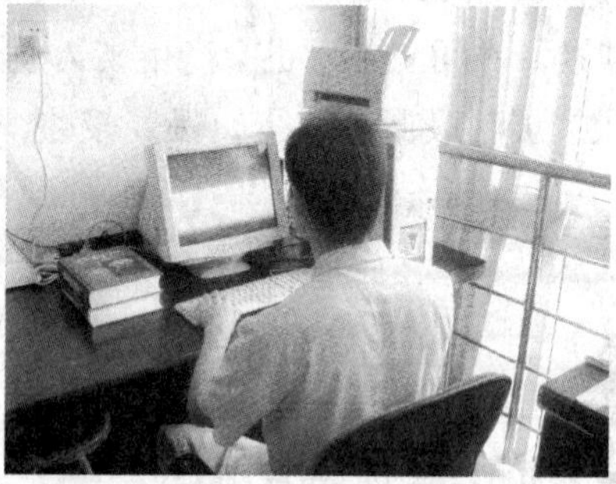

图48　电脑作业时的正确姿势及距离

（4）荧屏的亮度与周围亮度对比要适当，其对比度在8～12∶1时可获得最佳视觉效果。

（5）置放电脑桌子的高度应配合坐椅的高度，坐椅最好是可调的。眼睛要稍高于电脑的荧光屏。

（6）照明：电脑不宜放在窗口，操作者也不要面对窗户，避免在操作者前上方出现光源。光源也不宜直射荧光屏上。室内照明在200～500米烛光（Lux）。

（7）操作者戴浅黄色防疲劳眼镜，可减轻视力疲劳。

（8）改善室内环境：① 空气要流通，因为计算机附近的电子灰尘密度比其他处要高出百倍，荧光屏不断地散发出一氧化碳（CO）和一氧化氮（NO）等有害气体和电离射线，对眼不利，易引发症状；② 温度要适宜；③ 空调房要避免从空调吹来的凉风直吹工作者；④ 要注意室内的湿度，必要时可放置加湿器或放一盆水；⑤ 室内禁烟，勿在室内点燃蚊香或喷洒杀虫剂。

（9）如果出现干眼时，要使用眼药水，一定要用没有防腐剂的眼药水。过多用眼药水，也会破坏泪膜。因此用药要谨慎。

（10）打字的文件，最好放在眼前，再找一个坡度为30°的支架，距离在50厘米以上，视角为20°。如此，可以减少眼睛疲劳。

（11）工作时，应在面部及双手涂抹防辐射的护肤油。

（12）孕妇每周接触电脑时间不宜过长。要防止长时间坐着不动，引起盆腔血液滞流；要注意坐姿，预防影响胎儿的发育。

（13）长时间操作电脑，会导致手指关节、手腕、臂肌、双肩、颈部、背部等部位出现酸胀或疼痛，因此应坚持做工间操。

（14）长期从事电脑操作者，为了防止眼干，视力下降，应多吃些富含维生素的食物，如富含维生素 A 的豆制品、鱼、牛奶、核桃等；蔬菜、水果富含维生素 C，可以有效地抑制细胞氧化；核桃和花生中含有丰富的维生素 E，可以降低胆固醇，清除氧自由基，预防白内障；B 族维生素可以加强神经细胞的营养，缓解神经紧张状态。

（15）饮料宜喝茶，茶可清头、提神。茶叶中含有脂多糖、多酚类、维生素 C、维生素 E、胱氨酸，除了其抗辐射性能对眼有良好的保健作用之外，还可改善机体造血功能，增强机体非特异性免疫力。

（16）电脑操作完毕后，最好洗一下脸，以除去落在皮肤上的电子灰尘，并做一会儿眼保健操或眼部按摩。

（17）有眼表疾病的人，症状会更加严重，应及早治疗。

十、常见眼表病的预防与保健

97. 何谓内眦赘皮？要不要治疗？

内眦赘皮是指内眦角眼睑皮肤出现多余，在鼻侧打褶，遮盖部分或全部内眦角。它的存在使睑裂变短，两眼距离变宽，影响美观。由于内眦赘皮的存在，内侧“眼白”被遮，常有患儿的父母或监护人误认为孩子患了斗鸡眼（内斜视），其实是内眦赘皮。

先天性内眦赘皮分为四种类型：① 眉型：起自眉弓，从眉弓到泪囊有一皮肤皱褶。② 眼睑型：皱褶起于上睑板上缘的皮肤，向下延伸至眶下缘。③ 睑板型：由上睑皱褶起，至内眦角逐渐消失。上述三种类型因无其他合并症，称为单纯型。④ 倒向型：由下睑皮肤起，作新月状向上移行于上睑内眦角。此型常合并有上睑下垂和小睑裂等症状。

内眦赘皮，东方民族较多见。由于幼儿的鼻梁较低平，所以幼儿更为常见。随着年龄增长，鼻梁发育长高，内眦赘皮会逐渐消失，虽有些不美，也影响不大。因此在幼年期无须特殊治疗。到了12岁以后，若仍很明显，可考虑手术。

不论哪种内眦赘皮，如合并其他先天畸形，内眦赘皮就不会因年龄增长而消失，应与其他先天畸形同时加以矫正。

98. 得了“针眼”要注意什么？

“针眼”，又称“偷针眼”，在医学上称为内、外麦粒肿。外麦粒肿是指睫毛毛囊或其附近的皮脂腺或变态汗腺的感染。内麦粒肿是睑板腺的感染，大多是葡萄球菌，特别是金黄色葡萄球菌最常见。

内、外麦粒肿是急性化脓性炎症，眼睑出现不同程度的红、肿、痛、热；早期可触及一个硬结，1～2天后硬结变软，颜色由红变白，形成脓头。外麦粒肿一般发生在睫毛附近，内麦粒肿常在睑板腺开口处或在睑结膜处破溃，一旦脓头穿破，脓液流出，红肿很快消退。如果在脓头穿破之前到医院，医生常在脓头上切开，进行排脓，这样所留疤痕比自然穿破要整齐而细小。

在患内、外麦粒肿时，一定要注意：

（1）在炎症硬结软化和化脓过程中，千万不可挤压。有人为了“美观”或想早点痊愈，在硬结尚未完全软化和化脓之前，就用手去挤压，这是很危险的动作。现举例，一个炎热的夏天，一位漂亮的女青年，因右上睑麦粒肿、发烧、头痛而来急诊。经检查：体温 38.5℃，周围血象，白细胞总数增多。医生追问病史，了解到右上睑红肿一周，当地医院诊断为右上睑麦粒肿，曾局部用药和热敷，红肿逐渐消退，麦粒肿硬结变软。由于患者盼愈心情急切，曾多次挤压，昨晚开始发烧，并有头痛。神经科会诊：腰椎穿刺，颅内压偏高，脑脊液内中性粒细胞增多，诊断为海绵窦血栓性静脉炎，需入院治疗。因为眼睑的内眦静脉与眼静脉互相交通，血液可由眼静脉回流到颅内海绵窦，如用力挤压，麦粒肿内的细菌就可通过血液进入海绵窦，引起海绵窦的炎症和血栓，这是一个很严重的合并症，治疗不及时，甚至会导致生命危险。在医学上把包括眼睑在内的这一区域，称为“危险三角”，要特别引起警惕！

（2）有些人眼睑的“针眼”反复发作，有时左眼刚好，右眼又生，一年可以发作 3 ~4 次。还有一种多发性针眼，1 只眼可以同时长 2 ~3 个。对于这种情况，应查找原因，有无糖尿病，有无消化道疾病，有无较重的慢性结膜炎、沙眼或屈光不正。

（3）注意眼部卫生，不要用脏手揉眼或不洁之物擦眼。如果眼痒，建议用煮沸消毒后的干净手帕擦眼，又经济又可靠。

（4）注意休息，增加睡眠，避免过度用眼。

（5）多吃水果，增加维生素 C 的摄入。

（6）加强锻炼，增强身体抵抗力。

（7）积极治疗可以诱发针眼的全身病和眼局部慢性病。

99. 什么是“烂眼边”？应如何防治？

烂眼边，它的医学名字叫睑缘炎，是睫毛及其附属器腺体的慢性或亚急性炎症，多见于皮脂腺分泌旺盛的人。一般为葡萄球菌、链球菌或莫—阿氏双杆菌感染。

一般分为四型：

（1）眦部睑缘炎，症状以痒为主，多为双眼，体征有：内、外眦部睑缘充血，皮肤潮红，偶有糜烂和少许分泌物。

（2）干燥型。自觉睑缘轻痒，有时有烧灼感，睑缘干燥，其表面及附近皮肤充血，如此形成一个典型的红眼圈。

（3）鳞屑型。睑缘痒，并有刺痛，在睫毛根部可见鳞屑样物质附着。如炎症长期不愈，睫毛会脱落，睫毛稀疏，睑缘变得肥厚。

（4）溃疡型。睑缘刺痛，严重者可出现怕光、流泪，睫毛根部有小溃疡，上覆痂皮，去之，可见溃疡面。病变损及睫毛根部，脱后不能再生，形成秃睫。溃疡愈后形成疤痕，疤痕收缩、牵拉形成外翻。

烂眼边是一种常见的睑缘慢性炎症，治疗时间长，如无耐心或怕花费时间，可拖延数月，甚至经年，因此不论从经济上还是从时间上，都可以说，预防胜于治疗。预防之法如下：

（1）养成良好的卫生习惯，不要用手去揉眼或擦眼。

（2）眼不适时，建议用自己的手帕揩拭，手帕一定要是棉制品，而不可用尼龙或化纤，最好准备两条。每天用开水煮沸消毒，每天换一条，既省钱又干净，比用目前市面上所售纸巾要好。

（3）尽可能少接触有刺激性的化学物质，如各种化妆品、各种油漆和涂料。居住及工作环境力求少灰尘，空气新鲜，多开窗通风。

（4）保证充足的睡眠。

（5）夜生活不要过度，尽可能不熬夜。

（6）加强营养，如患眦部睑缘炎应服维生素 B_2。

（7）戒烟酒，少食辛辣食品。

（8）加强身体锻炼，提高免疫力。

（9）有屈光不正者应及时矫正。

（10）在局部用药前，先将棉签用眼药水浸湿，轻轻除去睫毛根部之痂皮或鳞屑，然后再滴眼药水或涂眼膏，见效较快。

100. 引起眼睑水肿的原因有哪些？

眼睑皮肤松弛，皮下组织疏松，又有较多的血管，因此很容易发生水肿。引起眼睑水肿的原因很多，包括：

（1）全身疾病，常见者有各种肾病、心脏病，特别是右心衰、失代偿性肝硬化、重度营养不良、甲状腺机能低下等。此类水肿，无红、无痛。

（2）血管神经性水肿，属变态反应性疾病，特点是突然发生，无痛，硬而有弹性，水肿消退较慢。

（3）由于某些药物引起的眼睑水肿，如使用肾上腺皮质激素、雄激素或雌激素较长时间治疗时，可以引起眼睑水肿。

（4）妇女月经期眼睑水肿，多在月经开始一周内发生。

（5）局部眼病。① 炎症性：这类肿胀多伴有明显的炎症，即红、肿、痛、热，肿仅是其中之一，如眼睑麦粒肿、丹毒、虫蜇伤；② 非炎症性：多见于眼药水引起的局部过敏反应。

眼皮肿胀的原因很多，为了治疗，必须先查清原因，治疗原发病才是根本。

101. “眼皮跳”与吉凶有关吗?

在生活中有一种现象，就是“眼皮跳”，不受大脑控制，时间有长有短，跳起来很心烦，越心烦越跳。人们还给它涂上了神秘色彩，所谓“左眼跳财、右眼跳灾”，其实都不对，它和吉凶祸福没有关系，是一种部分眼轮匝肌的痉挛性收缩，症状可轻可重，轻时仅见眼皮抽动，重时眼轮匝肌颤搐。时间有长有短。引起眼轮匝肌痉挛的原因很多，例如：① 有烦事缠身；② 过度疲劳；③ 睡眠不足；④ 用眼过度；⑤ 酗酒、嗜烟。上述原因引起的眼皮跳，用局部热敷、穴位按摩和充分休息，再配合均衡的饮食，可以逐渐消除。

如果眼皮跳个不停，逐渐加重，甚至出现阵发性面部肌肉抽搐，这是面神经受刺激的症状，应及时就医，否则可引起面瘫或更严重的后果。

102. 老年人眼皮上长小疙瘩，不红不痛，是不是长肿瘤了?

儿童和青年人眼皮上长小疙瘩，多是霰粒肿，手术摘除后，即会痊愈，不会留后遗症和并发症。老年人眼皮上长小疙瘩（硬结），要引起注意，因为它可能是恶性肿瘤的前期，常见者有：

（1）睑板腺癌。小如绿豆，不红、不痛、不痒，位于皮下，初起不与皮肤粘连。常被误认为“霰粒肿”，但手术摘除之后，不久，又在原处复发，瘤体逐渐长大、变硬，可穿破皮肤或睑结膜表面，形成菜花样溃疡。此病多发于40岁以上的人群，女性多于男性，上眼睑多见。

（2）基底细胞癌。此病较为多见，发病年龄平均为60岁。开始在眼皮上出现珍珠样小结节，质地坚硬，仔细观察，小结节表面有毛细血管扩张，发展较慢，常在硬结中央溃破，溃疡边缘较硬。

（3）鳞状上皮癌，初起在眼皮上长“小疙瘩”，表面硬而粗糙，数月后上皮脱落，表面干燥，出现裂口，医学上称为“皲裂”，继而结痂，重则形成溃疡。

恶性肿瘤发生原因尚不完全清楚，所以完全预防较为困难，不过有些常识应该知道：① 如果老年人霰粒肿摘除之后又在原位复发，要引起高度警惕；② 有报道称，在赤道附近居住的人群，皮肤鳞癌发病率较高，因为这里光照时间较长，受紫外线照射机会较多，所以在日常生活中，应尽量避免暴晒和过多的紫外线照射；③ 着色性干皮症易诱发皮肤鳞癌，肥大性酒糟鼻是基底细癌的危险因素，因此对上述疾病应给予积极治疗。

103. 大眼角流脓，是什么病？

大眼角流脓由慢性泪囊炎所引起，俗称“眼漏”。有些患者会这样告诉医生：用手压一下大眼角，可挤出大量脓液。这就是慢性泪囊炎的主要症状。

正常人不断分泌泪液，以冲洗和清洁眼表。泪液通过大眼角内侧的上、下两个小泪点→泪小管→泪总管→泪囊→鼻泪管→鼻腔。

正常人泪道通畅，泪液可以随时排入鼻腔，一旦泪道的某一部分发生阻塞，泪液就会蓄积，最常见的阻塞部位是在鼻泪管处，此处变异多，也比较狭窄，一旦发炎、水肿，即可阻塞。阻塞后泪液和结膜囊的分泌物在泪囊内蓄积，成为细菌繁殖的死腔，开始是黏液状，以后逐渐变成脓性，从上、下小泪点溢出，排入结膜囊，成为感染源。一旦角膜发生外伤，由于有感染原的存在，很快感染化脓，成为化脓性角膜溃疡，轻则留下角膜白斑，影响视力，重则可以造成角膜穿孔，故人们把慢性泪囊炎比作眼睛旁的“定时炸弹”。

慢性泪囊炎不痛、不痒，但经常流泪，见风时更重，压迫泪囊处有脓性分泌物溢出，由于长期流泪，在大眼角附近和下眼睑有时会出现湿疹。

由于慢性泪囊炎不痛，故容易被忽略，但它对眼睛确实是一个很大的威胁，不可不除。医生治疗的顺序是：① 首先用药物治疗，使用广谱抗生素滴眼液，每日4~6次，滴药前充分挤压泪囊，排除脓液，使药液进入已排空的泪囊，充分发挥药效。② 在滴药的同时，每周做一次泪道冲洗，使存留在泪囊的脓液得到彻底清洗，然后再注入庆大霉素和地塞米松药液，以促进炎症之消退。如果尚未完全粘连，只是炎症水肿性阻塞，有些病例可以治愈。③如果仍然不见效，就要进行泪道探通、电灼、激光或手术治疗。

对于慢性泪囊炎应早做预防和治疗。

（1）彻底治疗沙眼、睑缘炎、泪小管炎、鼻中隔偏曲、下鼻甲肥大和慢性鼻炎。

（2）患流感时，鼻黏膜容易水肿，如有鼻塞和流泪，宜早治疗。

（3）保持眼部清洁，不要大力擤鼻，以免鼻腔内气体进入泪道，带入病原菌。

（4）保持眼部卫生。

（5）见风流泪者，尽早找医生检查，及时治疗。

104. 如何预防急性结膜炎（红眼）？

急性结膜炎，俗称“红眼”，结膜充血，眼睛分泌物增多，怕光，流泪。可由细菌或病毒引起，严重时会有耳前淋巴腺肿大。有些病毒除引起结膜炎外，还可引起角膜炎，称为结膜角膜炎。急性结膜炎的病程，一般为7～10天，病毒感染者时间较长。预防红眼应注意下列六点：

（1）若家人患红眼，患者应该独自使用洗脸和洗澡用具，毛巾最好煮沸消毒，在太阳下晒干。幼儿园小朋友患上“红眼”不要再送幼儿园。小学生应请假在家。成年人上班时也要经常想到，此病会传染，尽量不和他人握手，避免传染。

（2）在流行期间，要随时用肥皂水洗手，避免用手去触摸眼部。

（3）夏季炎热，游泳既可锻炼身体，又可消暑。但在游泳前后最好滴抗生素眼药水1～2滴，以防止被传染“红眼”。

（4）患了急性结膜炎要及时看医生，积极治疗。

（5）患急性结膜炎时，眼表时有损伤，滴眼药水常有刺激感、轻度疼痛，一般很快就会消失，不可因稍许不适而停药。

（6）滴抗生素或抗病毒眼药水前，要把结膜囊内的分泌物（眼眵）用消毒棉签擦干净，以利于药物吸收，也可减少分泌物对眼睛的刺激和病原菌繁殖。

105. 患“红眼”时，能热敷和戴眼垫吗？

细菌或病毒引起急性结膜炎（红眼）时，眼表血管尤其是结膜血管会出现明显扩张，有时还会出血，如果再进行热敷，势必使血管更加扩张，眼睛变得更红，异物感更重，甚至引起大片出血；另外热敷可提高局部温度，使病原菌繁殖加快，加重病情。

患急性结膜炎（红眼）时，分泌物增多，对眼睛有刺激作用，同时内含大量细菌，应让它及时排出。因此患红眼病时，虽然眼会怕光，但不宜戴纱布眼垫。而且要用消毒棉签及时把分泌物清除，以减少刺激，同时有利于药物的吸收。

106. 游泳后如何预防结膜炎？

夏日天热，游泳成了人们喜欢的运动，既可消暑，又可锻炼身体。冬季虽寒，室内游泳池仍是一个锻炼身体的好去处。游泳池的水，虽经常规清毒，仍含有许多细菌、衣原体和病毒，即使戴上游泳眼镜，池水仍免不了直接和眼表接触，使各种病原体有机可乘。游泳池性结膜炎是游泳后常见的眼病。这种结膜炎潜伏期比较长，一般在游泳后1～2周内发作。患者自觉眼部不适，怕光，流泪，异物感明显。体征有眼睑轻度肿胀，眼红，下睑有大量滤泡，严重时角膜可出现点状上皮剥脱。

此病病程较长，快则2～3周，慢则几个月。在患病期间，影响学习和工作，还可传给他人，既然如此，最好早做预防，比患病之后再做治疗，既省时，又省钱。预防方法有：

（1）注意游泳池的清洁和消毒。

（2）游泳之后，滴广谱抗生素眼水，2～3次/日，持续2～3日。

（3）一旦患病，要与家人分巾、分盆洗手和洗脸，最好用流水盥洗。

（4）患结膜炎后不宜再去游泳，少去公共场所，以免传染他人。

107. 沙眼容易传染，并发症多，如何预防？

沙眼是一种慢性传染性结膜炎症，因其结膜表面像“谷子”或“花椒”，我国医学称为“粟疮”或“椒疮”。新中国成立前沙眼曾在我国广泛流行，曾成为主要失明原因之一。由于人民生活水平的提高、卫生知识的普及和基层医务工作者的积极防治，目前已明显减少。但因其并发症多，不可不防。

沙眼的并发症有：

（1）倒睫、睑内翻。沙眼侵犯睫毛的毛囊及结膜，结疤后使睫毛散生。结膜的慢性炎症，终致结疤，疤痕收缩，产生牵引，形成眼睑内翻。

（2）上睑下垂。由于长期的慢性炎症，导致组织增生、睑板肥厚、重量增加，再加上提上睑肌肌力减弱，引发沙眼性眼睑下垂。

（3）慢性睑板腺炎。慢性睑板腺炎可使睑板腺萎缩，腺体分泌减少，成为干眼症的原因之一。

（4）实质性干眼。沙眼病变侵犯睑板腺，副泪腺及杯状细胞，使所分泌腺体的质和量都受到影响，泪腺虽然未被沙眼侵犯，但其开口因结膜疤痕而闭锁，因此，眼表泪液明显减少，甚至无泪，形成不同程度的实质性干眼。

（5）睑球粘连。首先从结膜囊的穹隆部开始，使结膜囊变浅。

（6）睑裂变小。由于睑缘部的慢性炎症使眦部睑缘发生粘连，睑裂变小。

（7）慢性泪囊炎。沙眼病变可以侵犯泪道的黏膜，使鼻泪管狭窄或闭锁。

预防应从两个方面进行：

（1）提高基层卫生部门对沙眼的重视：① 提高基层医疗单位的重视；② 基层医疗单位，特别是社区医院应了解当地沙眼分布情况和严重程度；

③ 利用各种宣传工具，宣传沙眼的危害；④ 在普治的基础上进行严格管理，严格管理旅馆、浴池、理发店等服务行业，要严格做到公用物品必须严格消毒。

（2）个人保健：① 了解沙眼的传染途径；② 流水洗脸洗手，一人一巾，养成不用手揉眼的习惯；③ 若没有流水，要做到每人一盆、一巾，定期消毒；④ 一旦患上沙眼，要早期治疗，以免发生并发症。

108. 为什么春夏之交要预防花粉过敏性结膜炎？

春夏之交，百花盛开，也是各种花粉过敏症发病的高峰期。花粉引起的过敏性结膜炎，其特点是突然发病，自觉眼睛奇痒，有烧灼感，尤其是内、外眼角，症状特别明显，结膜水肿，但充血较轻。眼睑有时也出现不同程度的肿胀，同时可伴发过敏性鼻炎，因此在百花盛开的季节，对花粉有过敏体质的人外出旅游要加倍小心，不要随便接触花草，更不要选择大风的天气出游，因为风可加速花粉的传播，风速只要达到 2 ~3 米/秒，就可以把降落在地上或其附近的花粉重新吹起，增加诱发过敏性结膜炎的几率。

109. 结膜下结石，是结膜下有“石”吗？

此病为多发病，在有慢性结膜炎的患者中尤为多见。此病具体表现是在充血的睑结膜面上，出现数量不等的略带黄色的小点，质地软、硬、大、小不一，医学上称为结膜下结石，其实不是石，也无钙质。它是由脱落的上皮细胞和变性的白细胞等物质在睑结膜上皮陷凹［亨勒（Henle）腺］内凝集而成，时间久了就会变得比较硬，外观上看起来很像“小石粒”。如果不突出，无明显症状者，一般可不处理，如果突出于结膜表面，患者有摩擦感时，可到医院用针尖把它剔除，根本问题是治疗慢性结膜炎。

110. 什么是翼状胬肉？有何危害？

正常眼睛的黑眼仁炯炯发光，透彻明亮。白眼仁白而清洁，隐约可见血管。角膜与结膜分界清晰。如果在鼻侧结膜上出现突起翼状（三角形，基底在鼻侧）增生的组织，并向角膜延伸，现代医学称为翼状胬肉，如图 49 所示，中医称为胬肉，当侵入角膜则称胬肉攀睛，可谓形象之极。此病有轻有重，轻者称为静止型，胬肉菲薄，如昆虫之翅，充血不明显，一般没什么症状，进展很慢或不进展。重者称进行型，胬肉肥厚，充血明显，向角膜生长，有不同程度的刺激症状。

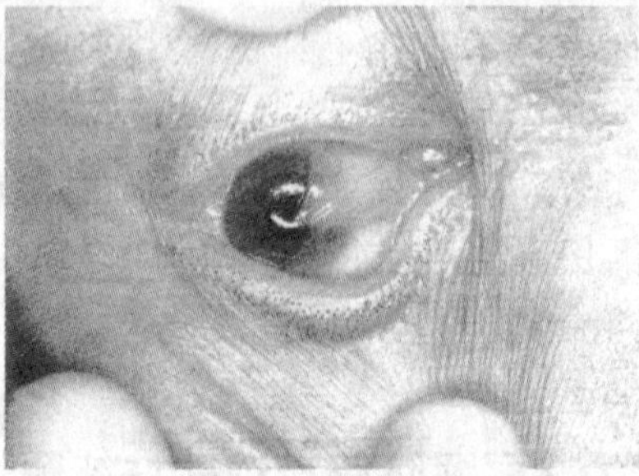

图 49　翼状胬肉

此病为常见多发病，一旦侵犯角膜，虽未遮盖瞳孔，有些患者，也会主诉视力下降，查其原因多因胬肉攀睛，发生牵拉，引起角膜曲率改变，出现散光，如果发展严重，进入瞳孔区，视力则会明显下降。

111. 翼状胬肉有哪些诱因？

目前对翼状胬肉的真正发病原因，尚不完全清楚，已知有些因素可诱发其发生，加速其发展。

（1）据流行病学调查，生活在炎热、日照量大及多尘地区的人群发病率高，从事户外工作者也易患此病。据调查，渔民的发病率较高。

（2）角巩膜缘部局限性结膜炎、炎症性水肿和新生血管也是翼状胬肉形成的诱因之一。近年也有人提出，外伤或其他原因造成的角膜缘干细胞破坏，也会给翼状胬肉的形成创造条件。

（3）在翼状胬肉的病理切片中发现有浆细胞、淋巴细胞和免疫球蛋白，因此也有人提出，T 淋巴细胞，IgG 和 IgE 与翼状胬肉的发生和发展也有关系。

（4）有人调查，饮酒是翼状胬肉发生、发展的危险因素之一，也有人持不同意见：认为饮酒人群多为男性，与常在户外工作有关。

（5）遗传因素，可能有些关系，但不是决定因素。或许一个家族所处的自然环境相近有关，也未可知。

112. 翼状胬肉容易复发，如何预防？

关于翼状胬肉的病因及发病机理，目前尚存在着许多争议。一般认为与下列因素有关：① 环境因素；② 遗传因素；③ 免疫因素；④ 眼表的慢性炎症；⑤ 角膜缘干细胞受损。

关于翼状胬肉的治疗，不外两大方法：一是保守治疗（药物和β射线治疗），二是手术。后者是目前治疗翼状胬肉的主要方法。由于其致病原因不清，所以术后容易复发。为了减少其复发，建议注意下列几点：

（1）注意生活环境和工作方式。调查结果表明，生活在炎热、日照量大及多尘地区的人群发病率高，从事户外工作的人易患此病。所以在术后，出门工作或外出旅游宜戴一副太阳镜，以遮日光，预防紫外线和灰尘对眼睛造成损伤。

（2）在翼状胬肉内发现有浆细胞、淋巴细胞和免疫球蛋白，所以术后要少和花粉或其他易致敏物质接触。

（3）根治眼表的慢性炎症，特别是角膜缘旁的局限性结膜炎。

（4）防止外伤，保护好角膜缘的干细胞。

（5）戒烟、限酒，少食辛辣食品，减少刺激。

（6）静止型翼状胬肉发展很慢，千万不可找非医务人员进行挑割。

113. 什么是“干眼”？

干眼是指正常情况下眼表（角膜和结膜表面）覆盖着一层完整的泪液层（泪膜），当泪液的质和量发生改变，可引起眼部不适症状的一类疾病。常见症状有眼部干涩、烧灼感、异物感，有时可出现畏光、视力模糊或下降，严重时可影响学习和工作。引起干眼的原因很多，因此对症治疗效果较差，找到原因，对因治疗，才见高效。

114. 干眼是单一疾病吗？

干眼不是一种单一的眼病，而是由数种完全不同的病因引起的，以眼干少泪为特征的一组眼病。1995 年美国把它分为两大类：分泌减少和蒸发过快。

第一大类是分泌减少，其中包括两组疾病，一组是口—眼干燥—关节炎综合征，另一组是不属于第一组的疾病，统称为非口—眼干燥—关节炎综合征。

第二大类是蒸发过快，其中包括睑板腺功能障碍、眼表暴露时间过长、瞬目异常（减少）、配戴接触镜等。

115. 干眼有哪些症状？

引起干眼的病因不同，所表现的症状也不完全相同：

（1）环境性干眼：自觉眼有干涩、烧灼、异物、畏光，视力波动或模糊。有人统计，大约有 2/3 的干眼患者有视力疲劳。体征：较轻，结膜可有轻度充血，没有或有少量分泌物。

（2）屈光性角膜手术后的干眼：术后发生率很高。症状有眼干涩、眼胀和视力疲劳等，这些症状随着时间推移而减轻，术后 1 年绝大部分消失。

（3）睑板腺功能障碍性干眼：自觉症状与上面两种相似，但轻重不同，没有特异性。体征：主要是睑缘充血、增厚，睑板腺阻塞，睑裂部球结膜充血，角膜上皮可出现点状荧光素染色。部分患者可有酒糟鼻、脂溢性皮炎或颜面痤疮。

（4）创伤相关性干眼：患者有明确的化学伤或相关的手术史。自觉症状与其他干眼相似。体征：轻重不同，从角膜上皮不同程度的剥脱到角膜溃疡，结膜上皮鳞状化生，化学性外伤可致眼睑异常。

（5）自身免疫性疾病相关干眼：自觉症状与其他干眼相似，体征：角膜周边部浸润，溃疡形成，偶有穿孔。患者常感口干，甚至吞咽困难。

116. 哪些人和哪些情况下易患干眼？

（1）老年人和更年期妇女。

（2）熬夜工作的人。

（3）长时间使用电脑和部分喜欢长时间看电视的老年人。

（4）长途旅行者，特别是长时间乘坐车、船、飞机，空气干燥，又得不到充分休息，泪液蒸发过快，引起干眼。

（5）空气污染严重，直接影响泪膜的质量。

（6）温度较高而干燥，或使用空调时间过长的居住和工作环境。

（7）眼局部有病：如睑板腺炎，眼表烧伤后，眼表外伤的恢复期，曾做过眼表手术，其损伤尚未完全恢复的阶段。

（8）全身疾病：原发性口—眼干燥—关节炎综合征。继发于全身病的有类风湿性关节炎、红斑狼疮、移植物抗宿主反应、多发性肌炎、硬皮病等。

（9）屈光性手术后干眼症发生率很高，根据协和医院准分子手术 10 年回顾：术后早期干眼发生率为 95%；术后 6 个月，干眼发生率为 35%；准分子激光角膜切削术（PRK）术后 1 年为 0.9%；准分子激光原位角膜磨镶术（LASIK）术后 1 年为 6%；准分子激光上皮下角膜磨镶术（LASEK）术后 1 年为 0.8%。

（10）创伤后角膜失去正常神经支配，角膜敏感性下降，反射泪分泌减少，瞬目次数减少，泪液蒸发过快，尤其是化学伤后更为明显。

（11）某些药物可使泪液分泌减少导致干眼，如 β－受体阻滞剂、抗胆碱能药物、抗组织胺药、利尿药、降血压药、麻醉剂等。

（12）配戴软性接触镜者，由于其泪液蒸发较快，容易引起干眼。

（13）缺乏维生素 A 可以引起结膜上皮干燥（详见本书第 120 条：为什么要积极预防角膜软化?）。

117．常用的人工泪液有哪些?

（1）玻璃酸钠（透明质酸钠）。静止状态时，溶液黏度较大，保水性能良好，可以增加干眼症泪膜的稳定性，对轻中度干眼都有缓解作用，很少毒副作用。目前其商品为 0.1% ~0.2% 爱丽眼药水。

（2）纤维素醚类化合物。此类化合物黏度大，留存于眼表的时间长，滴眼后患者有黏稠感，一过性视力模糊。适用于蒸发过快的干眼或睑闭合不全的患者，可以在角膜表面提供较长时间泪液保护层，减少眼表上皮直接暴露引起的损害。为了减少其黏度，常与右旋糖苷配伍。目前其商品有泪然眼药水，其主要成分为 0.3% 羟丙甲基纤维素和 0.1% 右旋糖苷。怡然眼药水含 0.5% 羟丙甲基纤维素。潇莱威眼药水含 1.0% 羧甲基纤维素。

（3）聚乙烯醇。其溶液黏性比较低，可减少表面的张力，增强泪膜的稳定性，并具有一定的抑菌作用。它对角膜上皮没有毒性。1.4% 聚乙烯与天然泪液等渗，黏度低，在角膜表面停留时间短，为了维持治疗效果，要增加滴眼次数。如利奎芬眼药水，它含有 1.4% 聚乙烯醇。贝复舒滴眼液内含聚乙烯醇和碱性成纤维细胞因子，因此贝复舒适用于化学伤后同时又有干眼症状的患者。

（4）聚丙烯酸（卡波姆）。它是人工泪的主要成分，可促进上皮愈合，降低角膜通透性，可制成眼用凝胶。商品有唯地息凝胶，主要成分为 2mg 卡波姆和 40mg 山梨醇。优乐沛凝胶含聚丙烯酸和维生素 A 棕榈酸酯。

应用人工泪也应遵循医嘱，因为每种人工泪都有其特点，有的黏稠度大，保湿性能好；有的可促进上皮修复；有的可逆转上皮细胞的鳞状化生。根据其特点，据因施药，才能收到更好的疗效。

一般轻症干眼选择黏稠度低的人工泪液，严重者选择黏稠度高的人工泪液，点眼次数，轻症者一般 3 ~4 次/日，重症者也不要超过 6 次/日。

118．干眼症者如何保健?

（1）人到老年，泪腺、杯状细胞和睑板腺的分泌都相应减少，因此用眼时间过长（如看书、看报、看电视），眼睛就会感到干涩和疼痛。所以老年人用眼时间不宜过长。

（2）睡眠要充足，不要熬夜。

（3）增加眨眼次数，可以减少症状。

（4）洗脸时注意眼睑及睫毛的清洁，用毛巾热敷，可以减轻干眼症状。

（5）有干眼症状者不宜戴隐形眼镜。已戴隐形眼镜者，一旦出现干眼症状时，应立即脱掉，不宜继续配戴。

（6）经常远眺，看看蓝天或绿树，可以缓解视力疲劳和干眼。

（7）有干眼症状的人，不宜服用抑制腺体分泌的药物，如阿托品、山莨菪碱类药物；受体阻断剂，如噻吗心安；抗组织胺药，如苯海拉明、抗敏胺等。镇静剂和安眠药也应少服。

（8）有干眼症的人，要讲究饮食卫生，多食富含维生素 A、C、E 的食物，如猪肝、鱼、核桃、蔬菜、水果。少食油炸食品。多食胡萝卜和香蕉有好处，胡萝卜富含维生素 A，能促进结膜上皮细胞的新陈代谢，改善杯状细胞的功能；香蕉内含丰富的钾离子，不仅能平衡体内盐分，同时还可促进细胞内的液体向外释放，从而减少眼的干涩。常饮茶，茶能缓减由辐射引起的损伤。

（9）干眼的原因很多，如果经过一般保健方法不见好转，应看眼科医生，查找原因，对因治疗，不可滥用人工泪液。

（10）如系化学腐蚀伤、手术、睑板腺功能障碍、自身免疫性疾病引起的干眼症，应及时求医治疗原发病，争取早期治愈，减少并发症的发生。

119. 如何预防细菌性角膜炎？

角膜，俗称黑眼仁，位于眼睛的前沿。走路看物、了解外界发生的一切都需要用它，因此，角膜极易受外界的侵袭，患病机会较多。常见的有角膜炎和角膜溃疡，危害极大，治愈后也常留下后遗症——各种角膜混浊，轻者为薄翳，重则为白斑，不同程度地影响视力。因此平时的自我保健和预防十分重要。

（1）不论刮风、下雨，眼睛总得睁着，异物进眼是经常的事，一旦发生角膜异物，由于引起刺痛，常常用手去揉搓，但这是一个危险动作，本来浮在表面的异物，经过揉搓，会深陷角膜基质，甚至造成划伤，如果结膜囊不洁，化脓性致病菌就会乘虚而入，引起角膜炎和角膜溃疡。（详见本书第 195 问：异物进眼时揉眼有坏处吗？）。

（2）角膜异物取出之后，角膜表面会留有损伤，应遵医嘱，按时滴广谱抗生素，或涂抗生素眼膏，直到上皮完全修复。

（3）滴眼药水时，眼药水瓶口一定不要碰到眼球，防止损伤眼表。

（4）患有沙眼、眼睑内翻、倒睫、慢性结膜炎、溃疡性睑缘炎或慢性泪囊炎时应及时治愈，特别是慢性泪囊炎，一定要除掉“祸根”。

（5）戴隐形眼镜者，尽量不要戴镜过夜，即便是长戴型，也应注意（见本书第 89 问：戴软接触镜时要注意些什么?）。

（6）感冒发烧时，如眼部出现怕光、流泪、刺痛、睁眼困难，应到医院检查是不是患了角膜炎。

（7）糖尿病患者，角膜知觉迟钝；甲亢病人眼球突出，角膜暴露面积大，更要防止角膜上皮剥脱和角膜溃疡。

120. 为什么要积极预防角膜软化?

角膜软化多见于婴幼儿，中医称为“小儿疳病”或“疳疾上目”。主要是由于缺乏维生素 A 所致。其表现如下：初期为夜盲，由于婴幼儿不能用语言表达自己的感受，所以在初期多不能发现；继而出现结膜干燥，眼球结膜失去光泽，干燥如纸。角膜像热气熏过的玻璃，视力受到影响。此期婴幼儿主要表现为怕光，不愿睁眼，日益严重，到了软化期，角膜全混，组织坏死，病情严重，视力多难恢复。

其原因有三：① 摄入不足，没有母乳的婴儿，喂养不当，一旦患病，如果家长再有“忌口”的陈规陋习，更是雪上加霜；② 吸收不良，如患有消化不良，胃肠炎和痢疾时，胃肠道对维生素 A 吸收不良；③ 在急性传染病时，患儿高温，体内消耗过多。

根据发生的原因，角膜软化完全可以预防。事实也是如此，由于卫生知识不断普及，人们生活水平的不断提高，这种病越来越少，但因其后果严重，不可不防。

（1）提倡合理的饮食习惯，特别是对婴幼儿和发育期儿童，应提倡食品多样化，合理搭配，多吃些容易消化和吸取富含维生素 A 的食物。例如猪肝、羊肝、鸡蛋、牛奶、胡萝卜、青菜、西红柿等。

（2）纠正儿童偏食，改掉“忌口”的不良习惯。

（3）如患热性和消化道疾病时，除看儿科医生治疗全身病外，还应注意眼睛有无异常表现，一旦发现角膜软化的早期症状和体征，及时找眼科医生给予治疗，有时可以收到非常好的疗效。

（4）普及卫生知识，特别是育儿知识。

121. 单疱病毒性角膜炎为何容易复发?

由于抗生素的普遍应用，化脓性角膜疾患逐渐减少，而单疱病毒性角膜炎患者有逐年增多趋势；病变发生于黑眼仁，有明显的怕光流泪和视力下降。可怕的是此病容易复发，复发的时间有长有短，有的间隔几个月，有的间隔较久，每次复发都会留下一些疤痕，使视力逐次下降。

单疱性病毒角膜炎的病原是Ⅰ型或Ⅱ型单纯疱疹病毒，Ⅰ型引起者多见，Ⅱ型较为少见；前者发病快，病程短，且多局限于角膜表层；后者发病慢，病程长，可侵犯角膜深层。感染之后，病毒很快由神经末梢沿神经轴索上升至三叉神经节内，并以亚病毒形式潜伏下来。当全身抵抗力下降时，亚病毒就在神经核内活化、繁殖，并沿神经轴索返回角膜。近来有人提出，在角膜炎的静止期，单疱病毒也可在角膜组织中潜伏，一旦有机会，它们就要兴风作浪，常见的诱因是：

（1）全身抵抗力或免疫功能下降时，如过度疲劳和焦虑，外感风寒，或患其他发热性疾病时。

（2）有些人容易被单疱病毒侵袭，称为易感人群，这可能与人类白细胞抗原（HLA）遗传特点有关。

（3）错误用药也是复发原因之一，例如糖皮质激素对治疗盘状角膜炎可用，如果使用不当，用于其他类型，就有可能促进病毒向深层发展，损伤机体的免疫功能。同时糖皮质激素会增加胶原酶的活性，容易形成溃疡。

122. 如何减少单疱病毒性角膜炎的复发？

（1）不可滥用糖皮质激素。

（2）当病情痊愈后，在医生指导下，再用抗病毒药物2～3周，逐渐减量，以巩固疗效，减少复发。

（3）劳逸结合，防止疲劳；注意心情，避免忧虑。

（4）根据气候的变化，增减衣服，防止受凉或感冒。

（5）适当增加营养，多食富含B族维生素的食物，如酵母、瘦肉、杨梅、花生、粗粮等。

（6）根据每个人的原有体质进行锻炼，增进健康，提高全身抵抗力。

（7）如果有慢性疾病，要积极治疗。

123. 夏日为什么要多护眼？

夏日炎热，气温升高，细菌容易繁殖。由于天热，眼睑的皮脂腺分泌也比往日旺盛，如不注意卫生，易发感染；最常见者为急性结膜炎，麦粒肿（针眼）。因此夏日护眼不可掉以轻心：

（1）常洗手。

（2）不要用手揉眼，一旦需要揉眼，也要先洗手。

（3）夏日容易出汗，尤其是皮脂腺分泌旺盛的人，要常洗脸，及时清除脸面上及眼睑部的汗水、油脂和灰尘。否则，局部皮肤不洁，即使洗手后再去揉眼，也会越揉越不舒适。

（4）对于配戴隐形眼镜的人，更要注意隐形眼镜的清洁，切实做好冲、搓、泡等清洁步骤。

（5）在空调房间工作的人，要特别注意眼睛的湿润度。觉得眼睛干涩时，要多眨眼。如果戴有隐形眼镜，要及时应用隐形眼镜专用的润湿液，维持眼睛的湿润度。

（6）特别是要提醒戴框架眼镜的人，夏天容易出汗，由于汗水增加，框架眼镜在鼻梁上容易下滑，使视线不清。因此从事各项运动时，最好除去框架眼镜，临时配戴运动专用眼镜或隐形眼镜，减少外伤的发生。

（7）夏天日照时间长，太阳光线强，紫外线不但可以晒伤皮肤，也可晒伤眼睛。轻则出现结膜充血、灼热、疼痛和流泪，重则可损伤角膜上皮，影响视力，不可不防。如果在太阳直射下工作或旅游，最好戴上防紫外线的太阳镜，保护眼睛。

124. 黑眼仁（角膜）发炎，为什么痛得厉害？

角膜的感觉神经丰富，由三叉神经的眼支，经睫状神经节到达角膜，有60～80支有髓鞘神经纤维从角膜缘呈放射状进入角膜基质，进入角膜前，神经纤维脱掉髓鞘，脱髓鞘后的神经纤维，又多次再分支，直达角膜上皮下，形成上皮下神经丛。再次伸展形成许多轴突分支，此类结构称为皮带状神经丛。再向表层垂直延伸，形成无数轴突，存在于上皮细胞间，是谓上皮内神经丛。从角膜周边到中央，神经末梢密度逐渐增加，所以角膜中央区的感觉最为敏感，其痛觉敏感程度，为全身之最，因此，一旦发生炎症就会痛得厉害。

125. 黑眼仁长翳子是怎么回事？

角膜（黑眼仁）是一种透明的组织，分为五层，从外向里为上皮层、外弹力层、基质层、内弹力层和内皮层。上皮层和皮肤上皮一样，损伤后可以再生，不留痕迹，而且还是透明的。外弹力层是一层胶原纤维膜，它是胚胎时期角膜上皮细胞分泌的产物，被破坏之后不能再生，当外伤或发炎时，被破坏的组织要用疤痕组织填平，留下很轻的混浊，称为云翳。中间为基质层，占整个角膜厚度的90%，由胶原纤维板构成，损伤后不能再生，由疤痕组织充填，面积小而浅者称为斑翳，广而深者称为白斑。内弹力层和内皮层很薄，位于深层，一旦穿破，虹膜脱出，堵塞穿孔，发生粘连，称为粘连性角膜白斑，如图50所示，通称为“翳子”，是角膜外伤和炎症的必然结果，根据其部位、大小和范围，不同程度地影响视力。

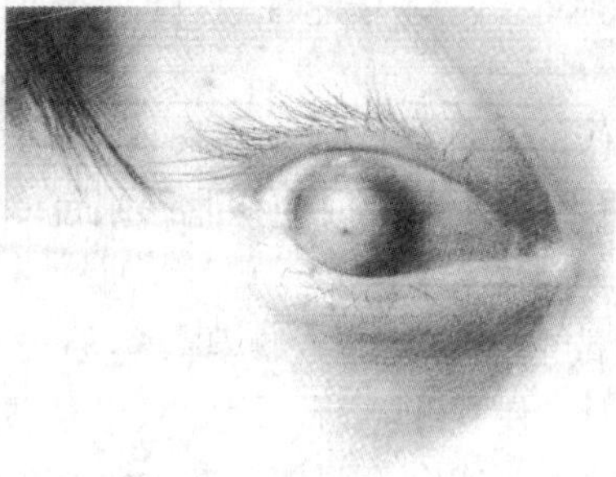

图50　粘连性角膜白斑

从上述分析可以得出一个结论，不论外伤或炎症，越近表层，留下的“翳子”越轻，影响视力越少。因此，当黑眼仁生病时，要早治，使损伤局限于表层。以“眯眼”为例，异物进眼，如果治疗及时，可以不留“翳子”，不影响视力。如果感染，发生炎症，就会留下不同厚度的“翳子”，影响视力，当然最好是做好预防，不“眯眼”，不受伤，不生病。

126. 角膜移植是怎么回事?

视力不好的患者常会提出这样的问题：“我的眼睛坏了，能不能换一个?”甚至有的妈妈带着低视力的子女，发出求救的问话：“我的眼睛能不能给孩子换上?”医学上的答复是肯定的，目前还不能换眼睛，但是可以把混浊的角膜换上一块透明尸眼角膜，这就是所谓的角膜移植。移植后，被移植的透明角膜成活了，如果病人眼睛的其他部分还正常，病人就能看见了。

角膜移植根据移植片的厚薄、移植的目的或材料的来源有着不同的分类，其名词繁多，常用的有以下两种：一是根据植片的厚薄，二是根据移植的目的。这里做一扼要叙述：

（1）根据植片的厚薄（是否穿透），可分为板层（非穿透性）及全层（穿透性）两大类。板层角膜移植适用于角膜浅层未波及深层（后弹力层及内皮层）的混浊或病变，即用同种异体（尸眼）透明板层角膜换掉已经混浊的表层病变角膜，如图51所示，这种方法并发症少，光学效果较差。穿透性角膜移植适用于全层角膜混浊或病变，是用同种异体（尸眼）透明全层角膜换掉已经全层混浊的病变角膜，如图 52 所示，手术难度较大，并发症较多，光学效果较好。

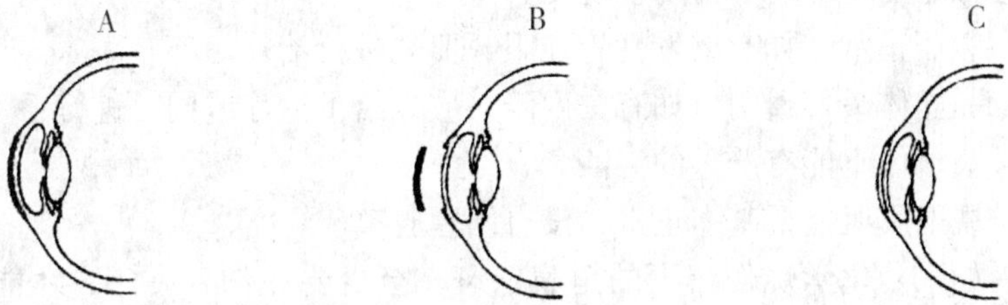

A. 角膜浅层混浊　B. 将浅层混浊钻除　C. 移植同种异体板层透明角膜植片

图 51　板层角膜移植

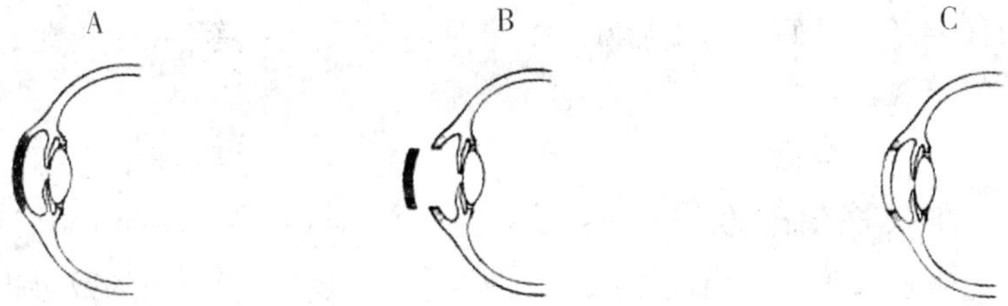

A. 角膜全层移植　B. 将全层混浊角膜钻出　C. 移植同种异体全层透明角膜植片

图 52　穿透性角膜移植

（2）根据移植的目的：

① 光学目的角膜移植：其目的是为了提高视力，是把已经混浊的角膜去掉，换上一片透明的尸眼角膜。

② 治疗目的的角膜移植：其目的是为了治疗，有些顽固性角膜病，久治不愈，角膜移植作为一种治疗手段，可将顽固性角膜病变去掉，换上一片透明的尸眼角膜。

③ 美容目的的角膜移植：其目的是为了美容。

④ 改善角膜基地的角膜移植：有些角膜白斑很严重，新生血管太多，开始就做穿透性角膜移植（为了视力）很难成功，对这类角膜白斑，有时要进行一次改善角膜基地的角膜移植，为下次光学角膜移植做准备。

127. 哪些角膜白斑可以做光学角膜移植？

光学角膜移植，说白了，就是为了提高视力的角膜移植，光学角膜移植是角膜盲的复明的重要手术，但有一定的条件：

（1）视力一般要求在0.1以下，视力比0.1好的也可以做，但要看是什么原因引起的角膜白斑，术后风险较大。

（2）眼压正常，如有继发性青光眼，要先进行治疗。

（3）晶状体最好透明，如有白内障，应先给予治疗或同时进行手术。

（4）玻璃体不能有严重的混浊。

（5）视网膜机能要基本正常，没有网膜脱离。

（6）如果是化学烧伤留下的角膜白斑，至少要在伤后一年，才能做角膜移植。由病毒性角膜炎反复发作引起的角膜白斑，要把原有病变彻底治愈之后，6个月到1年内没有复发者，才可考虑做角膜移植。对于圆锥角膜变性，角膜营养不良，有供体材料就可以实施手术。由白内障手术或其他原因引起的大泡性角膜病变，在保守治疗无效时，可考虑进行角膜移植。先天性角膜白斑、视力很差者，最好在出生后6～12个月内争取做角膜移植，拖延过久，会发生难治的弱视。

128．角膜移植的效果如何？

角膜白斑轻重不同，引起的原因也不一样，当然角膜移植的效果也不会相同。波拉克曾将各种白斑分为三组，虽不能包罗一切，但可根据其分类，对角膜移植的预后作出一些预测。

（1）优良组：包括圆锥角膜，无新生血管的角膜疤痕，角膜基质营养不良，仅有少量血管的单纯角膜白斑，以及轻、中度Fuchs营养不良等。本组术后透明成功率在90%。

（2）中等组：包括晚期Fuchs营养不良，先天性角膜病变伴有部分内皮缺损；角膜混浊，合并眼前段轻度病变，有轻度基质层新生血管的白斑；角膜表浅或局限性化学伤；轻度干眼症等。本组透明成功率为70%～80%。

（3）不良组：包括极薄或很厚的角膜（有水肿或后膜），各种活动期角膜炎（病毒、细菌、霉菌或免疫性病变），角膜有严重新生血管，严重化学伤，合并青光眼、葡萄膜炎或干眼症，角膜先天性水肿，放射线所致角膜病变以及前房上皮植入等。此组透明成功率为40%～50%。

129．穿透性角膜移植术后应如何自我保健？

（1）做好心理上的调整，对异体角膜植入自身，要有正确的认识。

（2）积极配合治疗，按时滴药和服药。

（3）增加蛋白质的摄入，要忌烟、限酒。

（4）保持适当休息和充足的睡眠。

（5）术后早期防止大便干燥、打喷嚏。

（6）术后最怕的是免疫排斥反应，这也是移植失败的主要原因，所以在出院之后要按医嘱定时复查，一旦出现眼痛，怕光流泪，视力下降，应立即看医生。因为排斥反应发现越早，治疗越及时，效果越好。

130. 人工角膜植入术有多久的历史？

给角膜盲患者进行人工角膜植入术，此种想法由来已久，最早是在200多年前，皮立尔第一次有了这种设想。10多年后魏伯尔首次将一片水晶玻璃植入患者角膜，开创了人工角膜植入术的历史。虽然第一片人工角膜在患者眼上仅存留了6个月，但这却使人们认识到混浊的角膜可被透明的物体置换而使患者重见光明。于是，人们对人工角膜进行了大量的研究。但由于当时的条件尚不成熟，人工角膜在患者眼内存留的时间不长，都因各种原因而告失败，在100多年的探索中，未获得突破性进展。

20世纪初，兹尔木施行了人对人同种角膜移植术获得成功。1928年，费拉托夫应用人尸体角膜进行同种穿透性角膜移植获得成功。这使同种异体角膜移植术进入了广泛的临床应用期，从而改变了眼科界研究治疗角膜盲的热点，由人工角膜转向了同种异体角膜移植。因此，在这一时期，有关人工角膜移植的报道甚少。

第二次世界大战期间，研究人员发现飞行员角膜内的有机玻璃异物，虽长期存留，也无异物反应，这种现象启发人们采用有机玻璃来制作人工角膜的想法，相继有不少医生报告了用不同材料和不同类型的人工角膜。近几十年来，各国眼科医生陆续报告了各自设计的人工角膜，所用材料也取得了很大进展。我国自1975年以来，相继也有报告，取得了一些成果，如用Foedrove型人工角膜（如图53所示）和Yakimenko型人工角膜（如图54所示）。

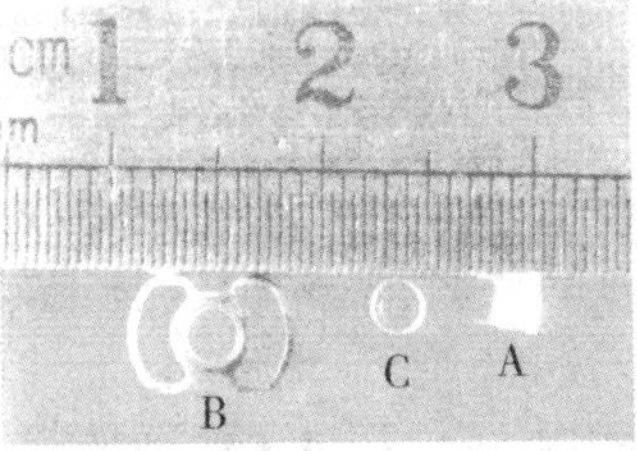

A. 镜柱　B. 支架　C. 轴衬

图53　Foedrove 型人工角膜

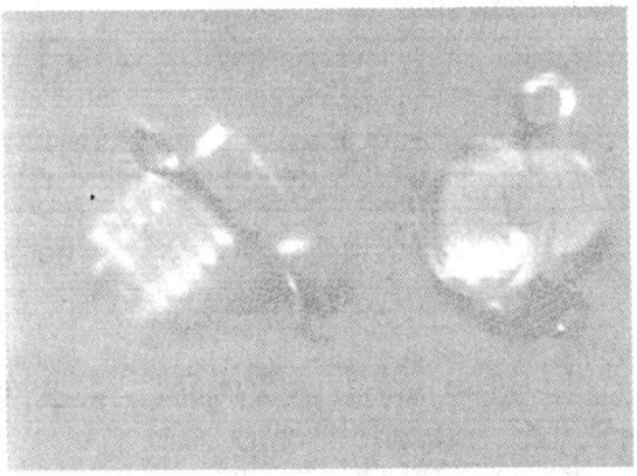

图54　Yakimenko 型人工角膜

下面介绍一例：化学性眼表烧伤后，角膜留下血管翳性白斑，曾用同种异体角膜移植，术后发生排斥反应，移植片混浊，术后没有脱盲，经穿透性人工角膜植入后，随诊观察2.5年，视力保持在0.6，如图55所示，使患者重新获得了有用的视力。

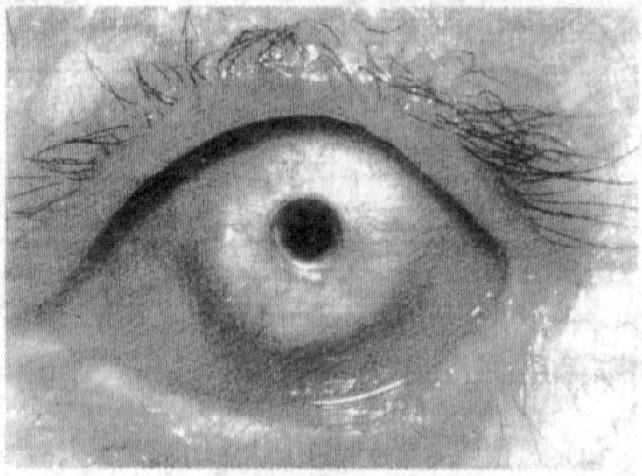

图55　人工角膜植入术后2.5年，视力=0.6

131. 哪些角膜盲可以进行人工角膜植入术？

到目前为止，人工角膜植入术尚不是一个完全成熟的手术，术后存在着不少并发症，因此在手术适应症上要求非常严格。在什么情况下可以做这种手术呢？

（1）全角膜白斑，有明显的新生血管，不适宜同种异体角膜移植或多次角膜移植失败的患者；用其他治疗方法（包括各种手术方法）都不能恢复视力者。

（2）两眼中有一眼已经失明，无法恢复视力。

（3）术眼的光觉存在，光定位正确。

（4）视网膜电图和视觉诱发电位基本正常。

（5）眼压正常。

（6）全身无感染性疾病。

132. 人工角膜植入术后应如何自我保健？

因为术后并发症较多，对于已获得视力的患者要多加注意，做好自我保健。

（1）每天要向结膜囊内滴1~2次抗生素眼药水，保持术眼清洁。

（2）因需较长期用药，要防止细菌的耐药性，定期做结膜囊细菌培养，根据药物敏感试验选用合适的抗生素滴眼液。

（3）术后不能用手揉眼，以防影响创口愈合。

（4）饮食宜选择易消化食物，防止便秘。

（5）人工角膜没有调节力，视野比较狭窄，又是独眼，虽然恢复了一些视力，但质量不高，日常行动宜慢不宜快，活动范围要逐渐扩大。

（6）定期复诊，如有不适，随时咨询医生，不要拖延，更不要擅自处理。

133. 白眼球不白是怎么回事？

健康的白眼球应该是洁白而有光泽的。上了年纪的人，几十年风吹日晒，辛勤劳作，结膜下脂肪沉积，洁白的程度稍减，但不应有其他颜色。一旦出现异常颜色，根据其特点，可以推测有某种疾病缠身。

（1）白眼球出现红丝，常见者有三种：① 慢性结膜炎：眼白有红丝（球结膜充血），同时有少量分泌物（眼眵）。② 巩膜炎：眼白上有红丝，但较深，色暗红，局限性，有痛感。③ 虹膜炎：红丝如毛刷，细而直，围绕在黑眼仁周围，同时有眼痛、眉棱骨痛和视力下降症状。

（2）白眼球上红色如斑，或者成片，这是结膜下出血，高血压、动脉硬化者多见。

（3）白眼球上有小红点，这是球结膜上毛细血管扩张，多见于糖尿病。

（4）白眼球变黄，这是出现了黄疸，可能患有肝、胆疾病。在妊娠中毒及一些溶血性疾病时也可见到。

（5）白眼球上出现蓝色、灰色或黑色斑点，可见于肠蛔虫病。

（6）白眼球上出现绿点，多半患有肠梗阻。

134. 如何保持白眼球的洁白？

洁白的球结膜（眼白）是健康的表现，为此提出下列几点建议：

（1）积极治愈眼表的慢性炎症，特别是常见的慢性结膜炎。

（2）减少和避免在太阳光下、雪地里、海面上过多时间的停留；在视频终端（计算机、电视、电子游戏机）工作时，要注意眼保健，尽量减少有害光线的辐射。

（3）减少在夜间工作的时间，特别是要保证子夜的睡眠。

（4）烟、酒对眼有刺激。经常充血，眼白就会变得灰暗。

（5）减少工作环境的污染。

（6）尽量少滴眼药水，更不能用自来水代替眼药水滴眼。

（7）尽量不用手去揉眼。

（8）注意各种维生素的摄取：维生素 A 是结膜和泪腺上皮所必需的，主要来源于动物肝脏、奶、蛋、鱼、胡萝卜、菠菜、桃、杏等；维生素 B_2 是氧化还原酶的辅酶，缺乏时可引起多种疾病，其中包括睑缘炎和结膜炎。富含维生素 B_2 的食物有奶，蛋，瘦肉，动物的肝、肾等。微量元素也不可缺，它们有助于保持眼球的健康。

十一、瞳孔及瞳孔的改变

135. 什么是瞳孔?

瞳孔是位于虹膜中央稍偏鼻下的圆形孔洞，其大小随年龄、人种、屈光状态、光线强弱、目标远近及情绪变化而不同。瞳孔直径一般为2~5毫米，平均4毫米。新生儿瞳孔很小，出生后3周才开始逐渐变大，青少年的瞳孔比中年人的大，到了老年，又复缩小。白种人的瞳孔较黄种人的稍大。双眼向前注视时，瞳孔等大，相差甚微。在暗处时瞳孔散大，在亮处时瞳孔缩小。看远时瞳孔稍大，看近时瞳孔稍小。瞳孔散大和缩小的范围为1.5~8毫米。两眼相差不超过0.25毫米。

136. 瞳孔反应由哪些神经支配?

笼统地讲，瞳孔反应受交感神经和副交感神经的支配。交感神经支配瞳孔散大肌，受刺激时，散大肌收缩，瞳孔散大；副交感神经支配瞳孔括约肌，受刺激时，括约肌收缩，瞳孔缩小。事实上，这两种神经之间，不是简单的拮抗平衡，而是副交感神经起着主要作用。副交感神经的中枢是动眼神经核中的伊一魏氏核，但是它接受来自额叶的抑制性冲动，同时也接受来自枕叶的兴奋性冲动，成为精神—眼反射现象的基础。瞳孔交感神经中枢位于丘脑下部。无论是交感神经中枢发出的纤维，还是来自副交感神经中枢的纤维，都汇集到睫状神经节，再延伸到眼内各自分管的肌肉。

137. 瞳孔有哪些生理反应?

瞳孔反应又称瞳孔反射，即瞳孔对刺激的应答，表现为瞳孔的散大或缩小，常见者有以下6种：

（1）瞳孔对光反应有两种。一种是直接对光反应，即光线直接照射瞳孔，瞳孔缩小，光线越强，缩小越明显；光线变暗，瞳孔散大，光线越弱，散大越明显。另一种是间接对光反应，光线照一只眼时，另一只眼的瞳孔也缩小，称为间接对光反应。

（2）辐辏反应（集合反应），也称瞳孔近反应，又称调节性瞳孔反应。此种反射是眼睛看近时，同时发生三个动作，即眼球向内转、晶状体调节和瞳孔缩小，这些动作是一种非条件反射，不经过大脑即可完成。它的功能是尽可能地遮挡周边来的光线，减少球面像差，增加视物的清晰度和准确度。

（3）闭睑反射。闭眼时瞳孔缩小，睁开眼时瞳孔又恢复正常。

（4）知觉反射。刺激眼球表面（角膜和结膜）、眼附属器、眼睑及其附近皮肤时，可以引起瞳孔缩小。

（5）精神反射。精神和情绪也可引起瞳孔变化，这一现象的发生与多种因素有关：① 神经因素：交感神经兴奋时，瞳孔散大肌收缩，瞳孔散大；② 体液因素：在高度兴奋或强烈刺激下，肾上腺释放肾上腺素的量增加，经血液循环进入前房，引起瞳孔散大。这一现象的发生可能也有大脑的参与。

（6）听觉—瞳孔反应。当强大的声音突然袭来时，瞳孔迅速缩小，继而逐渐恢复正常。

138. 瞳孔是眼和脑病的晴雨表吗？

眼和颅内疾病常常引起瞳孔散大、缩小或形状的改变，因此有人说它是眼和脑病的晴雨表。

（1）瞳孔散大，常见的有下列疾病：

① 眼病。青光眼、眼挫伤、重症视神经疾病、广泛的视网膜疾病、先天性瞳孔散大症等。

② 全身病。当中脑和海绵窦附近受到压迫或损伤时，瞳孔括约肌的神经核或通路受到牵连，就会引起麻痹性瞳孔散大，如硬脑膜上或硬脑膜下血肿、肿瘤、其他颅内占位性病变、大脑炎、铅中毒、一氧化碳中毒、维生素 B_1 缺乏等。

当交感神经系统受刺激时，引起痉挛性散瞳，其中包括大脑额叶皮质上的肿瘤或脓肿。肺尖部结核也可造成交感神经刺激，引起痉挛性瞳孔散大。

另外，艾迪氏病、中枢神经系统的梅毒、精神过度兴奋或受到强烈的刺激时也可出现瞳孔散大。

（2）瞳孔缩小，常见者有下列疾病：

① 眼病。虹膜睫状体炎、眼外伤并发低眼压、先天性瞳孔缩小症等。

② 全身病。从下丘脑起，一直到瞳孔，凡是交感神经经过的地方，一旦发生了病变，都可能引起麻痹性瞳孔缩小。例如，在脑干：多发性硬化症、脑炎、梅毒。在脊髓：脊髓空洞症、脊髓出血症、多发性硬化症、原发或转移性

肿瘤。在颈部：咽后肿瘤、食道癌、颈动脉分支的动脉瘤以及交感神经丛的神经瘤。另外，癔病、子痫、妊娠毒血症也可引起瞳孔缩小。

（3）瞳孔变形，主要类型及成因有：

① 梨形瞳孔。见于眼球钝挫伤、炎症、先天性虹膜缺损。

② 椭圆形瞳孔。多见于原发性青光眼发作后所致的瞳孔散大。

③ 裂隙状瞳孔。先天性虹膜发育不全。

④ 梅花状瞳孔。虹膜炎时，虹膜发生多处部分后粘连，也就是虹膜和晶状体发生粘连，当用阿托品散瞳后，瞳孔即呈花瓣状或梅花状。

⑤ 多瞳症。指虹膜上有 1 个以上的孔洞，多为先天异常。有时也可由外伤引起。

139. 常见影响瞳孔大小的药物有哪些？

（1）常见使瞳孔散大的药物：阿托品、后马托品、托吡卡胺、东莨菪碱、肾上腺素、新福林、麻黄素、麦角胺、妥拉苏林、羟苯丙胺等。

（2）常见使瞳孔缩小的药物：匹罗卡品（毛果云香硷）、依色林（毒扁豆硷）、新斯的明、吗啡等。

140. 简易瞳孔检查法有哪些？

（1）检查瞳孔的形态。可用自然光线或人工照明等方法观察瞳孔的大小、位置、形状、数目、边缘是否整齐。同时也可以用透明的塑料直尺放在瞳孔的前边，但不要碰到眼睛，粗略测量，可知瞳孔大小。

（2）直接对光反应。检查方法如下：两眼向正前方看，检查者用一片厚纸板遮住双眼，然后迅速撤离，观察瞳孔是否有收缩。然后再分别检查两眼，并比较两眼瞳孔收缩的快慢有无差异。也可用手电筒在不太明亮的室内直接照射瞳孔，照射时瞳孔缩小，然后迅速关闭手电筒，此时瞳孔散大。这种方法用起来比较简便。

（3）间接对光反应。检查者和被检查者对坐，室内光线不能太亮，也不宜太暗，以能看清瞳孔及其运动为准。将一片厚纸板垂直置于被检者的两眼之间、鼻梁之上，如一扇屏风，将两眼隔开，再用手电筒光照射一只眼，观察另一只眼瞳孔的收缩情况。

（4）为了鉴别诊断或确定病变部位，有时还要做瞳孔的辐辏反应、闭睑反应、药物试验以及全身的其他检查。因此，一旦发现瞳孔对光反应或形状异常，宜及早就医，查清病因，对因施治，可收良效。

十二、有关青光眼的一些常识与自我保健

141. 原发性闭角型青光眼有何症状?

青光眼种类繁多，而原发性青光眼又有不少类型，这里只介绍常见的原发性闭角型青光眼的自觉症状。

原发性闭角型青光眼又分两大类：一类是急性，另一类是慢性。急性者症状较多，表现为一次性或反复多次小发作，发作多出现在傍晚时刻或在诱因影响下突然发生。发作时视物如在雾中，灯泡周围出现彩虹（虹视），可伴有偏头痛或患侧鼻根部酸痛。上述症状有时很快消失，或在休息之后缓解，也有的逐渐加重。症状严重时，出现眼痛、偏头痛、畏光、流泪，视力明显下降。还可能出现恶心、呕吐，甚至有的患者到内科急诊，会被误诊为急性胃肠炎。慢性者症状较轻。

142. “虹视”是如何形成的？常见于何种眼病?

所谓“虹视”，即当患者看灯光时，可见其周围出现彩色环，如雨后天空之彩虹。这种现象常见于两种眼病：一种就是闭角性青光眼发作时，这是因为眼压增高到一定程度，角膜水肿，使光线发生折射和反射所引起的一种现象；另一种是患急性结膜炎时，病人有时也会出现这种现象。这是由于大量分泌物和眼泪附着在角膜表面，使光线发生折射所引起的，但当擦去分泌物和过多眼泪时，这种现象就会消失。而青光眼患者，如眼压得不到控制，虹视现象就会持续。当然，还有其他症状和体征，以资鉴别。

143. 开角型青光眼易被忽略，为什么?

开角型青光眼早期多无明显症状，有时眼有胀感，阅读之后疲劳，休息或睡眠后缓解，病情发展后视力下降，经常眼胀、头痛、视野缩小，走在街上有时会撞人。因其自觉症状轻，易被忽视，发现时视功能多已受损，眼底也已出现变化，故应提高警惕。有些老年人视力下降，看近处的事物困难，常自认为是老花，多次验光配镜，但都配不上，当进一步检查时才发现有青光眼。

无论是闭角型还是开角型青光眼，一旦出现症状，或者45岁以上的人群配老花镜总配不合适时，应找眼科医生做进一步检查、确诊和治疗，千万不可延误，因为青光眼造成的视力下降很难恢复。

144. 哪些人易患原发性青光眼？

原发性青光眼的真实原因尚未完全清楚，但已知有些人群易发。因此为易发人群提个醒，对青光眼要加倍注意，以便早期发现，早期治疗。

（1）有青光眼家族史的人易发，但并不是所有青光眼患者的后代都会患青光眼，也就是说有先天遗传内因，再加上后天各种不利的外在条件更易发病。因此，有青光眼家族史者更应留意。

（2）年过45岁是好发青光眼的年龄。

（3）女性原发性闭角型青光眼发病率高于男性。

（4）高度近视眼患者，由于巩膜硬度下降，眼压一般偏低，如果达到边界值，虽在正常范围内，也应提高警惕。

（5）糖尿病患者易并发很多病，青光眼也在其内。

（6）视网膜静脉阻塞易引发青光眼。

145. 哪些因素易诱发青光眼的急性发作？

有些因素易诱发青光眼急性发作，应给予注意，特别对于易发人群，更要小心。

（1）心情急躁，情绪不稳，遇到不愉快的事情和突发事件难以泰然处之。

（2）孤独，有事闷在心里，不愿和他人交流。

（3）家庭不和，尤其是多代人共居，有时意见不一，老年人想不开，再加上居住面积不大，不能分开，低头不见抬头见，心里闷闷不乐，这也是诱发因素之一。

（4）过于兴奋和操劳，再加上一点心烦。这种情况容易发生于节假日及招待亲朋和子女时。有朋自远方来，不亦乐乎？子女来看望，当然喜上眉梢。但是，老年人又有另外一面，年老体衰，喜欢安静，这种矛盾心情交织在一起，如果得不到合理的安排，也可成为青光眼急性发作的诱因。

（5）天寒地冻可以影响体温调节中枢，进而影响血压和眼压。在我国东北地区，春节前后正是数九寒天，也是青光眼多发季节，易发人群此时应特别小心。

（6）领带和领扣过紧，头部血液回流不畅也是引发眼压升高的因素之一。

（7）原发性青光眼易发人群不宜服用阿托品、东莨菪碱等一类药物，它可以引起眼压升高。长时间服用糖皮质激素和安定（地西泮）的人也应注意眼压的波动。

146. 原发性青光眼能遗传吗？

150多年以前就有人提出了原发性青光眼可能有遗传，经过150多年的临床观察以及对青光眼患者的家系分析和遗传学研究，如今已经知道原发性青光眼有一定的遗传倾向。原发性青光眼分为两种类型：开角型青光眼和闭角型青光眼。开角型青光眼具有较高的家族发病率，国外报道为5.2%～50%；国内为21%～29.6%。闭角型青光眼亲属的发病率也明显高于一般群体，其家族发病率，国外报道为6%～31%，国内报道为7.1%。关于遗传方式，现有以下假说：多因子遗传、常染色体显性遗传和常染色体隐性遗传，后者比较少见。

147. 青光眼丢掉的视力难以恢复，为什么？

根据对黑龙江省几个县农民失明原因的调查，青光眼的致盲率高达19.6%（20世纪60年代统计数据）。目前，青光眼已成为人类眼睛致盲的头号敌人。

青光眼难以治愈，只能控制病情或尽可能延缓病情发展，一旦失明，目前尚无任何手段可使病人复明。

为什么青光眼失去的视力难以恢复？其原因有四：

（1）青光眼的第一症状是眼压增高。持续的眼压升高压迫视网膜，使神经纤维变性、萎缩，失去功能。

（2）由于持续的眼压升高，角膜周边和睫状体的血管淤血，回流不畅，组织水肿，前房水成分发生改变，物理条件和营养成分欠佳，使角膜上皮变性，内皮细胞受损，“泵”的功能失灵，角膜出现水肿，大泡形成，视力明显下降。

（3）原发性青光眼一旦有过急性发作，前房角就会发生粘连，前房水流出受阻，眼压会更高。

（4）青光眼在治疗之后，眼压可以得到缓解，但已经萎缩的视神经不能恢复，所以视功能仍然不好。

以上四点就是青光眼失去的视力难以恢复的主要原因。

所以，青光眼的预防非常重要，一旦患上青光眼，早期确诊，早期治疗，认真保健，这是目前最佳策略。

148. 青光眼患者为什么要学会自我保健？

原发性青光眼难治，因此日常保健就显得特别重要。

（1）生活要有规律，睡眠要充足，适当参加一些户外活动从而增加眼底血管氧气供应，减少血液中的二氧化碳，减少眼压上升。

（2）忌烟、酒和浓茶。烟草内含有尼古丁，会引起视网膜血管痉挛，导致视神经缺血，加速视神经萎缩；烟草内还含有氰化物，可引起中毒性弱视，危害视功能。酒可引起毛细血管扩张，使眼部淤血加重，甚至导致青光眼的急性发作。大量饮酒则引起血管收缩，影响视网膜及视神经血液供应。饮茶有很多益处，但浓茶可使人兴奋，影响睡眠，引起眼压波动。

（3）忌一次性大量饮水特别是冬季，一般一次饮水量不可超过500毫升，因为大量饮水可以增加房水分泌，升高眼压。

（4）尽量少吃刺激性食物，如辣椒、生葱和胡椒等。

（5）要少看电视、电影，不要在暗处停留过久，在暗环境下，瞳孔散大，房角变窄，影响眼压。电影、电视的内容充满人间的各种情感：喜、怒、哀、乐、悲、恐、惊，七情俱全，眼压也会跟着情感而波动。因此建议：青光眼易发人群、疑似青光眼或已患青光眼者想看电影或电视时，宜多看喜剧影片，室内灯光要比正常人看电视时的亮一些。

（6）衣服要宽松，衣领不宜过紧，扣上纽扣之后不可有压迫感；睡眠的枕头宜软不宜硬，因为硬枕头有碍头部血液循环，影响眼压。

（7）身体姿势影响眼压已为人所知，有人对此做过检查，发现侧卧时，靠床一侧眼压偏高。另外避免长时间低头读书和干活。

（8）眼压对颜色也有反应，长时间看红色可使眼压升高，看绿色可使眼压有所下降。

（9）睡前用温水泡脚，达到局部皮肤充血的程度，可以引血下行，不但能降眼压，也有利于睡眠。

（10）情绪要稳定，避免急躁发怒。中老年人在急躁或发脾气时，不但引起血压升高，也使眼压波动幅度增大，易诱发青光眼的发作。遇到不顺心或看不惯的事情最好避而远之，出去散散心，或邀二三知己聊聊天，消除怒气，稳定情绪，心胸开阔，快乐人生。情绪之所以会影响眼压，据推测是通过血管神经调节中枢而导致血管舒缩功能失调。一方面，毛细血管扩张，血管渗透性增加，睫状体水肿，前移，使房角变窄；另一方面，可使房水生成过多，后房压力增加，周边虹膜前移，前房变浅。二者均能使眼压上升，诱发原发性青光眼急性发作，特别是闭角型青光眼。

（11）忌用阿托品、糖皮质激素类药物。如果睡眠不好，也不可长期服用安定片（地西泮），因为此类药物可以升高眼压。

（12）有青光眼病史的患者，若出现腹痛、胃肠不好时要及时向医生报告青光眼病史，如伴恶心呕吐，不要只想去看内科，也有可能是青光眼急性发作。

（13）在骄阳似火的夏日，白雪皑皑的冬天，人们喜欢戴太阳镜，以防红外线和紫外线的辐射，但是这对于有青光眼或青光眼易发人群来说并不一定有益。前文已经讲过，青光眼患者不宜在暗处长久逗留，而戴上太阳镜则产生同样的暗室效应，有可能引起眼胀和不适，甚至眼压升高，所以最好不戴，如果非戴不可，也不可时间过长。

（14）青光眼患者要讲究饮食：多食易消化的食物，如蔬菜、水果，保持大便通畅，防止便秘。如果眼压偏高，可食具有利尿作用的食物，如冬瓜、玉米、玉米须、赤豆等；视机能下降者，宜适量进食蛋黄、豆类和肝脏。

149. 青光眼在治疗过程中，患者自己要注意些什么？

（1）青光眼不能自愈，一旦确诊，就要治疗，而且要长时间随诊。

（2）以前，由于医疗条件较差，青光眼的结局常常是造成失明，目前治疗青光眼的药物增多，手术方法也有了进展，因此青光眼绝非不治之症，只要有良好的心理状态，平时很好地自我保健，坚持与医生配合治疗，病情完全可以得到有效的控制。

（3）青光眼患者要经常注意三个方面：视力、视野和眼压，有时眼压不高，但视力不断下降，视野不断缩小，这时也要请医生做详细检查和治疗。青光眼的病程变化因人而异，所以应该做到个体化治疗。

（4）治疗青光眼的药物多有副作用，因此在用药前要向医生详细述说自己的病史，例如心血管疾病、支气管哮喘、尿路结石、肾功能不全和糖尿病等，因为噻吗心安、贝他根和贝他舒一类眼药水，它们属于β-肾上腺受体阻断剂，可使心率变缓，引起支气管平滑肌收缩，因此有心动过缓和支气管哮喘的人不能应用；醋氮酰胺对尿路有结石和磺胺过敏者不能用，又因该药有排钾作用，长期服用本药者应同时补钾；心血管疾病、肾功能不良者勿用高渗剂；糖尿病患者禁用甘油。

（5）青光眼是一个慢性眼病，很多人需要长期局部用药，因此要学会正确滴用眼药水，滴眼药水的方法得当则疗效好，如不规范则疗效差，白花时间和金钱，还耽误疾病的治疗（详见本书第225问：如何滴眼药水？）。

十三、年龄相关性白内障的一些常识

150. 什么是白内障?

在正常情况下，晶状体像一块非常透明的凸透镜，直径约9毫米，厚约4~5毫米，位于虹膜之后、玻璃体之前，它可以变厚或变薄，把近处或远处传来的光线聚焦于视网膜上，使人能清晰地看到远近的事物。

晶状体在正常情况下是透明的，一旦变混，医学上就称它为白内障。晶状体变混的原因很多，最常见的是年龄相关性白内障，其次为外伤性、继发性、代谢性、药物性和中毒性白内障。按年龄划分，有先天性、青年性和老年性；按混浊的程度分，有未熟期（初期）、膨胀期、成熟期和过熟期。

年龄相关性白内障不痛不痒，视力逐渐下降，严重时瞳仁由黑变白，中医称“瞳仁淡白内障”或“园翳内障”。

151. 白内障患者突然出现“近视”是怎么回事?

人老了，晶状体的调节能力减弱，看近处的事物越来越困难，称为老花（老视）。晶状体有一个功能，它的上皮像一个“泵”，能把晶状体多余的水分排出，保持其正常形态。随着年龄的增长、老年的来临，晶状体逐渐变混，出现白内障，上皮“泵”的功能也逐渐失常，不能把多余的水分从晶状体“泵”出，因此就集聚在皮质层，使晶状体膨胀、厚度增加，医学上称这种现象为年龄相关性白内障的膨胀期。晶状体膨胀、变凸和焦点前移，使本来不戴老花镜就不能看近处的事物的老花眼脱掉了老花眼镜就可以读书看报了，变成了所谓的“近视”。这种“返老还童”的假象持续时间不会很久，老年性白内障就会由膨胀期进入成熟期，视物就会更加模糊不清。老花变近视这种现象在老年性白内障的发生和进展过程中，有时可以出现，但并非其独有，其他眼病也可能出现。所以“老花”一旦不花了，还是应该到医院检查一下，弄清其真正的原因，根据病因给予合理治疗。

152. 如何延缓年龄相关性白内障的发生？

老年性白内障大多发生在45岁以上的中老年人身上，其主要病变是眼睛的晶状体发生混浊，它的形成是由于晶状体发生广泛氧化反应。大自然中紫外线、机体自身产生的过氧化氢都可促进氧化。白内障是在日积月累的过程中逐渐形成，致使病人视力缓慢下降，渐致不能工作，影响生活的一种常见眼科疾病。所以预防白内障应从中青年开始：

（1）在众多保健方法中，合理的饮食可有效延缓白内障的发生和发展。

① 常饮茶。茶叶中含有一种鞣酸物质，具有抗氧化反应作用。白内障的发生是由于体内氧化反应所产生的自由基作用于晶状体，故经常饮茶可防止白内障的发生。有人研究，每日饮茶5杯，对防止白内障的发生和发展具有良好效果。

② 多食含有维生素C、B_2和E的食物。维生素C、B_2和E均具有抗氧化作用，能减少大自然及自身所产生的氧化剂对晶状体的损伤。富含维生素C的食物有番茄、柚子、柑橘、山楂、柠檬、苹果等；维生素B_2主要来源于酵母，肝、肾和肉类等，乳类中也含少量维生素B_2；维生素E在枣、杏、橙、番茄中含量较多，槐花、荞麦花内含量更多。

③ 据报道，叶黄素和玉米黄素可以延缓白内障的发生，这两种物质在西兰花菜和甘蓝中含量丰富，胡萝卜、香蕉等蔬果中也有。

④ 多食植物蛋白，如豆腐、豆浆、豆芽或其他豆制品。

⑤ 碘类物质参与晶状体代谢，可以延缓晶状体的混浊，含碘食物有海带、紫菜等。

⑥ 多食富含微量元素锌和硒的食物。当机体内锌和硒的含量不足时，可导致白内障的发生，所以预防白内障应适量多食一些富含硒和锌的食物，如沙丁鱼、瘦肉、花生、芦笋、核桃仁等。

⑦ 少吃含胆固醇高和含糖量高的食物，据报道，胆固醇和糖代谢与白内障的形成有一定关系，血中胆固醇含量高的人和糖尿病患者患白内障的几率大。因此宜少食含胆固醇高的食物，如蛋黄、鳝鱼、动物内脏等，也应改变酷爱甜食的习惯。

⑧ 中老年人适当补充水分，这对防止年龄相关性白内障的发生也很重要，不要等渴了再喝水，尤其是在出汗较多的夏天。

（2）保持健康体形。研究发现，腰围过胖的苹果型人群与臀围大的梨型人群相比，前者比后者白内障的发生率高30%。如果45岁以后能保持体形，减少肥胖，可以延缓白内障的发生，有句谚语“有钱难买老来瘦”。

（3）防止代谢综合征：近代研究发现，代谢综合征是诱发白内障的危险因素。什么叫代谢综合征呢？世界卫生组织的定义为：葡萄糖调节受损（糖尿病）和（或）胰岛素抵抗，同时伴有以下指标中的两项以上改变者：① 血压≥140/90mmHg；② 甘油三酯＞1.7mmol/L（150mg/dL）和（或）高密度脂蛋白胆固醇：男＜0.9mmol/L，女性＜1.0mmol/L；中心性肥胖（腰臀比：男＞0.90，女＞0.85；）③ 体重指数≥30；④ 微量蛋白尿。

（4）防止紫外线和红外线对晶状体的损伤，在太阳光强的室外工作时，尤其在雪地、海面上工作或逗留时，应戴上一顶有帽檐的帽子和一副能防紫外线的太阳镜。

（5）看电视、电脑时间不宜太长，荧光屏上的强光对眼有害无益。

153. 目前治疗白内障的药物有哪些？

目前治疗白内障的药物不少，有人说它无效，有人说它有效，其实都有道理。所谓无效，是指用药之后，晶状体混浊不会减轻；所谓有效，是指长时间滴用或口服治疗白内障的药物可以延缓白内障的进展。有人提出：如果把白内障需要手术的时间向后延长10年，那么白内障手术人数就会减少许多。这种说法是有道理的。近年来，随着人类对基因、分子生物学、药理学研究的进展，对白内障发病机制进行了大量研究，从而增加了药物治疗白内障的可能性。但到目前为止，尚未找到一种非常有效的药物，而常用的有：

（1）抗氧化损伤药物。由于已知在正常晶状体内谷胱甘肽（谷氨酸、胱氨酸和甘氨酸）含量很高，在老年白内障时明显下降。在实验性白内障时，可因谷胱甘肽的含量增加而使晶状体透明度有所改善。药物有谷胱甘肽滴眼液、乃奇安滴眼液等。

（2）抗醌体制剂。抗醌体药物可以阻止醌型物质氧化，阻止晶状体蛋白变性，市售商品有卡他林、法可林、卡林—U、白内停滴眼液等。

（3）复合制剂。仙诺林特眼药水是由维生素C、B_2、碘化钾、士的宁和晶状体蛋白组成的复合制剂。

（4）口服药。① 维生素C：具有抗氧化作用，能清除晶状体内的自由基，减少光线对晶状体的损伤。前房水中维生素C含量比血液中维生素C含量高出很多倍（约30倍）。随着年龄的增加，眼内维生素C含量逐渐减少，影响晶状体的透明，因此应增加维生素C的摄入。② 维生素B_2和E都具有很强的抗氧化作用，近代研究表明它们有拮抗晶状体混浊之功效。

（5）适当服用阿斯匹林。老年性白内障患者体内氨基酸水平常常偏高，其中色氨酸及其代谢产物与晶状体蛋白结合变成棕黄色物质沉淀下来，可以导致晶体混浊，而阿斯匹林可以减缓这一过程。

（6）中药。在白内障初期，常用中成药有：

① 杞菊地黄丸。主要成分：枸杞子、菊花、熟地黄、山萸肉、淮山、泽泻、茯苓、牡丹皮。

② 石斛夜光丸。主要成分：石斛、人参、山药、枸杞子、五味子、犀角、羚羊角、甘菊花、天冬、麦冬、云苓、生地、熟地、杏仁、牛膝、蒺藜、川芎、防风、甘草、黄连、枳壳、草决明、菟丝子、肉苁蓉、青葙子。

③ 障眼明片。主要成分：肉苁蓉、山萸肉、枸杞子、党参、黄芪、菊花。

应用上述 3 种中成药时，忌食辛辣、刺激性食品。

154. 人工晶状体植入术后要注意什么？

白内障发展到一定程度，视力下降，影响工作和生活，此时要进行手术治疗。目前常用的方法是在超声乳化吸出混浊的晶状体的同时，植入一个与其屈光度相当的人工晶状体，可以明显恢复视力，但术后应注意：

（1）白内障手术前视力模糊，眼前一片灰暗，术后如拨云见日，眼前一片光明，病人会非常高兴，但要小心，不要伤及刚刚手术完的眼睛。

（2）术后第 2 天除去术眼敷料，病人应以休息为主，也可短时间在室内轻轻活动，如果需要散瞳，在瞳孔散大的时间内，宜仰卧，防止低头，避免人工晶体移位。

（3）避免剧烈活动，不低头、不挤眼、不揉眼，严防碰击眼睛，不要用力憋气、剧咳，如有喉头不适，应轻轻地、慢慢地咳嗽。

（4）目前人工晶状体的制造越来越精良，但它被植入眼内之后，总归是个异物，同时手术虽然轻微，也是一次眼内手术，对眼内组织总会有些损伤，炎症反应不可避免，因此术后每天要滴抗生素和糖皮质激素眼药水，次数多少和时间长短视术后反应而定。

（5）术后如发生下列症状：① 术眼红、疼，视力下降，可能发生了过敏性葡萄膜炎；② 术眼除红、痛、雾视还伴随有恶心、欲吐，可能是并发性青光眼，应急诊复查。

（6）少吃辛辣、刺激性食物，如大葱、辣椒等。

（7）术后应忌烟、限酒。

（8）人工晶状体不能调节，不能随意看远和看近。另外按公式计算出的人工晶状体度数也不一定完全符合每个人的情况，因此，有部分人为了工作和学习，术后 3 个月仍需戴眼镜。

155. 白内障术后视力会下降吗？

白内障摘除同时植入人工晶状体，术后视力会提高很多，但有10%左右的病人，视力在术后不同的时间出现下降，其中原因很多，最常见的是保留的自身后囊膜发生了混浊，医学上称为“后发障”。如果对视力影响不大，可以用药物治疗。如果明显影响视力，也不必过分忧虑，大部分可用Nd：YAG激光治疗，重新恢复视力。

十四、眼肌的生理与病理

156. 眼观六路的生理学基础是什么?

从低等动物发展为高级动物，两眼的位置越来越向前移，促进了视力的集中和协调，建立了人类特有的立体视觉。两只眼睛，每只各有6块肌肉，左、右、上、下转动，又有内旋和外旋，配合默契，随时可以看到眼前的一切。

眼球运动要靠12块肌肉，每眼6块（上、下、内、外直肌和上、下斜肌）。在正常情况下，眼球内转时，瞳孔内缘可达上、下小泪点的连线；外转时，角膜外缘可接近外眦角；上转时，角膜下缘达到内、外眦连线；下转时，角膜上缘达到内、外眦连线。6块肌肉受3条脑神经支配，外直肌受外展神经支配，上斜肌受滑车神经支配，其余4块肌肉（上、下、内直肌和下斜肌）受动眼神经支配。

支配眼肌的神经一旦有病就会出现两个主要的症状：一是复视（把一个物体看成两个），二是眼球运动障碍（麻痹性斜视）。严格地说，前者是主观症状，后者是客观体征，二者都是因为支配肌肉的神经发生了问题。神经冲动不能下达到肌肉，两只眼球的运动失去协调，就产生了主观症状——复视。

当然，上述症状和体征也可由肌源性或机械性限制因素所引起。

157. 麻痹性斜视常见原因有哪些?

（1）周围神经炎：外展神经常见，也就是外直肌麻痹，眼向内斜。此病常在受凉、伤风、感冒或上呼吸道感染之后发生。

（2）外伤：眶部直接受外伤冲击。脑震荡昏迷苏醒后，有时可留下眼肌麻痹后遗症。

（3）脑血管疾病：3条支配眼外肌的神经从神经核发出，到达眼外肌要经过很长的一段路程，有时要和颅内血管交叉，因此脑动脉硬化时，硬化的血管可以压迫神经，其他如颅内出血、血栓形成也可诱发眼肌麻痹，产生麻痹性斜视。

（4）肿瘤：动眼、滑车和外展3条神经在颅底前行，经眶上裂进入眼眶，到达眼肌。因此颅内或眶内发生肿瘤时，很容易压迫神经，从而引起麻痹性斜视。鼻咽癌有时在鼻部症状不明显时就可见到外直肌运动障碍。

（5）脑膜炎：颅底部脑膜炎常引起麻痹性斜视。

（6）全身病：常见者有糖尿病和突眼性甲状腺机能亢进。

从以上原因可以看出，麻痹性斜视的原因很多，其中有轻有重，有缓有急，有局部有全身，有炎症有肿瘤。因此，一旦发生，就要进行全面检查，找出病因，及时治疗，才能获得良效。

158. 复视是怎么回事？可能有哪些原因？

平时我们看世界，无论用单眼还是用双眼，外边的物像都是一个。

一旦外界的物像由一个变成了两个或多个，也就是当用眼睛看人时，突然变成了两个人或几个人，医学上称这种现象为复视。

复视有两种，一种是双眼复视，就是两只眼睛各看一个，不能融合，当遮上一只眼睛时，物像就剩下一个。另一种是单眼复视，就是一个眼睛把物体看成两个或多个。其中原因很多，下面分别加以叙述。

（1）**双眼复视**

① 麻痹性斜视：详见本书第157问。

② 斜视矫正术后，由于长期斜视形成的视网膜对应和抑制，当用手术把斜视矫正过来之后，有时可能出现复视。

③ 度数比较高的框架眼镜，由于瞳孔距离发生错误，过大或过小，瞳孔中心和眼镜中心分离，因三棱镜的作用，会引起复视，医学上称为获得性复视。

（2）**单眼复视**

① 瞳孔异常：先天多瞳症。外伤引起的虹膜根部离断。

② 晶状体脱位。

③ 未成熟的白内障：晶状体混浊呈条状，将瞳孔分成两个或数个，有时晶状体内有水隙形成，晶状体各部分屈光力产生了差异，出现类似三棱镜的作用，这也可产生单眼复视。有些中老年人来看病，主诉，晚上用一只眼看月亮时变成两个，或者两三个簇拥在一起，这很可能是白内障的未成熟期。

④ 癔病或中枢神经病变时也能发生单眼复视。

十五、常见内眼病及其相关眼病的一些常识和保健

159. 什么是“中浆”?

“中浆”是一种常见的眼病，它的医学全称是中心性浆液性脉络膜视网膜病变。其发病的真正原因尚不明了，可能是多因素作用的结果，曾有缺血、感染、炎症、免疫反应、代谢障碍等说法。发病年龄多在25~30岁（青壮年），男多于女，其比例约为7:1。

“中浆”的自觉症状有：突然出现视力下降，眼前如有雾或被薄纱遮挡，视物变形、变小，视野出现如雾如纱的淡影，有时伴有色视，怕强光。

“中浆”是一种自限性疾病。何谓自限性疾病？就是有些病不进行治疗，它自己也会慢慢好转，但时间较长，经过治疗可以缩短病程，预后较好。中浆愈后容易复发，第一次患病经过治疗多能完全治愈，视力恢复正常，但是，多次发作常使视力下降，视功能不能完全恢复。

因此，“中浆”患者在患病之后要注意保健，尽可能减少发作次数或不再发作。

160. “中浆”易复发，如何保健和预防?

“中浆”的真正原因未明，可能受多种因素影响，因此应从多方面保健。

（1）有些病例发作前常有伤风感冒病史，因此，在“中浆”痊愈后，要注意冷暖，随时增减衣服，防止伤风感冒。

（2）“中浆”痊愈后，不宜过劳，过劳易引起复发。

（3）情绪波动也是其诱因之一，不少患者在发病前有过紧张、忧虑、暴怒或悲伤等情绪波动，所以，病后要控制情绪，创造一个较为宽松的生活和工作环境。

（4）治疗可能作为诱因的病灶，如龋齿、扁桃腺炎、副鼻窦炎，风湿性关节炎等。

（5）在患病期间或疾病初愈时，不宜应用糖皮质激素类药物。

161. 哪些人易患年龄相关性黄斑变性？其危险因素是什么？

年龄相关性黄斑变性，也称增龄性黄斑变性，旧称老年性黄斑变性，中老年人易得，是目前致盲眼病之一。

何谓“黄斑”？黄斑位于视网膜中央，是人类视觉最敏感的部位，一旦受损，中心视力就会下降，看东西变形，越想看清楚就越看不清楚，最后只能用余光（黄斑周围视力）看世界。年龄相关性黄斑变性，到目前为止，其真正原因尚未清楚，但已知有些人群易发和一些相关的危险因素。

（1）年龄。年龄越大，发病率越高，根据一些学者调查统计：汉族 70 岁以下的发病率为 5% ~7%；70 岁以上则为 15% 左右。

（2）性别。男女之比大约为 2∶1。

（3）种族。白种人较黄种人和黑种人多见；在我国，据报道，藏族和维吾尔族发病率稍高于汉族。

（4）遗传因素。有家族史者易发。

（5）心血管系统有病者易得。

（6）营养失调，经常吃细粮者发病率高。

（7）有自身免疫性疾病者发病率高。

（8）长期慢性光损伤是引起黄斑区视网膜色素上皮及光感受器发生变性的重要原因。

（9）长期吸烟可导致年龄相关性黄斑变性的发生。

162. 如何预防年龄相关性黄斑变性？

年龄相关性黄斑变性治疗方法不多，效果也不理想，所以对此病防重于治，平时保健很重要。

（1）易发人群和有致病危险因素者要特别提高警惕，平日须重视眼卫生保健。

（2）需要在强光下行走、旅游或工作的人群，建议戴浅色或棕色眼镜，减少紫外线和强光对眼睛的照射，预防黄斑区视细胞的光损伤。

（4）视网膜上皮及脉络膜中含锌量较高，参与维生素 A 脱氢酶、过氧化氢酶等许多酶的活动，因此可适当小量内服葡萄糖锌片。

（5）维生素 C、维生素 E 和胡萝卜等也能降低年龄相关性黄斑变性的发生率。

（6）老年人的眼睛长期受到光线的伤害，尤其是蓝光对视网膜伤害较强。研究发现，叶黄素和玉米黄素能够消除蓝光和自由基对视细胞的伤害，保护黄斑部视网膜的机能，但是在年龄相关性黄斑变性时，这两种物质比正常的低。因此在食物中应加以补充。深绿色蔬菜和黄色水果是摄取叶黄素和玉米黄素的主要食品，菠菜含量较丰，此外还有长叶莴笋、西兰花、玉米、青豌豆和蛋黄。枸杞子含有丰富的玉米黄素，久服可滋肾明目，中医常用杞菊地黄丸治疗黄斑病变和视物模糊，恐怕也与此有关。

（7）饮食上不宜吃过多精细食品，宜粗细结合，鱼肉中含有丰富的ω-3脂肪酸，它对视网膜有保护作用，海鱼和深海鱼类更好。

（8）烟、酒对年龄相关性黄斑变性有害无益，易发人群最好戒烟限酒。

163. 什么是视网膜脱离？

视网膜位于眼球的内层，是一层由神经组织构成的极薄的膜。它本身又分10层，最外层是色素上皮层，它和视神经上皮层之间有一潜在腔隙，因此视网膜脱离是指视网膜神经上皮层离开色素上皮层，而色素上皮层还留在眼球壁上，如图56所示。

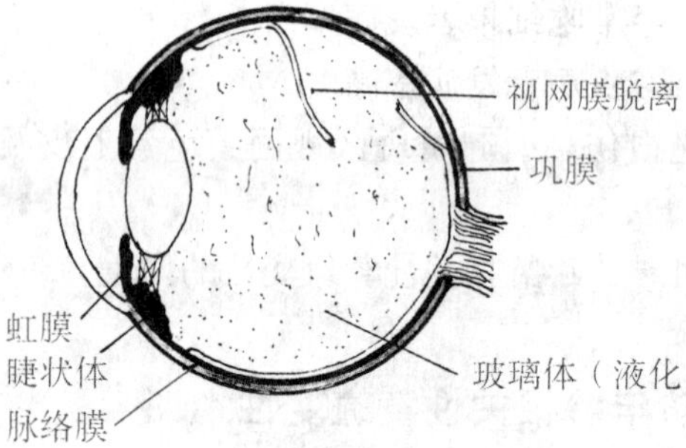

图56 视网膜脱离示意图

如果把眼球比作一架照相机，视网膜就好比胶片，视网膜神经上皮好比胶片的感光材料，色素上皮层则像胶卷的基片，视网膜脱离之后，这一部分的视力就会明显下降，基本上看不见东西了，这就像胶片上的感光材料失效，胶片无法感光成像一样。

164. 视网膜脱离早期有哪些症状？

（1）飞蚊现象。此症出现最早，特别是高度近视眼患者或近期有眼部外伤的患者，如果发现眼前有飞蚊增加，其增加速度又比较快，这时就应提高警惕，是不是视网膜脱离的前奏。

（2）闪光感。视网膜脱离的患者常发生玻璃体脱离，脱离的玻璃体常与视网膜有粘连，当体位急剧变化时，玻璃体也会跟着晃动，尤其是液化的玻璃体，因此视网膜就会被牵拉和激惹而产生闪光感。

（3）视力突然下降。视力下降的程度因脱离部位及范围而异。黄斑部脱离除视力下降外，开始时还有视物变形及小视症。

（4）视野缺损。用患眼看东西时，所看范围出现缺损，也就是医生常说的视野缺损，有时性格幽默的患者会开玩笑地说：“医生，你怎么没有脑袋?”其实这是下方视网膜脱离的症状，下方视网膜脱离，看不到上边（上面视野缺损），上方脱离看不到下边（下边视野缺损），以此类推，左、右侧也是如此。

165. 哪些人易发视网膜脱离?

（1）高度近视眼的眼球直径变长，脉络膜变薄，视网膜出现变性、萎缩，同时玻璃体也出现液化，所以容易发生视网膜脱离。有人统计，高度近视者（-6.0D 以上）占视网膜脱离的56%～59%。

（2）眼睛受到钝器伤，或严重挫伤时，瞬间眼球变形，一缩一张，可以引起周边部视网膜撕裂或产生视网膜裂孔，继而形成孔源性视网膜脱离。

（3）原有视网膜囊样变性的患者，外界很轻微的，甚至有时病人都未觉察到的碰撞和压迫也可引起囊样变性处破裂，形成裂孔。

（4）有家族遗传因素者，在一个家族中可以发生数名视网膜脱离患者，说明此病可能存在有遗传因素。

（5）玻璃体液化同时又有视网膜变性的患者，视网膜脱离的几率增加。

166. 为什么说视网膜脱离预防胜于治疗?

到目前为止，治疗视网膜脱离的手段可以使视网膜达到解剖上的复位，但无法完全恢复受损的视功能。为了预防视网膜脱离，建议有视网膜脱离危险的人群注意下列5点：

（1）避免扛、挑、担、抬等重体力劳动，不宜参加举重、拳击、拔河、跳高、跳远、跳水、投掷铅球、铁饼等剧烈运动，因为上述运动可引起腹内压增高，影响眶内及眼内血管，并使之充血，当腹内压消除时，充血消失，使眼球壁发生变形，玻璃体随之震荡，引起机化条索的牵拉而产生视网膜裂孔，引发视网膜脱离。

（2）在进行紧张的手—眼近距离劳作，如书写、打字、雕刻、刺绣、缝纫时，要注意休息，不可过劳。超负荷的近距离工作，由于过度调节和屏气也会引起眼局部充血，造成眼球内各组织的依存关系失去平衡，从而容易造成视网膜脱离。视网膜脱离易发人群连续近距离工作，超过 2 小时就应作片刻休息，休息的方法很多，如闭目养神、凭空远眺、眼眶周围穴位按摩等，均可加快视力的恢复。

（3）不要用牙齿咬过硬东西，因为突然咬断硬的食物，可以引起牙齿的震动，通过骨传导也可刺激眼睛，增加视网膜脱离的几率。

（4）避免任何物体对眼的撞击。在临床上遇到过不少年轻的莘莘学子在打球过程中被篮球或网球击中眼睛而造成视网膜脱离的病例。

（5）对于有视网膜脱离危险因素的人群，体育锻炼也是必不可少的，但要选择运动量不大、碰撞机会较少的项目，如慢跑、散步、太极拳、乒乓球等。

对于高度近视者，如能做到知己之弱点，重点保护，完全可以减少视网膜脱离的发生。

167. 视网膜脱离术后如何自我保养？

视网膜脱离经过手术治疗之后，多数患者可以恢复部分视力，这一点视功能，不能言小，得之并非容易，因而术后要特别注意保护。

（1）刚刚手术完之后，应卧床休息 6～7 天，头部少动，闭目养神，使脱离的视网膜能紧贴球壁，复位愈合。

（2）卧床休息之后，当脱离视网膜已基本平复，此时行动仍然要慢节奏。

（3）术后进食宜选择易消化的食物，多食蔬菜、水果和适量富含蛋白质的食物，同时增加维生素 A 的摄入量，如多吃猪肝、羊肝和胡萝卜等。

（4）出院回家或术后外出，坐汽车时要坐在前边，和司机商量一下，要求车速慢一点，防止颠簸诱发再次脱离。

（5）术后一个月内，洗头要请人帮忙，洗头时要采取仰卧位，轻轻冲洗并保护好术眼，切忌个人长时间低头洗澡和洗头。

（6）术后要注意冷暖，防止受凉、感冒，千万不可剧咳。

（7）术后 1 个半月可以做些力所能及的事，但要防止头部震动，以防再次脱离。

（8）术后 3 个月内要定期到医院复查，遵医嘱按时用药。

（9）视网膜脱离术后，屈光系统会发生改变，与原来的屈光状态不一样，术后 3 个月或更晚一些时候要重新验光配镜。

（10）如果出现视力下降或在眼前出现闪光，应及时到医院复查。

（11）术后很长一段时间内要劳逸结合，避免重体力劳动和剧烈运动，同时要正视自己眼部疾患的现实，调整心理状态，心情愉快地生活和工作。

168. 眼前有黑影飘动是怎么回事？

在眼科门诊，经常有些患者，大多数是中老年人，也偶尔有年轻人，主诉：近来眼前有黑影飘动，是怎么回事？还会把黑影描述得淋漓尽致，这种黑影不是纯黑的，而是灰色的，如点、如线、如蚊子、如蝇翅，在眼前飘动，在暗处看不见，在明亮处容易看见，晴天背太阳，仰望晴空，这种淡灰色半透明的影子更易出现，这是什么病？能治疗吗？

上述症状医学上称为飞蚊症。飞蚊症有两种，一种是生理性的，一种是病理性的。病理性的飞蚊症，确切的称呼，应该是玻璃体混浊。

生理性飞蚊症是由于在透明的玻璃体内残留有胚胎细胞、变性细胞或视网膜血管中流动的血细胞，通过光线的投射，刺激感光细胞所产生的感觉，就好像在一盆透明的清水中有几点杂质在飘动一样。生理性飞蚊症并非是黑影，而是淡灰色，最多也只能是灰黑色；不是全不透明，常常是半透明，数目很少，一般1~4个，自己可数，相对稳定，一般不增多或增加非常之慢，视力良好，眼底正常，既然如此，不必过多担心。

病理性飞蚊症，其实质是玻璃体混浊。玻璃体混浊是由眼局部或全身病所引起，常见疾病有高度近视、葡萄膜炎、视网膜炎、玻璃体出血，玻璃体变性。这种病理性飞蚊症数量多，色暗，近似黑色，不透明，飘浮不定，时集时散，随时可见，而且，视力下降，眼底镜下可见玻璃体混浊和眼底病变。这种病理性飞蚊症一定要看医生，查找病因，进行治疗。

169. 糖尿病患者眼部可能出现哪些变化？

糖尿病的发病过程中，眼睛的变化最为常见。

（1）球结膜下出血：糖尿病时球结膜微小血管出现限局性扩张，如球，医学上称为小血管瘤，壁薄易破，常常导致结膜下出血。

（2）角膜知觉敏感度下降：与糖尿病患者神经病变的严重程度呈正相关。

（3）近视和远视：血糖过高时，晶状体吸收水分、膨胀、变凸，出现近视，相反也可诱发远视。当血糖逐渐平稳时，可以逐渐恢复正常视觉。

（4）糖尿病性虹膜睫状体炎：不多见，一旦发生则比较严重。

（5）白内障，糖尿病性白内障中年人多见。中年之后，老年因素和糖尿病因素常常并存，糖尿病可以加速老年性白内障的形成。

（6）视网膜病变：据统计，病程10年以上的糖尿病患者，有50%发生视网膜病变；病程15年以上者，有80%发生视网膜病变。有些患者，来眼科看病，主诉视力模糊；查眼底，发现有小出血点和微血管瘤，当再询问患者时，有时却一口否认有糖尿病。当进行全身检查和化验血糖之后，客观资料证实已患上了糖尿病。因此有些糖病患者的症状首先出现在眼睛，首先来眼科看病。不过，糖尿病引起眼底改变的发生率并非固定不变，如能早期发现，有效控制血糖，视网膜病变的发生率也会减少。

170. 糖尿病患者应如何护眼？

糖尿病可以派生很多眼疾，为了护眼，也为了全身健康，要注意下列几点：

（1）尽量多了解一些有关糖尿病的知识。

（2）准确将血糖浓度控制在正常范围之内，从而减少眼部损害。

（3）注意饮食：

① 要有足够的热量，要按患者的性别、年龄、身高或按简易公式计算出患者理想的体重（千克）=身高（厘米）-105，然后根据理想体重和工作性质，参照原来的生活习惯，计算每日总热量，成年人：每日每千克理想体重应给予的热量是：A. 休息状态：105~125.5kJ（千焦耳）（25~30kcal）（千卡）；B. 轻体力劳动：125.5~146kJ（30~35kcal）；C. 中等体力劳动：146~167kJ（35~40kcal）；D. 重体力劳动：167kJ（40kcal）。

② 合理搭配碳水化合物、蛋白质和脂肪：碳水化合物应占食物总热量的50%~60%，采取少食多餐，粗细粮搭配。蛋白质和脂肪应占总热量的15%左右，即成人每日每千克理想体重进食蛋白和脂肪为0.8~1.2克，其中应有1/3来源于动物蛋白。此外，每日饮食中应有可溶性纤维素，含量应在40克左右，它可延缓食物的吸收，降低餐后血糖高峰，促进胃肠蠕动，防止便秘，有利于改善糖和脂肪的代谢。

③ 忌食各种糖果、甜食、含糖饮料和蜂蜜等含糖食物。

（4）选择适合自身的体育和娱乐项目，调整心态，正确认识疾病。

（5）要改正几个错误的观念。

① 素食可以多吃吗？素食也可以增加体重，而且淀粉经过代谢可以转化为葡萄糖，影响对血糖的控制，因此素食也不可食之过量。

② 服用降糖药物后，仍要控制饮食吗？服用降糖药后，也不可大吃大喝，还要和往常一样控制饮食，因为不控制饮食就会加重胰岛的负担，而过多的服

用药物则会引发副作用，因此应用降糖药物之后，仍要很好地控制饮食。

③ 过多减少主食也不对，主食吃得太少时会发生低血糖和饥饿性酮症。因此适量适度，合理搭配才为上策。

（6）一旦被确诊为糖尿病，即使眼睛没有症状，也要定期做眼部检查，至少每半年一次，如果出现眼红、眼痛或视力下降，要及时就诊，做到早发现、早治疗，争取好效果。

（7）如果已有糖尿病性视网膜病变和眼底出血，要避免参加剧烈运动。

（8）糖尿病患者，如果同时有其他疾病，在看其他病时，一定要把糖尿病病史告诉医生，因为有些药物对糖尿病患者不利，会降低糖耐量，引起血糖升高，尿糖阳性，如糖皮质激素、甘油、阿斯匹林、吲哚美辛（消炎痛）、避孕药和某些抗抑郁药。

［注］KJ：千焦耳，焦耳是功单位。KCal：千卡，卡是热量单位。

171. 高血压患者为什么会出现视力模糊?

高血压动脉硬化的患者，有时视力会出现模糊，这是为什么呢?

高血压时，眼底动脉可以发生痉挛，引发视网膜供血不足，导致一过性视力模糊。眼底动脉是终动脉，没有吻合支，一旦某个区域发生痉挛，该区域视力就会出现模糊。例如视网膜颞上动脉发生痉挛，就会感到鼻下方的视力不清；全部眼底动脉发生痉挛，眼前就会一片朦胧。由于眼底动脉痉挛而引起的症状，经过适当休息和治疗，大多数可以恢复。

高血压动脉硬化严重时视网膜可因缺血而水肿，甚至出现渗出和出血，这也会引起视力模糊。如果病变发生在黄斑区，视力就会明显下降。

上述的变化和现象也可发生于肾性和其他原因引起的高血压。

因此患有高血压者，无论是原发的还是继发的，都应在内科治疗的同时还要到眼科随诊。

172. 原发性高血压患者眼睛可能发生哪些变化？如何保健?

在临床上，高血压常常和动脉硬化同时存在，原发性高血压在眼部的表现有：

（1）眼睑：可以出现眼睑皮下出血，眼睑下垂。

（2）结膜：可以出现梭形、囊状、小球状的红色小圆点，称为微小血管瘤，但它并非高血压所独有的症状，糖尿病时也可见到，一旦破裂，就成为轻重不等的结膜下出血。如果反复发生，就要警惕视网膜小动脉或颅底动脉的出血，因为它们都是来源于颈动脉。

（3）虹膜睫状体：可以产生调节机能不全。一旦动眼神经受累，可以出现瞳孔散大，同时有上睑下垂和复视。

（4）原发性高血压也可造成脉络膜的血管硬化，一旦破裂，可以引起眼内大出血，不过很少见到。

（5）眼底：高血压初期视网膜小动脉痉挛变细。持续性的痉挛可使动脉发生硬化，厚到一定程度时，管壁就变成金黄色，所谓“铜丝现象”。当管壁极度增厚时，管腔内的血柱就看不到了，外观呈白色，即为“银丝现象”。再进一步发展，进入视网膜病变期，眼底就可看到出血和渗出，最后出现视乳头水肿。

一旦确诊，除治疗外，还要做好日常保健：① 生活规律；② 充分睡眠；③ 按时服用降血压药；④ 适量应用维生素 C 和芦丁；⑤ 力求情绪稳定；⑥ 多食蔬菜、水果，少吃含胆固醇的食品。

173. 高血压患者为啥要查眼底？

高血压是全身病，它可以影响心、眼、肾和脑等器官，在这些器官中，唯有眼底血管可以用眼底镜看到，而且看得很清楚。1964 年我国高血压及心血管学术会议提出将其分为 4 级，Ⅰ级：视网膜动脉痉挛，也就是说在这一期，眼底动脉变细是功能性的，用药后可以缓解或恢复正常。Ⅱ级：又分为 A、B 两级，A 级：视网膜动脉轻度硬化；B 级：视网脉动脉显著硬化。Ⅱ级已进入了器质性病变。Ⅲ级：Ⅱ级 + 视网膜病变，也就是说除了眼底动脉硬化之外，眼底还可见到出血渗出。Ⅳ级：Ⅲ级 + 视乳头水肿，此期预示可能有颅内水肿和肾功能不同程度的受损。

由于视网膜血管的改变与全身血管系统的变化大致相平行，故检查眼底可以判断高血压患病时间的长短及其严重程度和其他脏器受损的情况，并可显示治疗过程中病情的好转与恶化，作为内科治疗和判断预后的参考。

174. 常见突然失明眼病如何自我急救？

有些突然失明的眼病，如果患者懂得一些急救常识，对所患眼病进行自我急救，有时会收到部分或很好的效果。因为是急病，急救措施要分秒必争，失之毫厘，就会谬以千里。现将常见突然失明的眼病症状和自我急救方法介绍如下：

（1）视网膜中央动脉痉挛或阻塞。此病可以发生于任何年龄，多见于高血压动脉硬化的老年人，患者视力突然丧失，有时是部分，有时是全部，全部丧失时称为黑朦，眼前一片黑暗。有时是部分视力丧失，称作偏盲，一半看不见或一个象限看不见；视力丧失前的一瞬间可以出现雾视、光视或色视，间或伴有头痛和头晕症状。

视网膜中央动脉痉挛或阻塞，主要是中央动脉血流受阻，视网膜得不到血液供应而造成视功能丧失。我们都知道，视细胞很像脑细胞，一般超过 4 小时得不到血液供应就会永久失明，此时如果能使血管扩张，血液就有可能通畅或部分通畅，从而保存原有视力或部分视力。自我急救的措施如下：

① 找一个中等大小的塑料袋，张开一个小口，开口对着嘴，不断进行呼吸，不要让呼出的二氧化碳（CO_2）跑掉，使袋内 CO_2 的浓度增高，CO_2 有扩张血管的作用，对痉挛或阻塞的动脉有益，但作用较弱。

② 如果自己带有保健盒，内装有硝酸甘油片，立即取一片放在舌下，效果较好。

③ 马上到医院求医。

（2）视网膜脱离。本病可发生于任何年龄，以 20 ~ 50 岁多见，常单眼发病，患者多有中度或高度近视，视网膜脱离常从一侧开始逐渐向中央移动，当波及黄斑时，视力则明显下降。

视网膜脱离有其前驱症状，由于变性的玻璃体对视网膜发生牵引，眼前会出现火花和闪光感。随着视网膜脱离面积增大，眼表出现黑影遮挡，此时患者应停止活动、静卧，使网膜脱离的范围不致进一步扩大。乘车去医院就诊时应尽量减少颠簸，车速宜慢，但也要争取时间。

（3）闪辉暗点性偏头痛，又称暂时性不全黑朦。此病有轻有重，变异较多。轻者仅有视物不清或暗点，20 分钟左右即逝；中度者有视物不清或暗点，随之有轻度头痛和呕吐；重症者有暂时性黑朦，时间长短不一，伴有明显的头痛、呕吐，有时手脚不灵。

闪辉暗点性偏头痛的前驱症状：眼前锯齿状闪光，视野内出现暗点和视物模糊。此病可反复发作，间隔周期有长有短，发作之后，很少留下后遗症。

此病发作时，如在街上行走，当前驱症状出现时，立即找一个街边墙角或人少没有车的地方闭眼稍作休息，待视力恢复后再走。在发作之前千万不可抢穿马路，防止发生车祸。

（4）青光眼急性发作，可分亚急性发作和急性发作两种。亚急性发作期为急性发作的前驱症状，一般与情绪、身体过劳有关，常在夜间发作，经休息或转变环境后多自行缓解，但可反复。急性发作常常是亚急性的进一步发展，也有第一次急性发作就很严重的，但较少。急性发作时视力急剧下降，眼部淤血，瞳孔散大，呕吐，有时被误认为是胃肠道疾病。

因此建议：曾有青光眼发作经历的患者，每当出现前驱症状时，就要想方设法改变环境，消除诱发因素。（详见本书第145问：哪些因素易诱发青光眼急性发作?）

（5）眼化学伤的预防和自我急救（见本书第193问）。

（6）眼火烧伤、热灼伤的预防和自我急救（见本书第194问）。

175. 眼前出现异常颜色应想到什么?

眼前出现异常颜色或亮光是某些疾病的征兆，应引起警惕。

（1）虹视：当看灯光时，在灯光的周围出现一圈如雨后之彩虹，医学上称为虹视，这是青光眼急性发作的征兆。

（2）火花和闪光：眼前出现火花或闪光，这是网膜脱离的前驱症状，是由于液化的玻璃体牵拉视网膜所引起。视网膜炎、脑枕叶局部病变和脑挫伤时，一些患者有时也有这样的主诉。

（3）多色的闪光亮点：是闪辉暗点性偏头痛的视觉症状，一般可持续5～20分钟，有时可更长一些。

（4）红视：眼前出现一片红色或大小不等、形状不一的阴影，随眼球转动而转动或稍有飘动，这是玻璃体出血的表现。其实玻璃体本身没有血管，出血多由于视网膜血管的疾病，如视网膜静脉周围炎、视网膜静脉阻塞、高血压动脉硬化等。

（5）黄视：见于黄疸病、一氧化碳中毒、癔病，多种药物中毒：如洋地黄、链霉素、乙胺丁醇、磺胺、双氢克尿噻、非那西汀、乌头。

（6）紫视：大麻中毒的早期表现。

（7）绿视：绿视是癫痫的先驱症状，因此，癫痫病患者一旦出现绿视，要立即停止活动，找一个安全地带休息。灰黄霉素和乙胺碘呋酮也可引起绿视，前者因毒性大，已很少使用，后者应立即停药，绿视多自行消失。

176. 眼与头痛有关系吗?

眼是大脑的延伸，因此颅内有病，眼睛常有表现。

（1）视力下降和头痛。眼睛是大脑之窗，视神经像一条电缆，从前额直达后边的枕部，称为视路。颅底有病时，如颅底炎症，占位性病变主要是颅内肿瘤，梗阻性脑积水、高血压、动脉硬化、颅内出血或血肿都会引起头痛，同时又有不同程度的视功能障碍。因此有时颅内疾患，首诊在眼科。

（2）眼型偏头痛。此病是反复发作的搏动性血管性偏头痛，每次可持续数小时，其典型的临床症状是常先出现视觉症状，如闪光、雾视、偏盲和一过性黑朦，因此常常到眼科就诊。

（3）眼病引起的头痛。有些眼病可以伴有不同程度和形式的头痛，例如青光眼急性发作可以引起剧烈的偏头痛，有时伴有恶心和呕吐，因此病人自认为得了胃肠道疾患，到内科急诊。又如严重的虹膜睫状体炎所产生的疼痛，可辐射到眉弓、颞部及额部。远视散光、老光和隐性斜视都可以引起眼胀和轻度头痛。

综上所述，有些全身病可以引起眼部症状和头痛。有些眼病在其症状中也蕴藏着不同程度的头痛。所以头痛时，患者不要只告诉医生头痛，如有眼睛不适，也要告诉医生，以引起注意，此有利于病因的查找，以免遗漏元凶，让头痛久治不愈。

177. 心理和精神因素与眼病有关系吗？

人是一个整体，宏观上它有三大系统：神经系统、内分泌系统和免疫系统，这三大系统与微观的基因互相平衡，使机体保持自身的“内稳定”，这就是生理状态。一旦某一系统失去平衡，将引起连锁反应和互动作用，导致平衡失调，出现异常，是谓病理状态。我国医学家很早以前就认识到了这个道理，提出了“阴平阳秘，精神乃治”。

（1）癔病性低视力或黑朦，是在精神创伤之后发生的一种眼病，与精神、心理和环境因素密切相关，男女老少均可发生。例如：有一位年轻妇女，因夫妻吵架，精神受到严重刺激，翌日晨起，双眼视力明显下降，来诊时双眼裸眼视力均为0.2，近方视力为0.1，不能矫正，检查眼压、眼底、荧光眼底、眼电生理、眼B超及头部MRI均在正常范围，视野检查，结果多变，螺旋状向心性缩小，请心理精神科专家会诊，同意眼科印象诊断——癔病性低视力。经用心理和暗示疗法，视力逐渐提升，一周后，双眼视力恢复到1.0。

（2）儿童弱视，并非心理疾病，但有心理因素，因此在治疗过程中，家长和医务人员应该根据行为治疗原则，采取多奖励、少批评的方法，使单眼视的不正常行为变成双眼单视的正常行为。

（3）原发性闭角型青光眼的急性发作，俗称“气朦眼”。不难想象，和“生气”有密切关系。所以此病的发作与心理因素的关系就可想而知了。因此有青光眼素质的人，一定要在出现前驱症状时，积极设法解除或避免容易导致其发生的社会因素和心理因素，以达到预防和保健目的。

（4）患单孢病毒性角膜炎时，其细胞免疫功能低下，已被证实。乐观开朗的心理可以增强机体的抗病能力，对未来美好的想象和追求可以改善机体的免疫功能。因此单孢病毒性角膜炎患者应以乐观豁达的心情对待疾病，和医生密切配合，共同治疗，一可缩短病程，二可减少复发。

精神心理对疾病有影响，与卫生保健也有着密切关系，所以在锻炼身体的同时，也要注意精神心理的修养。

十六、眼睛也能染性病

性病在世界范围曾广泛传播，我国通过大规模防治性病措施，曾于1964年将内地的性病基本消灭。近年国际交流增加，性病又重新开始蔓延，成为社会的新问题。

178. 淋菌和包涵体可以引起结膜炎吗？

淋菌和包涵体性结膜炎，除了成人，新生儿也可患淋球菌性结膜炎，它是新生儿致盲眼病之一。成人淋球菌性结膜炎病菌多由自身或他人的尿道分泌物感染；新生儿淋球菌性结膜炎多在出生时被母体阴道炎性分泌物或其他淋菌污染物所感染。淋球菌性结膜炎的症状表现为眼结膜发红、高度充血、水肿，眼睛出现大量的脓性分泌物，严重者还可发生角膜炎，出现角膜混浊、溃疡，甚至可以致盲。

包涵体性结膜炎是D-K型沙眼衣原体所引起的一种急性或亚急性滤泡性结膜炎。包涵体可以感染男性尿道和女性生殖泌尿道，由手眼接触传染到结膜。新生儿包涵体性结膜炎是胎儿通过产道时被衣原体所感染；成年人包涵体性结膜炎多由自身或游泳时感染。

179. 阴虱可以长在眼睛上吗？

阴虱通常寄生在阴毛处，有时可以传染到眉和睫毛，引起眼/眉毛和睫毛的毛囊炎和睑缘炎。出现睑缘充血，睫毛根部有分泌物和痂皮。感染者感到眼部发痒和不适。曾有一例患者，旅游时为了节省费用，选住了一所比较便宜的旅店，旅游结束返家后不久即感双眼奇痒，逐渐加重，多家医院当成慢性结膜炎治疗，久治不愈。在详细询问病史时，才得知患者有上述病史，在裂隙灯显微镜检查时，在睫毛根部发现蠕动的阴虱（如图57所示）和白色成串的阴虱卵（如图58所示）。

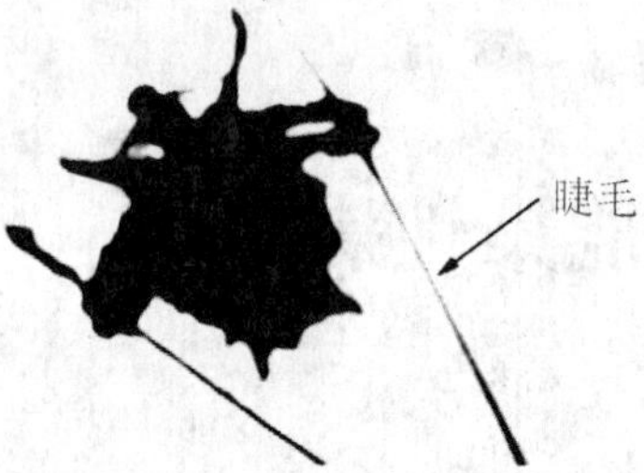

图 57　睫毛部阴虱，其腿牢牢抓住睫毛

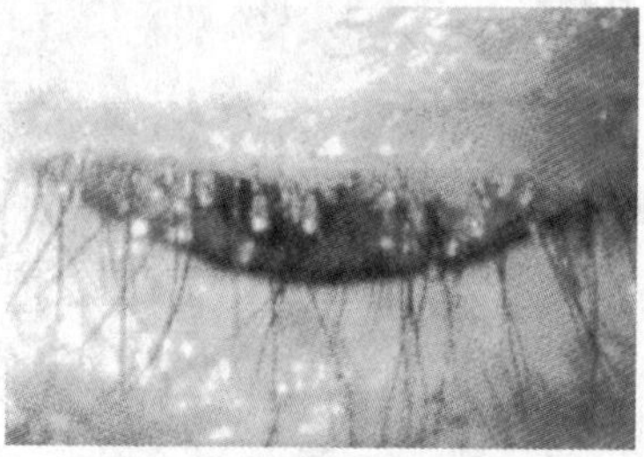

图 58　阴虱卵附在睫毛上

180. 梅毒能引起哪些眼部病变？

梅毒病原体是一种细长的螺旋形微生物，叫梅毒螺旋体，它可感染身体任何器官，眼睛也不例外，这种螺旋体特别活跃，可通过胎盘、脐带血传播给胎儿，使胎儿患上先天性梅毒眼病。

胎传梅毒，以先天性梅毒角膜基质炎为多见，眼底变化主要是梅毒性脉络膜视网膜炎。出生后一年就可发现，但早期来就诊者甚少，来诊者多为较大儿童，已是晚期变化。

成人梅毒无论早期或晚期都可侵犯眼睛，比较常见的是各种梅毒性角膜炎；在第二期梅毒时，葡萄膜炎发病率较高；梅毒视网膜炎可以单独发生，眼前部可以没有变化。梅毒侵犯神经系统时，可引起视神经萎缩和瞳孔的改变。

181. 艾滋病患者眼睛会出现症状吗？

艾滋病是 20 世纪 80 年代以来备受瞩目的性病，病原体是 HIV 病毒，早期在艾滋病尚无明显症状时，即可波及眼睛，但易被忽略，一旦眼部发生病变，其全身免疫受损程度重于无眼部病变者，是预后险恶的预兆。有些艾滋病人视力正常，但主诉视力有模糊感，辨色力下降，对比敏感度下降。因此对有艾滋病感染可能的人，不可忽视眼部的主观感觉。

182. 眼睑传染性软疣是怎么回事？

传染性软疣，俗称“水瘊子”，病原为痘类病毒，本病可以通过性交、皮肤接触或直接接触带病毒的污物而引起传染。因此有人把它归属于性传染疾病范畴。软疣可以发生于任何部位，包括发生于眼睑，开始为半球形丘疹，中心略凹，表面有蜡样光泽，早期质硬，后期变软，数量可多可少，无明显自觉症状。

183. 性病性眼病如何预防？

（1）性病性眼疾，只要重视，完全可以预防，主要是避免不卫生的性生活。

（2）平时要注意个人卫生，大小便后一定要洗手，避免用手揉眼睛，不用他人不洁的毛巾、脸盆和被褥。

（3）避免到不洁的游泳池游泳或公共浴池洗澡。

（4）外出投宿要注意卫生。按道理，床上用品应该按时更换；如果发现没有更换或不给予更换时，投宿者要提高警惕，应倍加小心。

（5）对新生儿淋菌性结膜炎的预防，要做好产前检查，患有性病的妇女应彻底治疗，以免感染新生儿。

（6）产后新生儿要按常规进行滴眼。传统的方法是用0.25%～1%硝酸银眼药水滴眼，然后用生理盐水充分冲洗。近年来多用广谱抗生素滴眼液代替。

（7）一旦患上性病性眼疾要及时就医，不要讳疾忌医，应积极提供给医生可能被传染的线索。

十七、预防寄生虫眼病

我国幅员辽阔，气候差别很大，北方已是银装素裹，南方却是百花盛开；有的地方是高山峻岭，有的地方是一望无际的大草原；有的地方潮湿，有的地方干燥，因此各地寄生虫病的发病情况也不一样。寄生虫的种类很多，它可以殃及各个器官，眼睛也不例外，常见者有猪囊虫眼病、棘阿米巴性角膜炎、眼包虫病、眼弓形体病、结膜吸吮线虫、眼蝇蛆病等。

184. 猪囊虫能感染人眼吗？应如何预防？

猪囊虫是猪绦虫的幼虫（囊尾蚴）。猪绦虫寄生于猪小肠上段，状似扁形面条，长达2~3米，分头、颈、体三部分。后段的体节含有虫卵，体节可以单节或5~6节相连，不断脱落，其虫卵和节片经粪便排出。绦虫也可生长在人的肠内。

感染途径：

① 吃有囊虫的猪肉后感染。猪吞食了绦虫卵之后即在肠内孵出六钩蚴，钻入肠壁，经血循环到达猪体各部位，经3个月左右发育为囊尾蚴。囊尾蚴寄生于猪的各部位肌肉和脑内，这些带有囊虫的猪肉如未经煮熟就被人吞食，便在人肠内发育为成虫。

② 自身感染。患者肠内已有绦虫，又吃了被自己排出的虫卵污染的食物。

③ 异体感染。误食了他人的虫卵而感染，虫卵进入体内后，在小肠内孵出六钩蚴，钻入肠壁，顺着血流到达全身，形成囊尾蚴，寄生在人体的皮下、肌肉、脑、眼等部位。

眼部表现：囊虫病可以发生于晶状体以外的任何部位。眼睑皮下囊虫病：状如黄豆或稍大，中等软硬，稍有弹性，无痛，无炎症，无压痛，与周围组织无粘连。

结膜下囊虫病在结膜下出现半圆形囊样隆起，半透明，与巩膜无粘连。巩膜囊虫病见者不多，多位于浅层。前房内囊虫病，其形体较小，呈囊状，前端有一小白点，是其头部，有时可见其蠕动。

玻璃体和视网膜下是囊虫病的多发部位，对人的视力危害也较严重。眼肌和眼眶也有过囊虫的病例报告，但较少见。

预防措施：

（1）个人方面

① 不能吃有囊虫的猪肉，俗称这类肉为“豆肉”或“米猪肉”。如仔细观察，在瘦肉中，肉眼下即可见到豆样或米粒状之囊泡。

② 不要喝生水，一定要煮沸。

③ 蔬菜要洗净，最好煮熟后食用。

④ 改变不当的饮食方法：炒菜一定要炒熟；有些地区把生猪肉剁碎再加以佐料的吃法，应废弃。“生片火锅”、“沙面茶”都是将生肉片在热汤中稍烫即食，极易使人体感染囊虫病。

⑤ 如果自己有绦虫病，要及时到医院彻底治疗。

⑥ 到小河或水沟内去游水时，要防止污水进入口内。

（2）群体方面

① 加强宣传。

② 加强粪便管理，控制传染源。

③ 加强肉类检查和监管。

185. 如何预防棘阿米巴性角膜炎？

棘阿米巴是一种捕食细菌的原虫，广泛生活在自然界中，可出现在游泳池、湖水、污水、土壤、家畜粪便中。在适当环境下，它以包囊形式生存并繁殖。当环境不利时则以外囊包绕，能耐寒冷和干燥，对于各种抗微生物药物有较强的耐药性，一旦环境适宜，滋养体便可破囊而出，使人致病。

感染途径：接触棘阿米巴污染过的土壤、水和空气，尤其是角膜接触镜易被感染。

感染后眼睛可以发生各种形态的角膜炎、角膜溃疡或角膜基质炎，此病特点是眼痛明显，病程较久，下边介绍1例：

患者：男性，建筑工程队民工，因右眼进入水泥沙后出现眼疼，视力下降4天。

4天前下午约5时，患者在建筑工地敲打瓷砖时，不慎右眼进入水泥沙，当时感觉右眼疼痛，畏光流泪。曾让同事用嘴吹气，想把异物吹出。半小时后，眼疼变剧，伴有眼胀，视物模糊。到当地诊所求医，给予氯霉素、利福平、红霉素眼药局部治疗，另加口服药物（药名不详）。翌日视力明显下降，眼疼加重，夜间不能入睡，遂来本院就诊。门诊以右眼化脓性角膜溃疡收入院。

既往史、个人史和家族史无特殊。全身检查未见明显异常。

眼部检查：左眼视力0.8，矫正视力1.0，前眼及后眼部均正常。右眼视力眼前手动，光定位正确，眼睑痉挛，结膜混合充血，球结膜水肿，结膜囊内分泌物较多，围绕角膜中央有一白色近环形基质浸润，内径约4×5毫米，外径约7×8毫米，表面呈隆起状，环形中央角膜基质溶解变薄，形成溃疡，大小约3×4毫米，呈半透明状，角膜知觉减退，前房积脓，眼底不能窥视。入院诊断为右眼化脓性角膜溃疡。给予抗细菌治疗。入院后第1天，患者右眼疼痛明显，夜晚难于入眠，因右眼压较高，后弹力层膨出，随时有角膜穿孔的可能，考虑眼疼与炎症和眼压增高有关，给予降眼压药物治疗。第2天发现右眼角膜溃疡灶有一微小穿孔，周围水肿明显，前房浅。因角膜浸润混浊呈特征性环状，眼疼显著，怀疑为棘阿米巴角膜炎，即行刮片检查。

直接在患眼角膜溃疡灶和球结膜面用接种环刮取组织，将刮取物放入已滴有少量10%氢氧化钾溶液的玻璃片上，将刮取物均匀涂布在氢氧化钾溶液中，立即将湿片放在显微镜下，查找棘阿米巴原虫。

显微镜下发现有两个棘阿米巴滋养体，呈不规则形，有棘状伪足缓慢活动，诊断为棘阿米巴角膜炎。

预防措施：

（1）戴接触镜者要特别注意：对镜片要认真进行消毒；不可戴着接触镜去游泳和洗澡。

（2）异物眯眼或受外伤时，致伤物可以将棘阿米巴原虫带入眼内。用不洁之物擦眼或用不洁的手揉眼也可将棘阿米巴原虫带入眼内。因此平时要多注意卫生，减少棘阿米巴原虫感染的机会。

186. 包虫也能侵犯人眼吗？

包虫病是人体受包虫感染所致的一种寄生虫病。

感染途径：包虫寄生于狗的小肠中，长约5～6毫米，虫卵随大便排出。人、羊、牛误食虫卵就被感染，虫卵被吞食之后，在十二指肠孵化成幼虫、穿过肠壁，随血液循环到达其他组织，逐渐形成包囊，它分为内外两层，内层为生发层，由这里生出头节，每个头节又形成一个小囊，生发层也可产生子囊，最后形成一个大包囊，内装许许多多小包囊。最外层为一白色纤维膜，囊内含有毒液体。好发部位有肝、肺、脑、眼。本病在我国西北地区多见。

眼部表现：包虫病可以出现在眼的多个部位，眼睑、结膜下、玻璃体，视网膜和眼眶均有过包虫寄生的病例报告，如果寄生于眼眶，与眶内肿瘤非常相似，曾遇到这样 1 例：

程 ×，男，27 岁，患者于一年前发现左眼球逐渐突出，有时疼痛，但不明显。既往史无特殊可记。

眼部检查：左眼视力 1.0，上下睑水肿；球结膜轻度充血；眼球向外下方突出，压痛不明显，其内上方可摸到一软而有弹性的肿物，如鸽卵大小，稍能移动，眼球向内、外运动受限，向上更差，有复视，眼球突出度 19 毫米（右眼 15 毫米）。

体检及胸透未见异常。

化验检查：白细胞 9 000/mm^3，中性 51%，淋巴 41%，单核 5%，嗜酸 3%。康瓦氏反应阴性。尿常规正常。便集卵法检查：蛔虫卵（+）。

于入院后第 5 天行穿刺探查，约在 2 厘米深处抽出灰黄色半透明液体约 1.5 毫升。次日，上睑及内眦部红肿。用 35% 碘吡啦啥造影，发现一直径 2 厘米、近乎圆形、边界清楚、显影均匀的病灶，认为可能是皮样囊肿。当日行眶内肿瘤摘除术，术中发现囊肿位于眶内上方，眼球赤道部之后，肌漏斗之处，表面光滑，近似圆形，其直径约 1 厘米。

病理检查：囊壁外层为慢性炎症浸润，无明显新生血管和细胞破坏。囊壁为纤维厚膜，其内有许多子囊，子囊内含有头节，诊断为左眶内包虫病。

术后半个月，眼睑水肿消失，眼球运动基本恢复正常，眼球突出度：右：15 毫米，左：16 毫米。

预防措施：

① 避免一切虫卵入口的机会，饭前洗手，蔬菜要洗净而且要煮熟。

② 牧区应定期为居民和学生进行体检，使该病能于早期发现、治疗。

③ 养宠物者，特别是养狗者，要进行检疫（包括粪便内的虫卵），如发现有虫卵，应及时给予根治。

④ 加强宣传教育，普及卫生知识，认识包虫病的危害，了解感染途径和知道如何预防。

187. 如何预防眼弓形体脉络膜视网膜炎？

弓形体病的病原是弓形属原虫。其动物宿主非常广泛，凡与人类关系密切的家畜，如猪、兔、猫等均可成为疫原，野生动物及鸟类也可感染，分布遍及世界各地。

感染途径：弓形体病的感染有先天和后天两种，先天性者多由母体急性感染经过胎盘、血行传播给胎儿，可影响多种组织；后天获得者大多与饮用污染的水和食用未煮熟的肉类有关。

眼部表现：先天性弓形体病以脉络膜和视网膜为主，初发时多无症状，多在生后数年发现视力不良才就诊。

后天性弓形体脉络膜视网膜炎，严重者可发展成眼球内炎，有些病例可有全身发热。

预防措施：

（1）少接触动物，包括家畜和家禽。

（2）饭前洗手。

（3）不饮生水，菜要洗干净，最好少吃或不吃生菜，不食未煮熟的肉类。

（4）对于宠物，要进行检疫，特别是猫。

（5）怀孕期间更应注意，防止感染，一旦出现原因不明的发热，淋巴腺肿大，眼底出现渗出性视网膜病变，应寻找病因，积极治疗，以免殃及胎儿。

188. 如何预防结膜吸吮线虫的侵袭？

结膜吸吮线虫病是由于结膜吸吮线虫寄生在人的眼部所致，此虫虫体很小，在结膜囊内呈淡红色，半透明，取出后呈乳白色。主要寄生在犬、猫、兔等动物眼内，人仅为偶然被感染，多为散发，但分布极广，幼儿容易感染。

感染途径：雌虫产生的幼虫与眼分泌物（眼眵）一起被中间宿主（蝇类）吸食。幼虫进入蝇的体腔，形成虫囊，经 2～3 周发育，蜕皮 3 次，成为可感染的幼虫。此时，当蝇叮食另一宿主的眼分泌物时，幼虫就可以从蝇喙进入另一宿主的结膜囊并逐渐发育。

眼部表现：成虫多寄生在人的眼结膜囊内（故此而得名结膜吮吸线虫病），但它可以钻动，进入其他部位。

（1）位于结膜囊内：异物感、畏光、流泪、眼分泌物增多，偶有眼痛。

（2）位于前房：自觉眼前有丝状物飘动，房水混浊，视力下降，眼压可以增高，产生继发性青光眼或葡萄膜炎。

（3）钻入泪小管，可引起流泪和眼部充血。

（4）偶尔损伤眼表，引起继发性细菌感染。

预防措施：

（1）防蝇、灭蝇。

（2）少与犬、猫和其他动物接触。

（3）注意个人卫生，尤其是婴幼儿的眼部卫生。

（4）一旦患病，应及早就医，防止并发症。

189. 蝇蛆能长在人眼上吗?

眼蝇蛆病多发生在牧区。

感染途径:

眼蝇蛆病是通过苍蝇与眼部接触，然后在眼部繁殖引起的炎症反应。

眼部表现：最易发生的部位是结膜囊，患者有痒感，结膜充血，甚至肥厚。如幼虫在结膜囊内或在角膜表面爬行，可引起患者眼部剧烈疼痛。蝇蛆也可引起角膜炎，偶有钻入泪道和眼球内部，引起严重的炎症，甚至造成失明。

预防措施:

(1) 防止蝇类叮咬。

(2) 眼部如被飞虫撞击后，发生较长时间的眼睛不适，应到医院检查。

(3) 加强对婴幼儿、伤残者和老年人的护理，注意防蝇。

(4) 清除苍蝇的滋生地。

(5) 牧区和喜欢宠物的人要加强对家畜蝇蛆病的防治。

(6) 如是结膜囊内蝇蛆，打开眼睑就可看到眼球表面有蝇蛆在蠕动，此时不必惊慌，更不要揉眼，向结膜囊内滴一滴表面麻醉剂——的卡因或爱尔卡因，蝇蛆被麻醉之后就不动了，然后将它取出，滴 2 ~ 3 滴抗生素眼药水，一般都可痊愈。如不能痊愈，或其他部位仍有蝇蛆，应就医。

十八、预防眼外伤

190. 有哪些常见原因可致眼外伤？

致伤原因非常复杂，工业上多为金属飞屑击伤、带尖的器具扎伤、钝器挫伤、爆炸伤。农业眼外伤，多为树枝和带芒的谷物刺伤、庄稼叶片划伤、禽类啄伤、毒虫蜇伤。儿童时期，由于无知，受伤机会较多。婴儿多由自己指甲、玩具的棱角或带尖的玩具碰伤；走路跌倒时被外界物体碰伤。学龄前儿童，多发生于与小朋友玩耍时，树枝、竹片、铁丝、带尖、带刃物品划伤或刺伤；互相投掷泥块、石块、瓦片击伤或弹弓打伤；学习剪纸、削水果皮时被小刀、剪刀刺伤；燃放鞭炮时被炸伤；与动物（猫、狗、鸡）嬉戏，被抓伤或啄伤。

学龄儿童活动范围扩大。好玩喜动是儿童的特点，因此外伤机会增多，这一时期多见者为：投掷石块、弹弓射击、燃放鞭炮、敲打捡来的废弃雷管造成爆炸伤；做功课时近距离互相打斗，被钢笔尖或铅笔尖刺伤；打球时被球击伤。当然小拳头的钝挫伤也有发生。

191. 如何预防眼外伤？

无论成年人、儿童还是青少年，一旦发生眼外伤，其预后多不良。因此，预防最为重要，而且大部分眼外伤都是可以预防的。

（1）加强家庭、幼儿园和小学的安全宣传教育。

外伤的重点在于预防。欲达此目的，重点在于宣传教育，成人如此，儿童更是需要，因此在家庭、幼儿园和学校要经常向儿童、青少年讲解眼睛的重要性，使他们懂得自我爱惜和保护眼睛。

（2）幼儿学习走路时期，家长要严格看护，家中所有锐器或其他危险用品均要妥善保管。家具和桌面的锐角要用软布或用有弹性的塑料布包好，或用物品遮挡以免幼儿撞伤。

（3）4～7岁儿童喜动，尚未完全懂事。喜欢玩弄刀、剪、竹片、树枝，有时互相打斗，这些行动，一可造成自伤，二可伤及对方，在这种情况下，监护人员应及时加以制止。幼儿园和小学应把建筑物的柱子下段和有棱角的地方用泡沫塑料或软皮加以包裹，以免儿童在追逐戏耍时引起意外碰撞伤。

（4）家庭中存放的可致伤物件，如弹弓、刀具、螺丝刀、带尖的玩具等都要妥善保管。使用过的一次性注射针头应及时丢弃，不要让儿童拿来当成玩具，以防眼外伤的发生。在山区或曾经进行过爆破的场所，工作人员一定要把没有爆炸的雷管彻底清除，防止被儿童捡到当成玩具。曾遇到这样几位小病人，一位小孩拾到一只没有爆炸的雷管，引来几个小孩的兴趣，围在一起用石头敲砸，引发爆炸，造成悲剧，有的失去眼睛，有的丢掉手指，有的脸部伤痕累累，这种意外一旦发生，都要留下后遗症，最好是事前预防。

（5）逢年过节，按一些地方的习俗，通常要燃放烟花、鞭炮，以示庆祝，但这种习俗和庆祝方式易引起眼部爆炸伤，导致“乐极生悲”。目前有些大中城市规定在市区禁止燃放烟花、爆竹，使这类眼外伤明显减少。可见，不要燃放烟花、爆竹，尤其禁止儿童燃放是预防此类眼外伤的一个好方法。

（6）家庭宠物逐渐增多，应教育儿童不要和猫、狗戏耍，以免被抓伤。到公园去玩时也应注意，不要和猛禽接触，以免被啄伤眼睛。

（7）有些儿童，在玩耍或打闹时，眼睛易受外伤，尤其是被锐器刺伤后，伤口很快闭合，但有时仅伤及角膜，也不出血；儿童害怕受家长的责骂，把事情隐瞒下来，不告诉家长。曾遇到不少这样的案例，儿童被锥子刺伤，3 天后，眼睛红痛、发炎后才告诉家长。有的儿童患了外伤性白内障却问不出受伤时间。所以要叮嘱儿童，一旦眼睛受伤，要立即告诉家长或老师，以便及时做适当处理或送医院诊治，切勿拖延时间，耽误及时救治的机会，加重眼睛伤情或引起化脓感染等并发症。

（8）农忙时节，农村卫生站安全宣传要及时到位。在农田劳作时要小心，不要让庄稼、枝叶或带芒刺谷物刺伤眼表。一旦受伤，尤其是黑眼仁（角膜）被擦伤时要及时到医院治疗，以防止感染，变成化脓性角膜溃疡。

（9）眼睛外伤后，不可用不洁的物品（如纸巾、毛巾、手帕）擦拭伤眼，以防感染伤口。对于怀疑有眼球穿孔者，千万不可揉眼，更不能压迫眼球，要及时到医院治疗。

（10）随着国家的工业化，各种工厂与日俱增，工业眼外伤的防护是一个专门课题，下文仅作概括介绍：

① 不断改善生产设备，达到机械化、自动化、封闭化、无害化和远程操作化。

② 工作上要有充分的照明，但要避免反射光或强光直接照射眼睛。

③ 进行安全教育。

④ 加强个人防护，建立起完善的保健制度。

192. 哪些物质可致化学性眼伤？

化学性眼伤，多见于青壮年，特别是化学工业、制药工业和实验室工作者。常见的化学物质如下：

（1）氢氧化钠和氢氧化钾

氢氧化钠（又称苛性钠）和氢氧化钾（又称苛性钾）均为白色固体，易溶于水，其水溶液滑腻，呈强碱性，能腐蚀有机物质。1%氢氧化钠溶液的酸碱度为12.4，1%氢氧化钾溶液的酸碱度为13，腐蚀性很强，能腐蚀动物组织，能分解脂肪产生肥皂和甘油。氢氧化钠的工业用途很广，可用于造纸、制皂、纺织、颜料、精炼石油以及洗涤金属等。制皂及纺织工业常使用苛性钾。

在碱性眼伤中，苛性钠和苛性钾是碱性眼烧伤中最常见的化学致伤物质，两者在自然界分布很广，在工农业生产和日常生活中也是经常遇到的物质，当它们与组织接触时，可以使蛋白质及脂肪溶解，因其渗透力较酸强，所以碱性物质引起的眼伤比酸更为严重。氢氧化钠液体溅入眼内往往可强烈地伤及角膜全层，并可渗入房水，引起虹膜炎。其蒸气对角膜和结膜有刺激。

应用氢氧化钠进行动物实验，有过很多报告，如0.02%氢氧化钠溶液能引起家兔角膜上皮损伤。5%氢氧化钠或氢氧化钾滴剂可使角膜上皮迅速凝固，基质层呈致密混浊和周围明显水肿。应用5%氢氧化钠溶液，家兔角膜出现破坏性的损伤，结膜坏死，角膜上皮大面积脱落，角膜缘缺血坏死，角膜完全混浊，伴有深层角膜溃疡，前房很快出现积脓，虹膜睫状体炎和白内障，眼球内、外组织的结构和功能受损，最终导致眼球萎缩。

（2）碳酸钾

碳酸钾为白色粉末，易潮解、溶于水。植物的烧灰中约含1%碳酸钾。碳酸钾常用于制玻璃和肥皂工业，洗涤丝制品、羊毛、制革时也使用。

对组织的损伤同氢氧化钠，其程度较轻。

（3）碳酸钠

碳酸钠（又称苏打）为白色粉末，易溶于水。1%水溶液的酸碱度为11.2。常用来制肥皂、提炼矿物、染织、制纸及制玻璃等。

对组织的损伤同氢氧化钠，程度较轻。

（4）硅酸钠

硅酸钠（又称水玻璃）为灰白色粉末，可溶于水，水溶液中含氢氧化钠约50%。1%水溶液的酸碱度为11.5。它常用于精炼石油、制水泥、保存蛋类等。

对组织的损伤同氢氧化钠，但其碱性较氢氧化钠轻。

（5）**过氧化钠**

过氧化钠为黄色粉末，溶于水。它能产生氢氧化钠及过氧化氢。溶液呈强碱性。

工业上用其制作漂白粉、氧化剂及杀菌剂。

对组织的损伤同氢氧化钠。

（6）**氧化钙和氢氧化钙**

氧化钙（又称生石灰）为白色固体，微溶于水。其水溶液呈碱性，吸收水分的能力很强，遇水则发热而变为氢氧化钙。氢氧化钙（又称熟石灰）为白色粉末，微溶于水。其水溶液呈强碱性。它在工业上用于制漂白粉、制糖、制革以及土木建筑等。

生石灰进入结膜囊内，迅速吸收水分，转化为熟石灰，在此过程中产生热能。因此当生石灰进入眼内，除碱性腐蚀伤外，还有热灼伤。石灰颗粒进入结膜囊会立即引起强烈的刺激症状，如埋入穹隆部，数天后发生结膜坏死。轻度石灰烧伤，结膜充血肿胀，角膜表层混浊，伴毛玻璃样外观。较重病例，2～3天后球结膜水肿和角膜浸润扩散，角膜上皮开始剥脱，几天后结膜变成灰白，特别是在角膜缘周围出现缺血性坏死，整个角膜水肿混浊。

如果烧伤严重，3～4周时角膜炎性细胞浸润加重，主要是淋巴细胞和浆细胞，同时可以发生虹膜睫状体炎，随受伤轻重而程度不一。

瘢痕修复期来得缓慢，一般在受伤后数周开始，从角膜缘开始，由角膜缘向基质层长入新生血管。

在严重的石灰烧伤中，角膜组织可以全部被血管化的纤维组织所取代，呈致密的白色混浊，有时有点状结晶样外观，特别见于前弹力膜区域，偶尔出现角膜带状混浊，反复发性角膜溃疡患者，其上皮常常肥厚。有些病例被胬肉样血管化组织所取代，特别是当角膜缘被损害后，干细胞全被破坏的情况更为多见。

球结膜和睑缘大部分被烧伤时，引起局部或全部的睑球粘连。非常严重的病例可出现继发性青光眼而导致失明。

曾遇到过这样的病例，因其工作不慎，生石灰进入眼内，在当地医院曾进行结膜囊冲洗，但治疗未愈。后到本院眼科门诊求治，医生检查时发现其结膜充血，在眼球颞上方有一糊状熟石灰与球结膜牢固黏着，取下后，留下一瓜子大小的坏死性溃疡，此类溃疡愈合较慢。

（7）碳化钙

碳化钙（又称电石）纯者为无色结晶，市售者为灰色硬块，含有杂质，有磷化氢臭气味。碳化钙遇水变成氢氧化钙及乙炔，高温时产生氰氨化钙。氰氨化钙遇水可产生氨，在制造乙炔、氰氨钙、焊剂、肥料、去水剂及钢铁淬火时使用。

碳化钙颗粒进入眼内可导致严重烧伤。对组织的损伤同氢氧化钠。

（8）氨和氢氧化铵

氨为无色气体，有刺激性臭味，易溶于水，水溶液为氢氧化铵，呈强碱性，1% 水溶液的酸碱度为 11.7，市售的氢氧化铵约含氨 35%，氢氧化铵放置于空气中逐渐放出氨。

液体氨沸点很低，特别适宜做冰箱的冷冻剂，氯化铵或碳酸铵常用于工业。由于它具有特殊的气味，有人把它作为一种疲劳恢复剂，因此受伤的人群较广，常见于制硝酸、碳酸钠、制肥料、炼石油、炼钢、制冰及冷藏等工作人员。

在所有碱性物质中，氢氧化铵对眼是最危险的，它的腐蚀性很强。化学制剂的常用浓度为 28.5%（酸碱度为 13.2）。如将此溶液滴入家兔眼即可引起严重而广泛的化学腐蚀伤；2 秒钟后角膜出现轻度混浊，10 秒钟后可见致密混浊，30 秒钟就可引起角膜穿孔。

当眼睛暴露于含有中等程度氨气的环境时，由于氨气与水分结合成氢氧化铵，对结膜产生腐蚀，结膜囊内出现胶样黏液；几分钟后角膜上皮变得粗糙；15 分钟内引起急性凝固性坏死和糜烂；1.5 小时内结膜明显充血、水肿和出血；3 ~4 小时内，整个角膜混浊、水肿，其厚度超过正常的 3 ~4 倍，晶状体出现混浊，虹膜睫状体也可发生明显的炎性反应。眼前节部分或全部被破坏。

氨对角膜感觉神经有损害，可使角膜知觉下降或麻痹，掩盖了患者的自觉症状，增加了局部损害的程度。严重时，玻璃体出现混浊，视网膜水肿。

（9）硫化钾、硫化钠、硫化钙及硫化钡

硫化钾、硫化钠、硫化钙及硫化钡的水溶液呈碱性，一旦进入眼内，对眼所造成的损害类似于氢氧化钾。

（10）甲胺

甲胺为无色气体，易燃烧，可溶于水。常用于制造有机溶剂。

对眼组织的损伤：蒸汽刺激角膜及结膜，液体溅入眼内可致灼伤坏死。伤情类似碱烧伤。

（11）**乙胺**

乙胺（氨基乙烷）为无色液体，沸点16.6℃，可溶于水。制染料工业常常使用。

对眼组织的损伤与甲胺相似。

（12）**丁胺**

丁胺为无色液体，有氨味，沸点77.8℃，可溶于水。颜料业及橡胶业常常使用。

丁胺对眼组织的损伤与甲胺相似。

（13）**苯胺（酚苯胺、阿尼林）**

苯胺（酚苯胺、阿尼林）为无色油状液体，暴露于空气中变成棕红色、稍溶于水（3.4%），易蒸发，呈碱性。沸点184.4℃。在工业上用于制染料、挥发香料、油漆、橡胶、药物或用做火药稳定剂、去漆剂或墨水防腐剂以及染发药水等。

长期接触苯胺蒸汽，可致慢性角膜炎，眼睑水肿，结膜充血，时有色素沉着；可以发生角膜上皮脱落或角膜溃疡。

如苯胺粉，含有苯胺的墨水或染发药水误入眼内，均可于数分钟内引起结膜充血、水肿，数小时内可致角膜及结膜坏死和溃疡，甚至导致全眼球炎症。对于这类外伤患者，必须立即除去其颗粒，用大量干净的清水或生理盐水冲洗，及早用2%的重碳酸钠滴眼，直至组织染色全部消退为止。

（14）**硫酸**

纯硫酸为油状无色，市售者常含5%～7%的水，又常含钾、铅等杂质，故呈褐色。硫酸有较强的吸水力，可使有机组织碳化变黑。在稀释硫酸时要特别小心，因为硫酸遇水可沸腾爆炸，造成意外损伤。硫酸广泛用于多种工业，可制造各种颜料、化学肥料、火药及提炼石油等。

硫酸蒸汽强烈刺眼，一旦有硫酸进入，可造成严重眼表及组织损伤，其坏死组织呈炭黑色。

（15）**硝酸**

纯硝酸为无色液体，市售硝酸的浓度为66%～70%，它常用来制作燃料、赛璐珞、火药、实验室常备试剂。硝酸接触有机物可使有机物变黄，与眼组织接触可产生不同程度的烧伤，严重时可引起组织坏死，其坏死组织略带黄色。

（16）**盐酸**

纯盐酸为无色透明液体，市售者略带黄色，可能含有氯化砷，遇空气则生白烟变成气体。它常用于纺织工业、制革业、染料及化学工业、啤酒及汽水工厂用以制二氧化碳。一旦液体溅入眼内，即使浓度较低，也可引起眼表及眼睑烧伤，发生角膜溃疡、遗留角膜翳，造成永久性的视力减退。盐酸遇空气生白烟变成氯化氢，氯化氢对眼产生强烈的刺激。

（17）**氢氟酸**

氢氟酸为无色液体，极易挥发，能侵蚀玻璃，故常用于雕刻玻璃器具。熔铸金属时用以除掉掺杂于金属中的硅。氢氟酸有强烈的腐蚀作用，即使空气中含有微量，眼睛也会感到刺痛，不能忍受。液体可烧伤角膜，留下不同程度的“翳子”。

（18）**硅酸**

硅酸结晶体，熔点较低，为57℃，化学工业常用作氧化剂，其腐蚀性与硫酸相似。

（19）**磷酸**

磷酸为无色液体，可溶于水，酸性较硫酸弱。它常用于制糖、制肥料、制焰火和某些燃料，与眼接触可造成烧伤。

（20）**磷酐**

磷酐（五氧化二磷）为白色粉末，于空气中易吸收水分，遇水则生成磷酸，常用于制脱水剂、干燥剂。磷酸酐易渗透入组织，与组织内的水分相遇，生成磷酸，并产生热，使眼表组织烧伤甚至坏死。

（21）**硫酐**

硫酐（三氧化硫）为无色液体，较硫酸渗透力强，遇水则生成硫酸。它常用于蓄电和充电，制作硫酸等。因其渗透力强，遇水变成硫酸的同时又产生热，因此它引起的烧伤，程度有时甚于硫酸。

（22）**蚁酸**

蚁酸（甲酸）为无色液体，易挥发，可溶于水。它用于制酒、制革、凝固橡胶，有时也用于保存食物。甲酸极易挥发，刺激性强，可引起结膜炎和角膜炎，较浓液体可致眼表坏死，形成溃疡。

（23）**醋酸**

醋酸（乙酸）为无色液体，溶于水，冰醋酸内含乙酸99.5%，常用于颜料制造业、纺织业、油漆业、香料业、人造皮革和照相业。

醋酸的蒸汽对眼有刺激性，接触时间过久，可致角膜炎和结膜炎。液体溅入眼内，可致眼表烧伤，结膜、角膜发生坏死、溃疡，严重者可发生虹膜炎。但其渗透力较差，除非接触时间较久，一般不影响深层组织。

（24）**醛类化合物**

常遇到者为甲醛和乙醛，均溶于水。市售之福尔马林含 40% 甲醛。常用来制作胶木，制药、消毒、媒染和组织固定剂。乙醛常用来作溶剂或显影剂。甲醛渗透力较强，对眼的损伤甚于乙醛，严重时甲醛可渗入眼内引起虹膜炎。

（25）**柏油（沥青，煤焦油）**

柏油为黑色固体，由煤分馏而得，遇热软化，变成胶体，不溶于水。市售者多未经精炼和蒸馏，内含挥发性物质，如苯、酚、萘、蒽等。柏油多用于筑路材料、防腐、防水、绝缘等。其烟雾或灰尘可致结膜炎或角膜炎。其液体直接进入结膜囊内可使眼组织坏死。

193. 如何预防化学性眼伤？

（1）家中如有强酸、强碱等腐蚀性化学品，应妥善收藏，以免误伤眼睛，引起化学烧伤，特别对儿童更应加强教育，不要好奇，拾捡玩弄废弃的瓶子。放学回家时，不要到化学工厂附近去玩耍，以免被石灰、沥青等腐蚀性材料误伤。有过这样的病例：小学生放学回家，路过工地，工人师傅正在向墙上刷石灰水，孩子好奇，站在一边观看，由于离得太近，不慎石灰水溅入眼内，而致眼表化学性烧伤。

（2）学校做化学实验时，要向学生说明操作常规，可戴保护眼镜，防止酸、碱或强腐蚀性溶液溅入眼部。

（3）施工重地，石灰池要加围栏或围墙，防止儿童进入玩耍，如误落池中，不但损伤眼睛，也可造成身体大面积烧伤。

（4）对生产有害化学物质的工厂：

① 首先让工作人员了解所接触化学物质的性质及对人体的损伤。

② 减少有毒物质的使用，减少接触次数，缩短接触时间。

③ 在生产有毒化学物质时，原料、产品、副产品和废料一要避免碰到人体，二要密闭。对其废料，要经过处理，无害化后才能抛弃。千万不可将有毒废料抛入河流、池塘或地面，造成污染，破坏环境。

④ 存储或使用易挥发性化学物质时，其厂房应是低温。

⑤ 使用易燃性化学性物品时要严格禁烟、禁火。

⑥ 厂房要通风，定期测量厂房空气中有毒物质的浓度，厂房内应有毒气超标警告信号和紧急处理防护设备。

根据不同情况应配备不同防护设备。在工作场地，如有烟雾蒸汽，除戴防护镜外，必要时还应准备口罩、面罩、手套和工作服，以便与有毒物质隔离。

⑦ 工作后应立即洗手或沐浴，不可将工作服带入饭厅或住处。

⑧ 运输化学物质时，如果是固体，不可直接用裸手去接触。如果把有毒化学品放在密闭的容器内，要有明显标记。如果是气体或液体，所用容器除密闭外，还要结实牢固，保证在运输过程中不致因振荡、撞击而造成容器破裂。

⑨ 储存化学物用的密闭容器，一定在用前才启封，用后马上封闭，并要经常检查有无泄漏。

⑩ 加强宣传、教育，使工作人员对毒物有深入了解和认识，只有如此，接触毒物的人员才能主动防范。

定期体检，及时发现职业性眼病，及时治疗或改换工种。

化学性眼伤的自我急救：

一旦发生腐蚀性物质或液体进入眼内，最重要的是及时用水（任何干净水都可以）冲洗，越快越好，越早越好，冲洗时间10～20分钟。石灰有颗粒，应尽量除去，急送医院救治。

194. 如何预防眼火烧伤、热灼伤？

眼被火焰烧伤、被热源灼伤，无论儿童、青年、成人均可遇到。火焰、热水不留情，不可不防。

（1）家中如有幼儿，装热水的容器应放在幼儿用手够不到的地方。

（2）家中有蹒跚学步的幼儿时，茶几上罩的桌布不要垂落在桌子四周；幼儿学步，常常要扶着周围的物品，桌布也是学步幼儿牵扶的物品之一，如果茶几上放了热水容器，就很可能在牵拉桌布时将其弄翻和落地，引起烫伤。

（3）洗澡时应先放凉水，再放热水。因为小孩喜欢玩水，如果先放热水，在你不注意或去取凉水时，小孩已进入浴盆，会引起烫伤。

（4）使用电饭锅或电热杯时，其电线不要放在低处或者放在地上，要放在高处，不然，一不小心，电线绊脚，就会把容器打翻，造成烫伤。

（5）不要留孩子独处家中。

（6）加强对孩子的安全教育，不要随便玩火柴、煤气、酒精、汽油一类易燃物品。

（7）抱着孩子送客时，如客人在吸烟，要小心，特别是当客人用夹着正在燃烧的纸烟的手与主人挥手致意时，要谨防纸烟碰在孩子的眼睛上，虽然这种情况不多，但还是要小心。

（8）炒菜烙饼，小心油溅入眼内。有一年春节，一位退休将军来急诊，主诉：过年高兴，想露一手，为儿女烙个翻身饼，当用平锅颠起烙饼时，饼翻起太高，落下时激起了锅内过多的油，溅入眼内，造成眼表热灼伤。

（9）防止火灾，一要消除火灾隐患，二要防火设备齐全，三要防火通道无阻，一旦火灾发生才能减少全身及眼部的烧伤。

（10）自我急救：

① 尽快脱离火源或热源。

② 马上用冷水冲洗受伤处，时间约10分钟，以达到降温的目的。

③ 在眼睑局部热灼伤时，不宜涂紫药水、糖皮质激素一类或其他非治疗烧伤的药物。如有抗生素眼药水，可以向结膜囊内滴1～2滴，再送医院急救。

195. 异物进眼时揉眼有坏处吗？

眼睛的功能是看东西，观察四周发生的事情，所以不能偷懒，走路闭不得，开车时眼睛更要集中精力观看车子前方及其周围发生的一切。读书写字，清洁卫生，劈柴做饭，做每一件事都离不开眼睛，所以眼睛要时刻睁着。一旦异物袭来当闭眼不及时就会眯眼，所以眯眼是经常发生的事情，当外界的沙尘异物进入结膜囊后，异物刺激眼表组织，立即引起闭眼反射，同时泪腺将富含免疫蛋白和溶菌酶的泪液送达眼球，形成泪流，将异物和病原菌一起冲出。假如此时用手去揉搓：

（1）可沿着揉搓方向划伤角膜表层，乃至深层的组织受损，引起角膜更大的损伤。

（2）本来是很表浅的异物，由于用力揉搓，使异物深陷，增加取出的困难和损伤的深度。

（3）不论异物揉出与否，揉搓都可以引起眼睛表层比原来更广泛的损伤，使附着在异物上的病原菌更容易沿着角膜伤口入侵角膜组织，迅速繁殖，形成角膜炎或角膜溃疡。

角膜组织，除上皮细胞层在伤后再生修复后不留疤痕外，其他各层，在损伤之后即使治愈也会留下云翳、斑翳或白斑。因此，在眯眼时，千万莫用手揉。角膜混浊，根据其面积大小、厚薄和遮挡瞳孔程度，可以造成不同程度的视力下降。

一年秋天，正是丰收季节，一位年轻人来看门诊。主诉右眼黑眼仁边缘长泡，在外地治疗两个多月，未见好转，故来省城大医院求治，检查结果是一个谷壳紧紧扣在了角膜缘上，久之，周围发炎、充血，宛如泡性角膜炎。再追问病史才得知，两个多月前，在打谷场劳作时眯眼，当时，曾用力揉搓，但仍有异物感，去过医院，医生说是角膜泡疹，曾用消炎药水，久治未愈，故来省城看病。

一旦异物进眼，建议：先将手洗干净，用食指和拇指捏住眼皮，轻轻上拉，此时在眼结膜囊内会形成一种负压，将粘在眼表的灰尘异物，利用负压，使其松动，此时会有大量泪液外流，正好将异物冲出眼外。

如果仍不能取出，要到附近医院看一下医生，请医生治疗。千万不要用针挑、指甲挖、舌尖舔。揉眼更不能把进入结膜囊的异物揉出。

196. 如何预防X线眼伤？

X线波长短，穿透力强，其本身并不带电，但被组织吸收之后，其量子撞击组织放出电子，产生具有电离作用的辐射线，这些射线可使细胞发生畸变和死亡。较大剂量的X线照射后可使眉毛脱落，严重时则不能再生，对结膜、角膜、晶状体和脉络膜均可造成损伤。

X线引起的白内障，多见于接触放射线的工作者。

预防措施：

（1）铅是最好的阻止X线穿透的金属，水泥也可阻止X线，但其力量较弱，仅为铅的13%。

（2）X线防护镜，要用含铅玻璃。防护手套和防护衣均要用含铅胶皮。

（3）X线防护屏障也要用含铅的材料，隔离墙一定要水泥和铅并用。

（4）如果已患有其他原因的白内障，更要注意不要接触X线，因为X线可以促进白内障的发展。

（5）接触放射线的工作者，至少每年做1次眼睛检查，一旦出现白内障，除治疗外，应调动工作岗位。

197. 如何预防红外线眼伤？

红外线是一种热线，适量的红外线对生物有益，可以促进新陈代谢。高强度的红外线则可致生物组织蛋白凝固，造成组织损伤。

红外线大部分被角膜和结膜吸收，产生热。角膜对热敏感，尤其当受高强度红外线照射，温度达到45℃时，就会产生疼痛，引起闭眼反射，一旦角膜基质受损就会出现混浊。透入眼内的红外线部分被房水和晶状体吸收，虹膜对红外线比较敏感，中度照射即可出现充血和瞳孔收缩。到达视网膜较少。

长期多次反复暴露于低强度的红外线下，可致晶状体损伤，发生白内障，一次暴露于较强的红外线下，可致黄斑部视网膜灼伤；慢性小剂量暴露，可致睑缘炎或调节机能减退，症状像老视眼。

红外线白内障多发生于制玻璃工人和未使用防护眼镜的高温炉火工人。

如果看日食或长时间在太阳光下的雪地里工作，未戴符合标准的防护眼镜，红外线就可透过屈光间质聚焦于黄斑，色素上皮层吸收红外线的能力较强，吸收后变成热能，损伤附近的视细胞（锥细胞和杆细胞），严重影响中心视力，称为日食盲。

如何预防红外线对眼的损伤。

(1) 红外线眼伤曾被称为“日食盲”，从以前的命名就可以得知，“日食盲”是因为看日食时未很好地防护眼睛而导致目盲。在防护问题上有过错误的理解，认为只要遮光就能消除“日食盲”，岂不知这种错误的观念带来了更坏的后果。例如有人用啤酒瓶的碎片，照相用的废胶片，用墨涂黑或烟熏过的玻璃看日食，这些代替品，使黄斑部受红外线损伤的机会更多，受线量更大，因为上述用品只能遮挡一般光线而使眼前变暗，却不能阻挡红外线通过，由于光线变暗，为了看清目标，势必要使瞳孔散大，而瞳孔散大，使红外线进入眼内的数量更多，损伤更大。必须广为宣传，在看日食时，一定要戴合格的防护眼镜。

(2) 在红外线较强的地方工作的人群，一定要按规定戴防护眼镜和穿防护衣服。

(3) 高温的炉口，应尽量缩小，观察炉火时要尽量远离炉口。

(4) 吹玻璃工人，所用吹管要尽量长些。

(5) 红外线辐射源不宜直对眼睛，如果实在避免不了，也要采取偏斜方向。

(6) 有红外线辐射的场地要尽量降低室温，要有通风设备排除热气。

198. 如何预防紫外线眼伤?

紫色光以外的光线称紫外线，适量紫外线对身体有益，可使体内某些物质变成维生素 D，可以杀灭皮肤表面的细菌。大剂量紫外线，开始可以抑制细胞核分裂，随后细胞核肿胀，染色体凝集，最后核膜破裂，细胞死亡。

紫外线透过眼睛的情况与皮肤有所不同，来自外界的紫外线大部分被角膜上皮吸收，仅有 2% 透过角膜，其中的大部分又被前房水吸收，只有少量到达虹膜，极少量到达视网膜。因此紫外线主要损伤眼睛表面，典型的表现就是电光性眼炎。

电光性眼炎，名称繁多，曾用过雪盲、日光眼炎、光化性结膜炎、闪光眼、弧光眼、电焊工红眼、工业光眼炎等名称，但都没有说到其实质，准确地讲，应该是紫外线性角膜结膜炎。紫外线作用最强的部分，其波长在 320 ~ 250nm，这个波段易被角膜及结膜组织吸收。因此，当眼暴露于紫外线光线环境时，角膜和结膜首先出现症状，是谓紫外线性角膜结膜炎。但是，习惯上仍称其为电光性眼炎。早在北魏时期，高僧宋云的《行记》中已有记载："雪有白光，照烁人眼，令人闭目，茫然无见。"

电光性眼炎常发生于：

（1）使用电焊、乙炔焊的工人。

（2）使用炭弧灯或水银灯等光源的工作者。

（3）应用紫外线治疗或消毒以及应用紫外线作为光源，做某项鉴别工作时，例如利用紫外线照射物体可出现荧光，利用此荧光来鉴别票据、书画、象牙、珍珠的真伪，若使用不慎，眼球暴露过久，也会引起电光性眼炎。

（4）使用高压电流及使用电弧炼钢的工人。

（5）核爆炸时，产生大量紫外线，接触者也会发生电光性眼炎。

眼睛暴露于紫外线后，当时没有感觉，数小时后才开始出现症状。潜伏期长短取决于紫外线的强度和曝光时间，一般在6~8小时之间，最短潜伏期为半小时，最长不超过24小时。因此常在下班之后，黄昏时刻或夜间发作，表现有剧烈眼痛、怕光、流泪、眼睑痉挛，如一把沙子揉入眼内，异物感明显。有时出现头痛、眼胀和视力轻度减退。

对紫外线眼伤的预防和自我急救。

（1）有可能与紫外线接触的人员，如电焊工人，在高原、冰川、雪地、海面或沙漠上作业的人员以及旅游者，应戴好防护眼镜、防护盾或防护盔，在戴防护用具之前要认真检查防护用品有无破损、漏光等现象。

（2）紫外线能通过水晶、茶晶及普通蓝色玻璃，戴上述眼镜无用。在眼镜内必须加有铈、铁、钴或镉等金属氧化物，才能防止紫外线伤害眼睛。

（3）防护眼镜除了需用合适的镜片外，镜框也要用防紫外线的材料制作，最好用含铅的硬质塑料。工作场所的墙壁可刷涂锌白、铬黄等吸收紫外线的涂料。

（4）加强宣传教育，不要在不戴防护镜情况下去观看电焊操作。

（5）一旦发生，可用冷敷，滴消炎眼药水或用无菌新鲜人奶、牛奶滴眼，可以缓解症状，然后到医院看急诊。

199. 噪音干扰和光污染能影响视力吗？

光与声，乍听起来，似乎是完全不同的两回事，眼接受光的刺激而产生视觉，声波刺激耳朵而产生听觉，但在耳朵与眼睛之间的确有着微妙的联系。当噪音作用于听觉器官时，也会通过神经系统的作用，殃及视觉器官，使人的视力下降。

高分贝（分贝是声音的单位）的噪音，能使人眼对光的敏感度降低。90

分贝时，视网膜的杆细胞对弱光的敏感度下降；95 分贝时，有 2/5 左右的人瞳孔散大；当噪音达到 115 分贝时，眼睛对光亮度的适应度降低 20%；较长时间处于 70 分贝的噪音环境时，离开该环境 20 分钟之后才能逐渐恢复原来视力的清晰度；较长时间处于噪音 85 分贝后，至少需要 1 个小时才能恢复原来的视力。

长期处于噪音环境中，可使红、绿、白三种颜色的视野缩小。

因此，在震耳欲聋的高音喇叭播放的商店中购物时要特别小心，因为此时眼睛辨别颜色的能力和视觉敏感度都下降，在商店看你要买的东西很好，待回家之后才发现你买了不称心的商品。

噪音和不协调光的照射都可以引起心烦和头晕，识别力和记忆力均会下降。近年来，光的污染胜过噪音的干扰。在光污染中，眼睛首当其冲，它可造成眼表和虹膜的伤害，抑制视网膜感光细胞功能的发挥，从而引起视力疲劳和视力下降。

另一种光污染，是各种荧光屏以及越来越白、表面越来越光滑的纸张，它距我们的眼睛很近，在强光下，反射回来的光线非常之强，使人目眩，久之使视功能受到抑制，成为视力疲劳的原因之一。新装修的白色墙壁和白色光滑的纸张，其光的反射系数可达 90%，这种光的辐射比绿色的草地高出 10 倍左右，因此居室的墙壁不宜涂得过白，表面也不可过于光滑。

夜生活的歌舞厅，既有高分贝的噪音，也有极为刺眼和变化剧烈的灯光，二者合一，使工作在舞厅的上班一族和停留时间过久的人常常发生目眩、耳鸣、头晕、欲呕、眼睛红痛、流泪和视、听力下降。一旦出现上述症状，建议：

（1）赶快离开现场，找个安静的地方稍作休息。

（2）用热毛巾热敷双眼，5 ~ 10 分钟。

（3）经过上述保健方法后仍不见好转，应及时就医。

（4）根本的方法是创造合理的工作环境，寻找健康的娱乐方式，以消除工作疲劳，提高工作效率。

十九、妇女生理与眼保健

200. 月经期如何进行眼保健?

（1）每月月经来潮，全身处于代偿性出血状态，血管的渗透性也在某种程度上有所改变。所以在月经期，眼睑可以出现轻度水肿，眼睑皮下血管丰富，一旦出现淤血，就会出现不同程度的黑眼圈，在月经期过后即可减退。

（2）除非急病，最好不要在月经期做眼部手术，因为术中和术后容易出血，使手术出现不应有的并发症。

（3）月经期可以出现暗点或轻度夜盲，上述现象如果和月经来潮有关，在月经完后会很快好转并自动消失。

（4）原发性青光眼在月经期间容易加重，应该特别注意，要保持有规律的生活和稳定的情绪。

（5）月经期抵抗力下降，容易诱发原有眼病的复发，特别是单孢病毒性角膜炎，容易在月经期复发，应多注意。

201. 妊娠期如何进行眼保健?

（1）妊娠后期常有视力疲劳和视物不清现象，其原因：① 在妊娠期间，角膜水肿，其厚度可以增加3%左右；② 屈光不正，在怀孕期间，角膜弧度也发生改变，变化范围在0.25～1.25D之间；③ 睫状肌调节能力减弱，因此，在妊娠期不宜多用视力。

（2）眼干涩不适，这是因为在妊娠期间，很多妇女泪水分泌减少所致。

（3）生理盲点扩大和以颞侧为主的视野缩小。上述症状一般都会在产后两个月恢复正常。

（4）有些孕妇因缺钙引起手足抽搐或抽搐性白内障，因此在孕期宜补钙和多食含钙食品。

（5）可出现轻度眼球突出，分娩后可很快恢复。

（6）在妊娠6个月之后，有些孕妇可出现妊娠毒血症，它与羊水过多、妊娠期内分泌紊乱密切相关，多见于初产妇或双胞胎；表现有高血压、蛋白尿、水肿、惊厥，此时视网膜可以出现出血、水肿、渗出，甚至继发性视网膜脱离，视力下降。一旦出现这种情况，应该中止妊娠，在中止妊娠后 2～3 个月，视力一般可恢复正常。反之，不但母体受损，胎儿也难保安全。吴德昭曾统计，当产妇出现弥漫性视网膜病变时，胎儿的死亡率为 56.8%。

（7）妊娠期要防止发生风疹，这种病对孕妇本人并无大害，但容易影响胎儿眼睛的发育，多数会引发先天性白内障。据统计，母体在妊娠两个月内感染风疹，婴儿先天性白内障的发病率接近 100%；3 个月感染者可达 50%，因此，在妊娠期间要注意保健，预防传染病，尤其要预防风疹。

（8）妊娠期不宜吸烟、嗜酒，烟草中的尼古丁可使胎盘血管收缩，血液流量减少，使胎儿发育不良，容易发生流产或早产。早产儿多伴有先天缺陷，眼睛可以发生小角膜、先天性白内障或眼球震颤。在怀孕期继续饮酒，可以引起胎儿酒精中毒，影响神经系统发育，眼部可发生斜视、小眼球、眼球震颤或视神经萎缩。

孕妇同时吸烟又饮酒，对胎儿影响更大。

202. 分娩期如何进行眼保健？

（1）分娩时，腹内压突然升高，血压也随之增加，因此可以引起结膜下出血。如果在分娩期出血过多，可以出现失血性贫血而致视力下降，眼底也可变得苍白或水肿，经过适当治疗，可望恢复。

（2）有高度近视的产妇要特别留神，避免过度紧张，分娩时不要过度用力，要配合医护人员，争取顺利分娩，避免发生视网膜脱离。

203. 哺乳期如何进行眼保健？

哺乳期妇女经历了 10 月怀胎、分娩，身体有很大消耗，营养处于不足状态。分娩之后又有一个重要任务——哺乳婴儿。目前无论是国外还是国内，都认为母乳喂养是最好的喂养方法：母乳营养丰富，易于消化吸收，且母乳中含有抗体，可以抵御疾病的袭击。因此，哺乳期妇女负担着两个人的营养，除哺乳婴儿外，同时还要补充怀胎和分娩期的营养缺失。因此哺乳期要加强营养，要有足够的蛋白质和多种维生素，微量元素（钙、钾、钠、镁、锌）也不可缺少。饮食要多样化，不可偏食。

另外一件事就是在哺乳期要得到充分的休息。室内空气要新鲜，适当地活动，少看书和电视。一定要克服错误的观念和习惯：以为休产假有了时间，就对那些平时没有时间看但又非常喜欢的书籍看个没完。更不好的习惯是躺在床上阅读，这样不但有损身体健康，也容易患上近视。如果以前有近视，则容易加深度数。躺着看书还容易造成散光。

因为产后身体比较虚弱，眼睛也会因分娩中失血，血流量减少而营养不足。如果无休止地用眼，势必引起视力疲劳，眼睛出现胀感或其他不适的症状。

总之，哺乳期妇女，一要加强营养，二要充分休息。只要做到上述两点，就会使您顺利度过哺乳期，母子健康。

204. 绝经期如何进行眼保健？

妇女按正常的生理，在45岁左右都要出现自然绝经，这时，卵巢的功能减退或消失，月经渐渐停止，第二性征相对减弱，身体各个部位都会出现很大的变化；眼睛也和其他器官一样，常会感到不适、干涩、疲劳、胀痛，即使戴上老花眼镜，有时也会感到视力模糊。上述眼部症状与全身表现密不可分。在绝经期，全身各个器官，特别是内分泌、代谢、神经系统都会出现异常，全身腺体分泌减少，乳房及乳头萎缩，口干、鼻干、阴道粘膜干燥、雌性激素水平下降、脂肪代谢紊乱、身体变胖、腰围变粗、晚上睡眠不好、精神易紧张、爱生闷气，上述改变也不同程度加重了眼睛的不适。

更年期性情变得急躁，容易激动，这些都是易诱发青光眼发生和发展的条件，再加上女性的眼前房比男性的浅，所以在此期间闭角性青光眼急性发作的概率明显高于男性。

因此绝经期妇女，在保护全身的同时也要保护好眼睛：

① 了解绝经期是妇女人生中正常的生理现象，消除顾虑，正确对待。

② 生活力求规律，劳逸结合。

③ 做些自己喜欢的、力所能及的体育活动和娱乐。

④ 控制情绪，多参加一些集体活动。如有机会，多和年轻人一起娱乐。借此消除绝经期情绪的影响。

⑤ 看书、学习不可过多，常到户外走走，用大自然景色陶冶心情。解除精神方面由于绝经期带来的不快。

⑥ 多食绿色食品和维生素较多的食品，少吃多盐、多糖和多油脂食物。

⑦ 症状表现严重时，应及时去看医生。

二十、老年人眼的生理变化

205. 哪些眼部变化属于老年人的生理现象?

生、老是自然规律，不能不老，但能延缓，也就是人们常说的，不能长生不老，但能延年益寿。眼睛也是如此，老年人的眼睛也和全身器官一样，随着年龄的增长而衰退。如能加强保健，讲究卫生，可以使衰退晚点到来。

（1）视机能下降。所谓老眼昏花，其中原因很多，如屈光异常、屈光间质混浊、视网膜和视中枢机能退化等，都可导致老年人的视力下降。据统计：50 岁以后视力逐渐降低，50 岁、60 岁、70 岁、80 岁的视力依次为 0.9，0.8，0.7，0.6。辨色力降低，尤其是黄色较为明显。暗适应能力显著下降。调节机能一年不如一年，45 岁左右出现老花。

（2）眼睑。老年人的眼部脂肪减少，眼窝塌陷。眼睑皮肤失去弹性，出现皱褶，外眦更为明显。眼睑的轮匝肌变得无力，泪点的虹吸作用变弱，有时出现溢泪。有些老年人下睑出现眼袋。

（3）结膜。球结膜由洁白变为灰白，很多老年人在睑裂部位出现睑裂斑。老年人动脉硬化，结膜血管容易破裂出血。

（4）角膜。步入老年，角膜周边部出现白色环，称为老人环，不影响视力。角膜的明亮度下降，其原因有二：一是泪液减少，二是透明度下降。

（5）前房角。小梁网发生硬化，色素沉着，增加了房水循环的阻力，成为原发性青光眼的原因之一。

（6）晶状体。由透明变淡黄，高龄时出现褐色色调，晶状体变硬、变混，老年性白内障逐年加重。

（7）玻璃体。由年轻时代的胶状向液化过渡，出现生理性混浊，也就是通常所说的“飞蚊症”，但数量不会很多。如果数量很多且与日俱增，则不属于老年性改变，而是病变，由疾病所引起，则不可耽误，要到医院去检查，寻找病因。

（8）视网膜脉络膜血管。出现硬化，成为多种眼底疾病的原因。

206. 如何应对老年人的眼部变化?

（1）由于调节和暗适应能力均下降，老年人行动宜慢，尤其上下楼梯、上下坡时，要多看脚下，不可东张西望，防止摔倒和跌伤。

（2）要用科学方法补充生理的衰退，例如老花镜可以延长读书时间，双光或多焦点眼镜可以方便工作和旅游，但要记住，这些眼镜都有模糊区域，即看不清的地方，所以行动不可过快，以免受外伤。

（3）眼睛经常睁着，要看东西，但是无论看电视、电脑还是读书、看报，时间都不宜过长，时间太久既不利于眼睛，也不利于全身健康，应该适度用眼。

（4）眼睛保健有4招：闭目可养神、热敷可润目、远眺可护眼、按摩解疲劳。

（5）注意营养，不要偏食，什么都吃，粗粮和细粮相结合。忌暴饮暴食，七八分饱，足矣。适量饮用菊花茶，可清头明目；煲汤时加点枸杞，可营养神经，增加视力。

（6）定期体检，年老、体弱、多病，很多慢性病与眼都有关系，如糖尿病、高血压、动脉硬化。有一次，一位退休的护士长来看病，主诉眼有干涩，视力有点儿模糊，当检查眼底时，发现双眼底均有小血管瘤和为数很少的小出血点，当问及是否有糖尿病时，患者回答得很肯定，没有糖尿病。不过根据眼底变化还是劝她去内科检查一下，最后内科确诊：糖尿病，且已有轻度酮症。经过治疗，患者稳定了病情，保住了视力。

（7）要正确认识客观条件，心静似水，胸宽似海，这不但能保护眼睛，还能延年。

（8）到了老年，体弱多病，但不可把眼神不好全归咎于老化，一旦发现异常要及时就医，弄个明白，有病早治，效果比较好。

207. 老年人为什么会“眼花”?

人老了，近处小物体就看不清晰了，俗称老花或老光，医学上称为老视眼。老视眼是一种衰老现象，人老了头发会变白，脸的皮肤出现皱褶，眼睛的调节力也会逐年下降，读书或看近处物体时，晶状体不能变凸，物像不能聚集于视网膜上，当离书本远一点或者把头向后退一点时，书本上的字和小物体才能看得清楚，这种情况就是老视（老花）。老视刚刚开始，把书本放远一点，还可看清，随着年龄增长，再远也看不清晰了，这是因为人类的近点距离随着年龄的增长而逐渐变远，45 岁开始出现老视，50 岁的老人大部分需要戴老视镜才能看清近处。

老视除了和年龄有关之外，还受屈光状态的影响。为什么有的人老视来得早，有的人老视来得晚，这和年轻时代的屈光状态有关，正视眼一般在 45 岁之后开始老视，开始需要戴镜。近视眼晚一些，远视眼早一些。如果年轻时有 200 度近视，50 岁时看书还不会吃力，相反，如果有 200 度远视，40 岁时看书就不行了，就要戴老视镜了。

老视的程度随年龄而增加，因此配老视镜（老花镜）时，要达到最大的度数、最好的视力，眼镜可以用的时间长一些，但不管怎样，一般 5 年左右就要换一副眼镜，因此从经济角度出发，镜框不要太贵，镜片质量要好，度数合适，戴上之后，看书或近距离工作感到舒适就可以了。

208. 如何延缓老视？

45 岁以后，调节机能下降，看远处没啥变化，看近处就一年不如一年，是谓老视（俗称老花眼）。虽然这是自然规律，难以阻挡，但如能注意保健，还是可以延缓的。方法如下：

（1）注意用眼卫生，不要在暗处阅读，阅读时应以自然光线和柔和的灯光为主。一次阅读时间或看电视、用电脑时间不宜过长。

（2）生活要有规律，按时作息，保证充分的睡眠。

（3）在工作和学习之余，思考问题、出行坐车、乘坐飞机之时，宜多闭目。工作繁忙时，也应抽空闭目，进行短暂的休息。

（4）运动可促进健康，眼睛亦是如此，在睡前或晨起，自然坐位，双脚着地，双手放在膝上，平稳呼吸，眼球向左、右、上、下转动 4～5 次，再旋转 4～5 圈，然后突然睁大眼睛，进行远眺，如此反复进行 4～5 次可以促进眼局部血液循环，延缓老花的到来。

（5）蒸气薰眼，热水一杯或将暖水瓶盖打开，用其蒸气薰眼 5～10 分钟，水蒸气含有水分，可达到眼表水浴和热敷之目的，既可湿润眼表，也可热敷，促进局部淋巴和血液循环，改善营养和睫状肌的调节功能。

（6）《圣济总录》记载："以手按目四眦，三九遍捏，会见光明……" 这是古代的眼保健操。按今之意，即在眼周进行按摩，眼眶四周遍布穴位，进行按摩肯定对眼有益。

（7）两手合掌，掌心要干，不要有汗，上下急速摩擦，直至手心发热，产生静电，立即将两手心紧贴双眼，缓慢转动按摩，相当于热敷和电疗，早晚各一次，对眼有益。

（8）用枸杞子、菊花和绿茶一起泡水喝，久之，可以延缓老视。菊花和枸杞有清肝、滋阴、明目之效，并可补充眼睛所需营养和微量元素。

209. 老视眼和远视眼是一回事吗？

老视眼和远视眼是一回事吗？不是，原因很简单，虽然所用镜片都是凸透镜，但其发生机制完全不同，老视眼是一种生理现象，随着年龄的增长，由于晶状体逐渐硬化，睫状肌的力量逐渐减弱，调节幅度越来越小，近点距离越来越远，总而言之是由于调节力衰退，要借助凸透镜的补偿来完成近距离工作。而远视眼主要是眼轴较正常人短，物像结焦点于视网膜之后，借助凸透镜将焦点移到视网膜上，所以它们完全不是一回事，前者是由于年龄增长，晶状体调节力下降的生理现象，后者是属于屈光不正的范畴。

210. 配老花眼镜要注意什么？

（1）先做眼科检查：人老了，视力下降，可以是老花，也可以是其他眼疾，因为很多眼病可以引起视力下降，如青光眼、白内障、年龄相关性黄斑变性、糖尿病眼底病变等。因此，在配老花镜前要做一次眼科检查。

（2）即使眼睛没病，配镜之前也要验光，因为：① 有些人本来就有屈光不正；② 两只眼的老视程度也不尽相同；③ 每个人的脸形和瞳孔距离也有差别，因此必须仔细验光。

（3）每个人的需要不一样，应该根据自己的需要配镜，譬如：① 只为了看书用，就配一副近用老花眼镜。② 如果要求看近处清楚，看远处也清楚，就要配双光眼镜，就是在一个镜片的上边看远、下边看近。不过这种眼镜只能临时戴用，如上街办事、给学生上课、演讲等，随时可以变换焦点，免得看近时戴镜，看远时又要摘掉。还有一种多焦点眼镜，可以用一个镜片看任何距离。无论是双焦点还是多焦点眼镜，都有其不可克服的缺点：① 看的视野较小。② 因为镜片的下方是看近用的，下楼时看楼梯不太清楚，容易踩空摔跤。尤其是刚刚戴，要多加小心。老年人暗适应差，晚上或在暗处时更要小心。

（4）配老花镜要保留 1/3 的调节力才会感到舒适。

（5）路边买老花镜，弊多利少，由于未做详细检查，更没有较长时间试戴，购买之后，常常不合适，甚至加重症状。

（6）晶状体的调节随着年龄的增长越来越差，近点距离越来越远，老花镜对于度数的需求越来越高。一般说来，一副老花镜，仅能适用 5 年左右。

211. 老花眼镜的度数会越戴越深吗?

老视眼的出现是人体由出生到衰老的自然规律，无论戴与不戴，老视程度都是要进展的，如果是正视眼，要看30厘米的物体，也就是看书的距离，40岁应戴+0.75D，50岁要戴+2.0D，60岁应戴+3.0D，70岁应戴+3.5D，70岁以后变化就不太大了，因此老花镜的度数与年龄相关，与戴老花镜与否无关。为了身体健康，保持眼睛能够看清近处物体，能够看书读报，还是应该根据年龄的增长和工作的需要戴一副合适的老花镜，这会给生活带来乐趣和幸福。当然有近视眼的人，老花会来得迟一些，有些人可以不用戴老花镜。有远视的人老花会来得早一些，这也是正常现象。

二十一、有关眼部美容的一些常识

爱美之心，人皆有之。眼部在美容方面有着极其重要的地位，眼部美容，名目繁多，好坏混杂。最好根据个人脸形进行设计，不要盲目听信宣传，只追求美的一面，而忽略了丑的一方。

212. 做双眼皮手术要有什么条件？

（1）睑裂长、眼皮薄、鼻梁高、脸形匀称者，做出双眼皮比较好看，适宜做双眼皮（重睑）手术。

（2）天生假双眼皮。闭眼时显现，但非常窄小，眼睛睁大时即消失，这种情况，可考虑手术。

（3）一只眼双眼皮，另一只眼单眼皮，后者可以做双眼皮手术，以达到双眼对称，但要有经验的医师担此重任。

（4）对过敏体质的人做双眼皮要慎重。

（5）眼皮厚，眼睑皮下脂肪多，俗称“肉眼泡子”；睑裂小，鼻梁矮平，两眼之间距离宽者最好不做，做完双眼皮之后并不好看，会有东施效颦之结果。

（6）疤痕体质的人不宜做。

（7）双眼皮手术属美容手术，技术水平要高，应在设备齐全、医术精良、医德高尚、制度规范的大医院做，由眼科医师或整形外科医师主刀手术，以免发生意外，遗憾终生。

213. 纹眉术的适应症有哪些？术后要注意什么？

纹眉源于纹身的原理，曾应用纹眉针，近年应用纹眉机，纹眉液色黑，多用二氧化铁或四氧化铁制成。

适应症：① 眉毛缺损；② 眉毛脱落；③ 眉毛稀疏；④ 眉毛不美观，借纹眉改变眉形。

术后注意事项：

（1）术后2~3天内，局部涂抗生素眼膏，以防感染。

（2）纹眉是用染色的方法，在长眉毛的地方染色。染色之后，目前尚无褪色的方法，因此有个原则：颜色宁浅勿深；长度宁短勿长；宽度宁窄勿宽。所以，当染眉不够长、不够宽、颜色不够深时，不必惊慌，可以进行补染。

（3）术后一周，所染颜色常常变淡，甚至有些地方脱失，1~2个月之后可以补染。

214. 拔眉美容为什么不可取？

有人为了美容，把自然眉毛部分拔掉或全部拔掉再进行画眉，这种拔眉美容的方法要慎重。因为：

（1）破坏了自然美，柳叶眉对于某些人好看，浓眉大眼对某些人同样漂亮。美容要根据自己原有的脸形进行设计，对称而均匀，符合本地区、本民族的审美观点，尽量达到自然之美。

（2）拔眉之后，眉毛变得稀疏而单薄，减少了它的“屏障”作用，容易引发眼表疾病。

（3）眉毛似发，根部较深，皮脂腺和汗腺丰富，拔去眉毛之后，多少会产生疤痕，积少成多，增加皮肤皱纹，使眼睑附近皮肤松弛，其结果事与愿违。

（4）眉毛被拔掉之后，毛根受到破坏，细菌可乘虚而入，引起毛囊部感染，发生疖肿的机会增多，轻则增加痛苦，重则留下疤痕，更不美观。

215. 纹眼线、画眼线为什么要找准位置？

纹眼线的位置很重要，必须在距睑缘中心线外1.0毫米处进行，如果纹眼线太靠近睑缘中心线，有可能破坏睑板腺开口，影响睑板腺的分泌，妨碍泪膜的形成。泪膜分三层，靠近角膜表面的为粘液层，它使疏水的角膜表面变为亲水。中间为水层，由泪腺分泌，保持角膜湿润和提供营养。表面为脂质层，由睑板腺分泌。在水层上涂一层油脂，防止泪液蒸发，一旦睑板腺分泌受阻，泪膜破裂加快，就会引起干眼，患者就会感到眼睛经常干涩不适。

为了防止颜料进入眼内，画眼线也不可太靠近睑缘中心线。如果为了增加美感，画或纹眼线时可将眼线向外眦颞侧方向延伸3~5毫米。

在门诊时经常遇到这样的患者，主诉近来眼睛干涩、刺痛，检查结果泪膜破裂过快。究其原因，元凶就是在纹眼线时破坏了睑板腺的开口，影响了睑板腺的正常分泌。

216. 眼部化妆要注意什么?

眼部的美容是整个美容的重要组成部分，因此化妆时眼部化妆是必不可少的，如涂眼影、画眼线、抹睫毛膏、贴假睫毛……这些化妆动作都和眼睛距离很近，一不小心就会酿成恶果，轻则引起结膜炎、角膜炎或过敏反应，重则可以损伤视力，因此使用化妆品进行眼部化妆时要注意:

（1）化妆品的质量。

（2）化妆品开封之后，多数只能用6~10个月。

（3）眼部有皮肤病者不宜用化妆品。

（4）有些化妆品可以引起皮肤过敏反应，因此在采用一种新化妆品时，最好在上臂或在大腿内侧先涂2~3日；涂抹范围直径约一厘米，如有过敏反应，不可使用。

（5）化妆品盒和化妆用具要定期用酒精擦拭消毒。

（6）化妆品均为外用，不可进眼（结膜囊）。

（7）化妆前要把手洗干净。

（8）如果戴有隐形眼镜，应先摘掉。

（9）眼线一定要描在眼睑中心线之外，如果距中线太近，靠近睫毛，容易损伤睑板腺及睫毛附近的腺体，引起眼睛不适（详见本书第215问）。

（10）使用睫毛刷，应从睫毛根部向外刷。

（11）补妆时，不可为了方便用唾液沾湿化妆用品。

卸妆时要和上妆一样，不可马虎。睡觉前一定要卸妆，因为化妆品都有刺激性，不可长时间留在眼睑皮肤上。另外，睡眠和晨起时如果揉眼易将化妆品揉入眼内（结膜囊内），不可不慎。御妆按以下步骤进行:

（1）先要洗干净双手。

（2）取下假睫毛。

（3）如果戴隐形眼镜，在取下假睫毛之后，再摘掉隐形眼镜。

（4）用干净棉球沾湿卸妆液，除去眼线和眼影等化妆品。注意勿损伤眼睑皮肤。

（5）卸妆后，要用温水或低碱肥皂洗脸，尤其是眼周围皮肤要洗得干干净净。局部再涂保湿乳液或润肤营养霜。

（6）最后要向结膜囊内滴1~2滴消炎眼药水，最好是广谱抗生素。

（7）在卸妆后，一旦眼部出现结膜充血、刺痛，要及时查找原因。

217. 应用美容软接触镜美容时要注意哪些问题?

有些顽固性角膜疾病和外伤，特别是化学性眼伤，虽经千方百计治疗，最后仍会留下非常难看的大白斑，视力为0。根据目前的医学水平，无法使它恢复视力。但是眼睛处于美容重要部位，如果受损，将严重影响面部美观，对患者的心理是一种无形的压力。行医一生，会遇到各式各样有不幸遭遇的患者。记得有一位年轻貌美的姑娘，由于双眼被硫酸烧伤，经治疗，一眼视力恢复到0.8，另一眼留下全角膜血管翳性大白斑，睑球粘连，继发性青光眼，经结膜囊成形术和青光眼减压术两者得以治愈，但视力为0，一眼大白斑给她带来了无限烦恼，增添了许多心理压力；当配上了一个合适的美容软接触镜后，再看患者，判若两人，不仔细看，除了白眼仁有些红之外，几乎看不出白斑的痕迹，如图59所示。

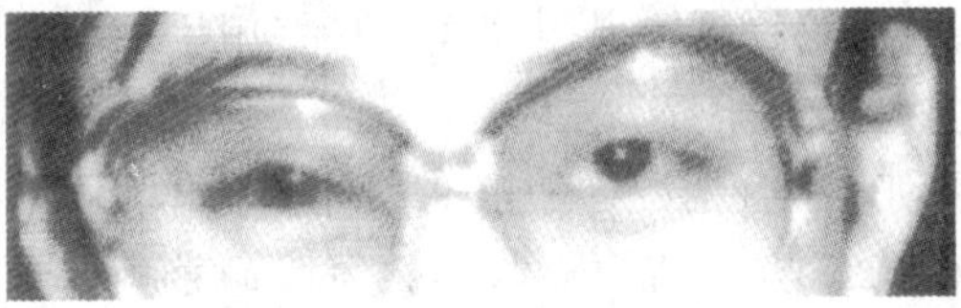

图59　右眼角膜大白斑，带上美容角膜软接触镜后，外观近似正常

病人对镜而视，喜上眉梢。

戴美容软接触镜之后要注意：

(1) 晚上睡前，最好脱下美容软接触镜，为了防止结膜炎，脱掉之后，最好滴用广谱抗生素滴眼液1~2滴。

(2) 美容软接触镜也要保养和清洗。

(3) 美容软接触镜不可戴得太久，要定期更换。

(4) 为了防止丢失，最好常备一个在身边。

218. 戴义眼要注意哪些问题?

有些难以治愈而又不能保留眼球的眼病和眼外伤，施行眼球摘除术后，眼窝失去支撑，会向下塌陷，影响美观。目前解决这一问题的办法是装一个与真眼相似的义眼，虽然不能视物，却解决了容貌的缺陷。戴义眼应注意下列问题：

(1) 根据个体眼窝的大小，对侧健眼的外观，选择一个两眼大小相似的义眼，如果可能，最好按着健眼虹膜的颜色和结膜的状态进行定做。

（2）装上义眼之后，可使两眼睑裂大小、虹膜颜色尽量变得一样，瞳孔位于中心，并且能自由睁眼和闭眼。

（3）义眼由不同材料制成，最好选择表面光滑、重量轻的义眼，如果表面粗糙，会刺激睑结膜，容易产生炎症反应，导致结膜囊变窄；如果重量大，下沉力较大，超过下睑承受能力时，会造成下睑外翻，导致义眼移位、下滑或脱落。

（4）戴或取出义眼时，先要洗净双手，在戴之前要用自来水，最好用生理盐水把义眼表面冲洗干净并润湿其表面，分清义眼上、下、左、右边缘，一手拿义眼，另一手分开上、下睑，把义眼的上部先塞入上穹隆，然后下拉下睑，把义眼的下缘放入下穹隆，义眼进入眼窝后，用手轻轻按摩上、下睑，使之位置合适。取义眼比较容易，只要把下睑向下、后压一下，义眼就会自动滑出，此时要用另一只手接住，防止落在地上。

（5）取下义眼之后，要向眼窝内滴广谱抗生素滴眼液，对取出的义眼也要做一番清洁，如有分泌物粘在义眼表面，最好用生理盐水或抗生素滴眼液润湿的棉签将分泌物除去。

（6）根据患者创口愈合情况，一般在眼球摘除术后 3～5 周安装义眼。装义眼后的 3～6 月，为了防止结膜囊收缩，每晚睡前摘下义眼，做一次清洁，然后重新放入结膜囊。在放入义眼之前，要向结膜囊内滴 1～2 滴广谱抗生素滴眼液。一般来说，术后半年结膜囊可以定型，可以睡前摘下义眼，翌日起床之后再装上。

（7）在寒冷的冬天，如果外出，又是迎风而行，此时最好把义眼取下，防止引起结膜囊冻伤。记得曾有一位在东北农村工作的医生，寒冬腊月，迎着西北风外出往诊，回来时义眼变成了冰球，引起眼窝冻伤，造成结膜囊狭窄，最后不得不做结膜囊成形术。

（8）义眼戴 1～2 年后，表面常常失去光泽，有的还出现裂纹，此时要及时更换。

（9）义眼的清洁只能用自来水，或生理盐水冲洗，然后在其表面滴 2～3 滴抗生素滴眼液，不可用酒精擦拭或浸泡。

（10）装上义眼之后并非一劳永逸，要定时到医院检查，如出现明显的结膜炎，要及时治疗并暂时停戴义眼。下眼睑出现松弛或狭窄，轻则更换义眼，严重时要做结膜囊成形术。

219. 黑眼圈是怎么发生的？

通常将眼睛上、下眼睑皮肤的部位称为眼圈，如果眼圈发黑，称为黑眼圈。眼睑皮肤是全身最薄的皮肤之一，皮下脂肪很少，但血管丰富。小动脉吻合成网，静脉较动脉浅，形成静脉丛，一旦血流缓慢，造成缺氧或皮下有黑色素沉积，就会形成黑眼圈。其原因很多，大致如下：

（1）生活无节律，长期熬夜，有人通宵打麻将、上网，睡眠不足或长期失眠，这些情况都容易造成血液含氧量减少，流速减慢，颜色变暗，从外表看，眼周围皮肤就出现了蓝黑色调。

（2）长期日晒，眼睑附近色素沉着增多，久而久之也会形成挥之不去的黑眼圈。

（3）缺乏体育锻炼和体力劳动，血液循环不良。

（4）大病初愈的病人。

（5）先天遗传因素也是出现黑眼圈的原因之一。

（6）眼局部热敷时间较长，温度较高，也可引起暂时性色素沉着。

220. 患黑眼圈者如何保健?

下列几种方法有助于黑眼圈的减轻或消除：

（1）首先要恢复有规律的生活，每天要有充足的睡眠，克服不良习惯，加强身体锻炼，改善血液循环。

（2）对于黑眼圈，不用焦虑，以愉快的心情对待，让黑眼圈慢慢消退。

（3）注意营养，多吃鸡肝、猪肝、芝麻、花生、黄豆、胡萝卜等含有丰富维生素 A 的食物，有助于黑眼圈的减轻或消除。

（4）常饮杞菊红枣茶，其制法如下：枸杞子 10 余粒，红枣 4 ~ 5 枚，菊花 3 ~ 4 朵，开水泡茶饮用，对黑眼圈也有补益。

（5）眼部按摩。眼部按摩能加速血液循环，持之以恒，可见功效。

（6）适当化妆，减轻黑眼圈与周围皮肤的差异，虽不是根治，但是心情好了，对黑眼圈的消退也有帮助。

（7）如与日晒或局部热敷有关，应适当减少日晒时间和停止热敷。

黑眼圈除了上述原因之外，也可由慢性消耗性疾病，恶性肿瘤，外伤后皮下淤血所引起，若是疾病原因，应去医院做相关性检查，及时治疗原发疾病。

二十二、烟、酒及一些药物对眼的影响

221. 吸烟对眼有害吗？

（1）烟草中除含有尼古丁外，还含有砷和氰化物，正常人吸进少量的氰化物后，在体内可转化为一种毒性很低的硫氰化物，经肾脏随小便排出。在解毒过程中，需要肝脏中有关的酶和体内维生素 B_1、B_{12} 的参与，而机体内 B 族维生素的缺失对眼不利。如果长期大量吸烟，氰化物就会在体内蓄积，引起慢性中毒，使视神经和视网膜受到损害，造成烟草中毒性弱视。一般发病缓慢，多为双侧性，中心视力逐渐减退，辨色力差，视敏度下降，重者可双目失明。

（2）长期大量吸烟还可引起视网膜血管痉挛，诱发视网膜动脉或静脉阻塞，视力出现明显急剧下降。视网膜静脉阻塞视力下降虽没有视网膜动脉阻塞者急剧，但可导致视网膜下大面积出血和玻璃体出血。

（3）偶尔可以出现复视和眼球震颤。

（4）近年发现吸烟可以破坏体内大量维生素 C，导致年龄相关性黄斑变性的发生和发展。

222. 酗酒对眼有害吗？

酒中含有乙醇，很多人饮酒后皮肤充血、眼红、面赤，易引发慢性结膜炎、翼状胬肉。长期大量饮酒还可造成血管痉挛，加重视神经和视网膜病变，特别是缺血性视网膜病变。乙醇也可引起中毒性弱视。长期酗酒，使体内 B 族维生素缺乏，可诱发视神经炎。乙醇还能影响视细胞，使眼睛适应光的能力下降。

如果乙醇内掺有甲醇，其危害更大，慢性中毒呈渐进性视力减退，视野出现中心暗点或旁中心暗点。急性中毒类似球后视神经炎，视力突然下降，视神经逐渐萎缩。急性中毒严重者常在 1 ~ 2 日内突然失明，失明前常有红、绿色幻觉，复视，眼睑下垂，瞳孔散大以及眼球压痛等症状，轻者可于 4 ~ 5 周内略有改善，重者可以缓慢恶化。

223. 嗜烟、酒者要注意些什么？

为了身体健康和明眸常在，建议：

（1）嗜烟、酒者应下决心戒烟、限酒。

（2）工业酒精中含有甲醇，千万不可饮用。

（3）嗜酒者千万不要因贪便宜而饮用假酒。

（4）饮酒者宜补充 B 族维生素。

（5）吸烟者在补充 B 族维生素的同时，还应补充维生素 C。

224. 哪些药物和化学物质可引起视神经损伤？

视神经是把视网膜上的影像传导到大脑的唯一通路。它由无数根视神经纤维组合而成，很容易受到有毒物质的损伤。对视神经有害的物质很多，其中包括某些药物。日常可遇到者有：

（1）氯霉素：大剂量长期服用可致双眼视力减退，不同程度的视神经乳头水肿，晚期则发生视神经萎缩。

（2）磺胺类药物：常影响双眼，可以引起多种眼疾，其中包括中毒性弱视，视神经萎缩，但较少见。

（3）乙胺丁醇：大剂量时可引起球后视神经炎，常发生在用药后两个月左右，其发病率与剂量相关，50mg/kg 发生率为 15%；25mg/kg 发生率为 3%；15mg/kg 则未见发生。其损伤原因推测与锌代谢有关。

（4）甲醇和乙醇：（见本书第 222 问）。

（5）汞和汞制剂：汞中毒可引起眼部多种症状，其中包括原发性视神经萎缩。

（6）砷及砷化物：三价砷化物毒性较轻，如六〇六、九一四和氧苯砷；五价砷化物毒性较大，如砷胺、碳醯苯砷。砷及砷化物中毒可见视网膜出血、视乳头炎和视神经萎缩。

（7）铅及铅制剂：铅中毒可致视神经炎，球后视神经炎，轻重不同，一般皆为双眼。严重者，可致永久性视盲。

（8）铊和铊制剂：铊盐的毒性很大，可损伤神经系统。动物实验时，可见视神经及视束的损伤。

（9）氰及氰化物：氰中毒可致眼底水肿，呈灰白色，早期神经节细胞受损，后期视神经萎缩。

（10）二硫化碳：二硫化碳中毒时可以发生球后视神经炎、视乳头炎或视神经萎缩。

（11）乙酸乙酯（醋酸乙酯）：乙酸乙酯中毒可致视神经萎缩。

（12）四氯化碳：四氯化碳的慢性中毒可损伤神经系统，包括视神经炎和视神经萎缩。

二十三、眼局部用药和冷热敷的一些常识

225. 如何滴眼药水？

眼睛有病，多局部用药，滴眼药水，其滴法也有学问，滴得正确，眼病就好得快，如果用的方法不对，则会拖延治疗时间。

（1）滴前，要用肥皂洗手（图60A），指甲要剪短。

（2）查看眼药水的药名，注意有无沉淀和变色，如果眼药水发生变色或出现絮状物，说明眼药水已经变质，不能再用。

（3）如果眼药水是混悬液，用前一定要摇匀。

（4）如眼部有分泌物，先用消毒棉签拭去再滴眼药水。

（5）打开瓶盖之后，盖口朝上置放，可以减少污染。为使滴入结膜囊的眼药水更为干净，最好将第一滴药水丢弃。

（6）准备好眼药水后，一般采取坐位或仰卧位。如果是坐位，头稍向后仰，眼向上看，用左手食指拉开下睑，右手拿眼药瓶，瓶口朝下，距眼0.5～1.0厘米，稍加压眼药瓶，将眼药水滴入下穹隆（下眼睑与白眼球形成的凹陷内）1～2滴（图60B），轻轻转动眼球，使药水分布均匀，轻轻闭眼3～5分钟；如果滴眼药水之后不闭眼，药水在结膜囊内停留的时间很短，效果会明显降低。滴眼药水后，由于眼泪的稀释，2分钟后，药水浓度下降一半，加上滴眼药水时，对眼睛多少有点刺激，引起反射性泪液分泌，药水浓度下降更快。因此滴眼药水时，千万不可用力挤眼，应当轻轻闭合，让泪水排出慢些，提高药物效果。

（7）滴眼药水时，瓶口不要接触眼睛，因为若接触一可污染瓶内眼药水，二可碰伤眼表。

（8）角膜神经丰富，非常敏感，不可将眼药水滴在角膜上，以免引起疼痛。

（9）滴药后用消毒棉球、消毒棉签或干净的手帕压迫内眼角鼻根部（泪囊的部位）2～3分钟（图60C），以免药液经鼻泪管流入鼻腔吸收过多引起不适，尤其是滴用散瞳药物时，更应注意此点，这样做的目的也可使药液在结膜

囊内存留的时间长一些，有利于局部吸收。

（10）如果滴药准确，1 滴即可，因为结膜囊的容量是 30 毫微升，而 1 滴眼药水，按一般瓶口大小约为 50 毫微升，1 滴足够，2 滴有点浪费，3 滴不可，太浪费了。

（11）如果同时滴 2 种以上的眼药水，不能连续滴，要间隔开，两种药水的间隔时间为 15 分钟或更长，以利吸收，发挥药效。

（12）眼药水的保存，最好放在阴凉、通风干燥的地方。有的眼药水是生物制品，要求低温保存，用完之后，最好放在冰箱内（4℃），以保持药效。

（13）经常外出的上班一族，应在家中和办公室各放 1 瓶，以免忘带；出差时切勿忘记带药。

（14）给儿童滴眼药水，除上述者外，另外还要注意：

① 滴眼药水前，要和患儿商量，消除恐惧，使其处于安静和放松的状态，千万不可使用暴力，强迫滴药，如此可使患儿哭闹，哭则流泪，冲淡药物浓度；闹则滴药难以达到准确，还可造成意外。

② 如果患儿实在不配合，可在其入睡后滴药，所用眼药水温度要适宜，不可和体温相差太大，尤其是在北方的冬季。

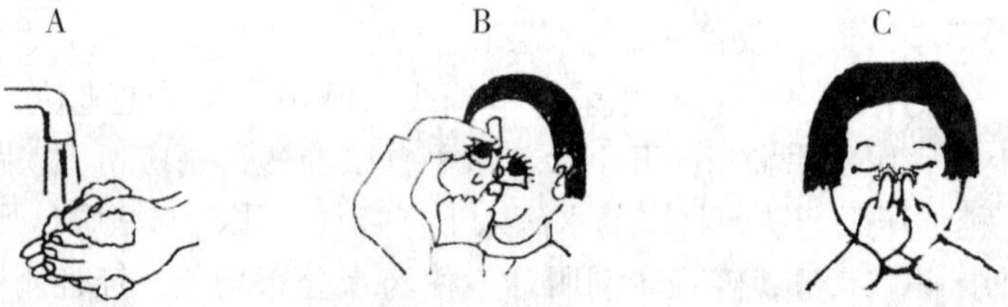

A. 用肥皂水洗手　B. 向结膜囊内滴眼药水　C. 压迫泪囊（下边垫消毒棉）

图 60　如何滴眼药水

226. 如何涂眼药膏?

滴眼药水有学问，涂眼药膏也要恰到好处。

（1）不论坐位或是仰卧位，涂眼药膏时，眼要向上看，从软管内挤出眼药膏，弃去开始一段，再挤出少许，涂入结膜囊。如用软管，则用左手食指扒开下睑，用右手将眼药膏挤入下方结膜囊，不要碰到眼球，松开下睑，闭眼，右手拿消毒棉球或捏住干净手帕一角轻轻按摩眼睑，使涂入结膜囊的眼膏散开，弥漫于整个眼球表面，轻闭眼 2 ~3 分钟。

（2）如果是用玻璃棒涂眼药膏，用前要仔细查看玻璃棒是否完整，头部是否光滑，以免伤及角膜。

（3）涂眼药膏后，病人常述眼有粘腻感，视力稍有模糊，这是眼药膏的缺点，很难避免。

（4）眼药膏药物吸收较慢，作用时间较长，故一般在睡前涂用，既减少了眼膏的缺点，又发挥了眼膏的长处。

227. 几种常用的眼药水和眼药膏有哪些功效？应注意什么？

（1）0.25%氯霉素滴眼液

此药品对大部分革兰氏阳性及阴性菌有效，对沙眼衣原体也有抑制作用。

主要用于眼表细菌感染和沙眼。

此药加入玻璃酸钠（天然保湿增稠剂）将具有保湿和黏附力，增加滴眼后的舒适度，可以减轻眼的干涩，即为市面上出售的“润舒滴眼液”。

用法：每日3～4次滴眼。

不良反应及注意事项：① 本品需放避光和阴凉处保存；② 开封使用期间，如瓶口析出白色粉末，说明此药不宜用。

慎用和禁用：① 氯霉素过敏者禁用；② 曾有报道，滴用本品后，发生再生障碍性贫血的病例报告，尤其是幼儿，要慎用。

（2）0.1%利福平滴眼液

对革兰氏阳性和阴性细菌，沙眼衣原体和某些病毒有较强的抑制作用。

主要用于沙眼及某些病毒性眼病。

用法：每日3～4次滴眼。

不良反应及注意事项：① 本品遇光易变质，要避光保存，一旦溶液由橙红色变成暗红色，表明已经氧化，不宜再用；② 滴后眼睛偶有不适。

禁用和慎用：孕妇、婴儿和肝功能不良者慎用，有黄疸者禁用，本品过敏者禁用。

（3）0.3%妥布霉素滴眼液

商品名：托百士，本品最大的特点是抗革兰氏阴性菌，对绿脓杆菌作用较强，对金黄色葡萄球菌有抗菌作用，对链球菌无效。

主要用于外眼及附属器细菌感染。

用法：病重者4～6次/日，轻者：3～4次/日滴眼。

不良反应及注意事项：① 可有短暂的刺激感；② 长期应用要注意肝、肾中毒。

慎用或禁用：① 孕妇、哺乳妇女和婴儿慎用；② 对本品过敏者禁用。

（4）0.3%氧氟沙星滴眼液

商品名泰利必妥、迪可罗。抗菌谱广，属于广谱抗生素，对化脓性葡萄球菌、化脓性链球菌都有较强的作用，对绿脓杆菌、革兰氏阴性菌也有作用，对衣原体也有效果。

主要用于急慢性结膜炎、新生儿急性结膜炎、化脓性角膜溃疡。

用法：病重者4~6次/日（间隔2小时1次）；轻者3次/日滴眼。

不良反应及注意事项：① 滴眼后偶有轻度刺激；② 不宜长期使用。

慎用及禁用：对本品过敏者禁用，肾功能低下者慎用。

（5）0.1%阿昔洛韦滴眼液和3%阿昔洛韦眼膏

有强力的抗单孢病毒作用，还能抑制带状疱疹病毒，因为滴眼液仅能配成0.1%，为了增加疗效，常与3%眼膏配合应用。

主要用于单孢病毒性角膜炎和眼带状疱疹。

用法：滴眼液，每日4次。眼膏，每日2~3次。

不良反应及注意事项：可以引起眼睛烧灼和刺激，角膜上皮点状剥脱，偶见结膜充血。

慎用和禁用：对本品过敏者禁用。

（6）0.15%更昔洛韦凝胶

其作用与阿昔洛韦相似，对阿昔洛韦产生耐药性的病例有效，而且毒性较低，水溶性较好。

主要用于治疗单孢病毒性结膜炎和角膜炎

用法：每日3~5次滴眼。

不良反应及注意事项：用后可出现短暂的刺痛和烧灼感，有时角膜上可以出现斑点。

慎用和禁用：对本品过敏者禁用。

（7）0.5%利巴韦林滴眼液

又名病毒唑，是广谱抗病毒药物。在组织培养中对单孢病毒、牛痘病毒、腺病毒及柯萨奇病毒B型均有抑制作用。

主要用于治疗病毒性结膜炎、角膜炎及流行性角结膜炎。

用法：每日3~4次滴眼。

不良反应及注意事项：由于该药的通透性较差，对角膜深层病毒感染疗效欠佳。

慎用和禁用：对本品过敏者禁用。

(8) 0.5%红霉素眼膏

红霉素对葡萄球菌、链球菌、肺炎球菌、白喉杆菌、炭疽杆菌、梭形芽孢杆菌有效，对沙眼衣原体也有抑制作用。

主要用于球菌感染的结膜炎、角膜炎和沙眼。

用法：每日1~2次涂眼，如果同时应用滴眼液，一定先用滴眼液，然后再涂眼膏，反之表面已有一层油膏，再用滴眼液，则滴眼液无法被结膜或角膜所吸收。

不良反应及注意事项：眼膏涂后稍有刺激、黏着感和视力稍不清。

慎用或禁用：对本品过敏者禁用。

(9) 0.5%四环素眼膏

对多数革兰氏阳性及阴性菌有抑制作用，高浓度时有杀菌作用，对沙眼衣原体和立克次氏体有抑制作用。

主要用于急、慢性结膜炎，沙眼和角膜炎。因四环素有抑制胶原酶的作用，所以也常用于眼化学烧伤和热灼伤。

用法：同红霉素眼膏，如仅用眼膏一种，每日可涂3~4次。

不良反应及注意事项：同红霉素眼膏。

慎用及禁用：对本品过敏者禁用。

(10) 0.5%金霉素眼膏

药理作用与红霉素相似。

主要用于结膜炎和沙眼。

用法：同红霉素眼膏。

不良反应与注意事项：同红霉素眼膏。

慎用及禁用：对本品过敏者禁用。

(11) 0.1% ~0.2%爱丽滴眼液（成分为玻璃酸钠)

0.5%怡然滴眼液（成分为羟丙甲基纤维素)；1.4%利奎芬滴眼液（成分为聚乙烯醇)；唯地息凝胶（成分为聚丙烯酸)（详见本书第117问)。

(12) 谷胱甘肽滴眼液，乃奇安滴眼液

卡他林滴眼液，卡林-U滴眼液；白内停滴眼液（详见本书第153问)。

228. 如何保存眼药水?

(1) 药厂出厂的眼药水都附有说明书，要仔细阅读，要注意有效时间、保存条件和注意事项，不懂之处要找医生问个明白，然后再用。

（2）如有多余未开封的眼药水，要在有效期前开封。有些眼药水开封之后，虽然把瓶盖拧紧，如果长时间不用，也会变质。

（3）根据眼药水的性质，将眼药水放置到应放置的地方，例如，有的眼药水怕光线直晒，见光易变质，就要放在阴凉蔽光处；有的眼药水温度高时容易变质，尤其是生物制剂，就要放在4℃左右的冰箱内保存，如果没有冰箱，就要找一个通风好、灰尘少、室内温度最低的地方存放。

（4）眼药水要放在固定的地方，不可和其他外用药放在一起，尤其是外包装相似的液体，不可混放。有时老年人近视力较差，容易拿错、滴错；儿童无知，可能误用、误食，以致造成伤害，到医院求医者有之。

（5）常用的眼药水也要常检查，注意有无混浊或絮状物，原有颜色有无变色，上述情况一旦发生，说明眼药水已被污染、变质失效，不宜再用。

229. 眼局部用药也有不良反应吗？

局部用药，用量虽小，但是如果使用不当也会引起不良反应。为了降低用药过程中的风险，以下介绍几种常用滴眼液的常识，以提高用药安全。

（1）0.25%氯霉素滴眼液。在避光通风处保存，否则时间久了，滴眼时眼睛就会有刺激感。开瓶之后，瓶口如有白色粉末沉积，说明此滴眼液不可再用。小儿应用此药时要注意，有发生再生障碍性贫血的病例报告。

（2）0.1%利福平。要求避光保存，原为橙红色，一旦变成黯黑红色，表明已经氧化，不能使用。

（3）0.3%妥布霉素。长期应用，要注意对听神经和肾的毒性。孕妇及哺乳期慎用。

（4）氧氟沙星。商品名有泰利必妥、迪可罗，对此药有过敏反应者禁用，也不宜长期应用。

（5）糖皮质激素类滴眼液，商品名目很多。如的确当眼药水，其成分为0.5%可的松；典必殊眼药水，其成分为0.1%地塞米松和0.3%妥布霉素；氟美瞳眼药水，其成分为0.1%氟甲龙；百利特眼药水，其成分为1%醋酸泼尼松龙。这些眼药水，应用很广，但是长期使用可以引起：

① 激素性青光眼。这个并发症常见，如果发现较晚，可造成视力伤害。

② 晶状体后囊混浊性白内障，可以使视力下降。

③ 因为糖皮质激素可以抑制人体免疫功能，所以增加了眼部继发性感染的机会，特别是真菌感染。至于应用多久可以引起不良反应，因为个体差异很大，安全剂量尚无准确标准，不过最近有报道，病人滴用1%地塞米松眼药水800滴后，有近一半人发生了不同程度的晶体改变。

（6）β-肾上腺受体阻断剂。目前常用的有噻吗心安（噻吗咯尔）滴眼液、贝特舒（倍他洛尔）、贝他根（左布诺咯尔）滴眼液，该类药物不良反应不少，可以引起支气管哮喘和心动过缓，因此青光眼患者如果有支气管哮喘或心动过缓的症状，在看病时，一定要告诉眼科医生，以免发生意外。另外，长期（3～8个月）局部使用0.5%噻吗心安滴眼液可引起角膜内皮损伤，因此青光眼患者长期应用此药时，要定期进行内皮显微镜的检查，如出现内皮数量减少，要停药。孕妇和哺乳期妇女慎用。

（7）阿托品滴眼液。

① 眼科用的阿托品眼药水的浓度是1%，这个浓度意味着什么呢？1瓶1%的滴眼液（约10毫升）相当于100mg，是成人量的致死量，是儿童致死量的几倍，因此在应用这种眼药水时，千万要妥善保存，当眼病痊愈时，不要保存，应及时丢弃，以免发生意外。

② 用1%阿托品滴眼液，滴眼后，要立即压迫泪囊部2～3分钟，擦去过剩的溶液，防止药液经泪道进入鼻咽部，吸收过多而中毒。幼小婴儿和老年人在应用1%阿托品滴眼液时更要注意，因为按体表面积计算：1～3岁婴幼儿结膜囊的面积比成年人相对较大，吸收药物的面积也相对增加，增加了眼局部用药的中毒机会。在泪液的排出过程中，存在着一种生理性阻滞，即泪液从结膜囊转至鼻腔的时间约为2～10分钟，随着年龄的增长，这种功能逐渐减退，老年人转运时间缩短，大约为0.5～1.0分钟，所以老年人也易引起药物的全身吸收，招致中毒危险。

③ 如有青光眼或疑似青光眼病史者，不可应用阿托品类药物。

④ 45岁以上老年人，局部用阿托品，不可自己决定，要咨询眼科医生之后再用。

⑤ 孕妇和哺乳期妇女慎用。

⑥ 前列腺肥大者慎用1%阿托品滴眼液，因为用后有引起尿潴留的危险。

⑦ 有阿托品过敏史者，不宜应用。

230. 眼局部热敷常用于哪些眼疾？

它是一个简单、易行、省钱又有效的方法，适用于眼部出血（出血后48小时），眼睑的新鲜疤痕和角膜的新鲜云翳。目的在于使血管扩张，局部充血，加强局部淋巴和血液循环，促进对出血及炎症过程中病变产物的吸收，改善局部营养，增加抵抗力，此外热敷也有止痛作用。常用方法有二：

（1）干热。常用胶皮热水袋，用棉垫或毛巾加以包裹，温度保持在55℃左右，袋不可过大，装水不宜过多（以1/2含量为宜），敷于患处后要感觉柔软而舒适。

（2）湿热。主要是敷布热法，一般用数块正方形敷布，小毛巾也可以，大小约8×8cm，折叠成四方形，放在普通水中，煮沸5分钟，用大镊子取出，扭干。患眼皮肤，最好先涂一层凡士林油，以防烫伤。在其表面放一块干消毒纱布，此时要闭眼。将扭干的热敷布放在消毒纱布上，其上再盖以保湿棉垫，使温度保持在55℃左右，5～10分钟，换热敷布一次，热敷时间为10～20分钟。应该提醒的是：应用此法进行热敷，次数过多可以引起皮肤糜烂。睑缘和结膜有化脓性炎症者不宜应用此法。

（3）蒸气热敷。用暖水瓶或其他肚大口小保温的容器盛热水，将暖水瓶放在眼前下方。水热时，蒸气较热，距眼远些；变凉时，把眼靠近些，用其蒸气薰眼，达到热敷的作用。每日3～4次，每次5～10分钟。此法儿童慎用，一不小心，瓶倒水洒，可引起烫伤。

231．菊花茶熏眼有哪些好处？

李时珍所著《本草纲目》已载有：菊花属祛风明目药。菊花含多种植物碱，维生素A及精油，至于其明目的药理作用尚未完全知晓。不过在临床上有时遇到一些患者，主诉双眼干涩，看电视或使用电脑之后症状加重。检查：双眼睑结膜轻度充血，内外眦处有少量滤泡、Schirmer试验及泪膜破裂时间正常。除此之外，找不到更多病变。翻阅以往病历，一直诊断为慢性结膜炎，滴过多种眼药水，不见好转，有时滴眼之后干涩反而加重。

对此情况，建议患者只用一种广谱抗生素眼水，每日2～3次滴眼，重用菊花泡茶（绿茶一撮，菊花5～6朵）沸水冲泡，用其蒸气，薰眼5～10分钟，每日3～4次，很多人眼部症状得到缓解，推想其理，可能如下：①菊花中有明目之成分，随蒸气缓缓进入眼内；②熏蒸有热敷之功，使眼部血液循环加快，内外眼肌得到松弛，二者合力使干涩症状减轻，反复用之，奏效者居多。

232．眼局部冷敷常用于哪些眼疾？

冷敷可使局部血管收缩，血液循环变慢，代谢过程下降，渗出减少，炎症减轻，神经传导迟钝，从而使局部疼痛减轻。中医认为：冷敷具有散热凉血、止血止痛之功效。适用于外伤性眼睑皮下血肿、结膜下出血、麦粒肿和电光性眼炎的初期。

冷敷一般采用小冰块，将其装入胶袋内，外面包裹上干净毛巾，放在需要冷敷的部位，但不可压迫眼球。

另一种冷敷法是用低温溶液，将干净的毛巾折叠成方块，浸于冷水中，取出扭干，放在要冷敷的局部，每 5 分钟更换一次，冷敷持续时间一般为 20 分钟，视病情延长或缩短时间。

为了保护局部皮肤，在冷敷前，局部宜涂凡士林软膏。包裹冰袋用的纱布和毛巾用完之后要进行煮沸消毒方能再用。

二十四、维生素与眼

维生素对眼有特殊作用，它参与许多生物化学反应，健康的双眼与各种维生素密切相关，因此维生素日渐引起人们的重视。但是乱用维生素也是不对的，用之不当也会产生不良后果。

233. 维生素A对眼有哪些作用？应注意哪些问题？

维生素A存在于鱼肝油、牛奶、奶酪、鱼子和各种蛋类中。维生素A能促进上皮增长，维持视网膜神经上皮，角膜上皮及结膜上皮的正常功能，缺乏时就会发生结膜干燥症和角膜软化。维生素A在视网膜与蛋白质合成视紫红质，这是视网膜感光的必要物质，缺乏维生素A，视紫红质合成发生障碍，弱光环境下就难以视物，出现夜盲。此外维生素参与体内许多氧化还原过程，尤其是许多不饱和脂肪酸的氧化。

在临床上主要用于角膜外伤，上皮生长迟缓，结、角膜干燥症，角膜软化症以及维生素A缺乏引起的夜盲。

维生素A丸，每次口服5 000 ~ 25 000单位，每日2 ~ 3次。

儿童在患麻疹、中毒性痢疾以及其他严重消耗性疾患时，为了防止角膜软化症，应大量补充维生素A。如果病情很急，可以肌肉注射浓缩维生素A、D注射液。

长期过量服用维生素A能引起不良症状，不良反应有：容易激动、食欲减退、皮肤发痒、毛发干燥脱落、颅内压增高、头痛等。一次大量服用维生素A也可以引起中毒。中毒剂量差异较大，一般认为成人一次剂量不能超过100万国际单位。儿童1次剂量不超过30万国际单位，一旦超过即可致急性中毒。成年人如连续每日服用维生素A10万国际单位，超过6个月，可引起慢性中毒。孕妇过量服用维生素A，可致胎儿畸形，不可不慎。如果孕妇患有需要补充维生素A的疾病，每日不得超过5 000单位，且不可长期服用。

234. B族维生素对眼睛有什么作用？

（1）**维生素 B_1**

维生素 B_1 又名盐酸硫胺，是维持神经正常活动的必需物质，它能改善神经组织的营养。在自然界中，维生素 B_1 存在于酵母、麦芽、瘦肉、米糠、麦麸、车前子、花生中。

在眼科，此药用于视神经炎、视神经萎缩、调节性视力衰弱、神经麻痹以及由神经麻痹引起的角膜炎、疱疹性角膜炎和虹膜炎。维生素 B_1 有抗胆碱酯酶的作用，因此青光眼患者也适宜应用。

有人报告维生素 B_1 有促进动脉压上升的作用，因此，血压高的人在用维生素 B_1 时，要定期检查血压。

维生素 B_1 有 5～10 毫克的片剂，每次口服 5～10 毫克，每日 3 次。

不良反应：毒性反应极低，长期服用，应注意血压。

含有维生素 B_1 的制剂还有复合维生素 B（每 100 克内含维生素 $B_1$10 克、$B_2$2 毫克、$B_6$3 毫克、烟酰胺 10 毫克及泛酸钙 1 毫克）和酵母片（内含维生素 B_1、B_2、烟酸及叶酸等）。

（2）**维生素 B_2**

维生素 B_2 又名核黄素，在自然界中以酵母、肝、肾、瘦肉、蛋类和豌豆中含量较丰富，乳类中也含有少量。

其磷酸化合物为黄酶的组成部分，黄酶参与体内许多氧化还原反应以及糖、蛋白及脂肪的代谢过程，核黄素参与晶状体的代谢，也是维持眼正常视觉机能所必需的物质。缺乏维生素 B_2，病变多发生于皮肤与粘膜的交界处，可以引起角膜新生血管和角膜炎，在视网膜退行性改变时，核黄素能够改善视网膜的营养。

临床上常用于睑缘炎、结膜炎、疱疹性角膜炎、角膜溃疡、视网膜炎和视神经炎等。口服，每次 5 毫克，每日 3 次。

（3）**维生素 B_6**

维生素 B_6 在天然物质中分布很广，主要与蛋白质结合存在，酵母和米糠中含量丰富。维生素 B_6 在体内转化为吡多醛磷酸酯，作为一种辅酶参与氨基酸的代谢。

临床上用于治疗睑缘炎、视网膜炎和视神经炎。口服，每次 10 毫克，每日 1～2 次。

（4）**维生素** B_{12}

又名氰钴胺，存在于肝、肾、肉、蛋、乳类中，是许多代谢反应的催化剂，刺激骨髓的造血功能。手术前贫血的患者常在手术过程中或手术之后出现前房或玻璃体的出血，为了改善贫血状态，降低手术过程中的并发症，常常在手术前应用维生素 B_{12}。

最近应用维生素 B_{12} 治疗眶上神经痛得到了较好的效果。有人报告在青光眼患者中应用维生素 B_{12} 时，对扩大视野有一定的作用。在中毒性视神经萎缩患者中应用维生素 B_{12} 有促进物质代谢和解毒作用。维生素 B_{12} 口服，成人量每次 0.25 毫克，每日 1～3 次。

235. 维生素 C 对眼有什么作用？

维生素 C 又名抗坏血酸，易溶于水，其水溶液遇空气即迅速破坏，不耐热。在番茄、菠菜、桔、枣和柠檬中含有大量维生素 C。它可调节组织内的氧化还原过程，减少毛细血管的通透性，增加机体的抵抗力，促进细胞间质的形成和血液的凝结。

应用维生素 C 的适应症：适用于因缺乏维生素 C 引起的眼部出血，高血压、动脉硬化和高度近视引起的眼底改变，外伤性眼底出血，角膜炎，角膜溃疡，视网膜脉络膜病变等。

许多动物实验证实，患白内障时，前房水内维生素 C 含量显著下降，因此在老年性白内障的初期，可口服维生素 C。

在碱性角膜及结膜腐蚀伤时，常用 2.5% 维生素 C 和 2% 葡萄糖混合点眼，同时口服维生素 C，口服每次 100～300 毫克，每日 1～3 次。

236. 眼睛还需要哪些维生素？

（1）**维生素** D_2

维生素 D_2 又名骨化醇，不溶于水，在鱼肝油、肝和牛奶中含量较多。

它的生化作用主要是参与机体内的钙、磷代谢过程，促进肠内钙、磷吸收，维持血中钙、磷平衡。

在眼科，维生素 D_2 用于预防抽搐性白内障、治疗疱疹性角膜炎或疱疹性结膜炎以及眼部结核。对治疗儿童高度近视也有帮助。

维生素 D_2 每次 2 000～10 000 国际单位，每日 3 次口服，可持续用药 1～2 个月。小儿每日 300～600 国际单位。

维生素 D_2 长期服用可出现不良反应，如食欲不振、呕吐、腹泻、多尿和体重下降等。一旦结膜和角膜出现典型的带状混浊，应该立即停药。

（2）**维生素E**

维生素E，又名生育酚，油状，不溶于水。在蔬菜、豆类、肝内含量较为丰富，麦胚油内含量最多。

维生素E除了维持肌肉代谢和生殖机能之外，在体内还具有强大的抗氧化功能，保护体内易被氧化的成分，如不饱和脂肪酸、维生素A等。维生素E还是一个自由基清除剂，可清除过氧化氢。维生素E可使末梢血管扩张，改善局部血液循环，促进病变组织修复。

眼科中主要用于视网膜炎、黄斑变性、视网膜色素变性、角膜变性、酒糟鼻性角膜炎。口服，每次5～10毫克，每日3次。

不良反应有恶心、食欲下降、胃部不适、胃痛及便秘等。出现不良反应时应立即停药。

（3）**芦丁**

本品具有多方面的生理活性。富含于枣、杏、柠檬、茶叶、橙皮、番茄中，荞麦花内含量尤为丰富。实验证明，它能维持毛细血管正常的抵抗力，降低毛细血管的通透性和脆性，还有抗炎、抗过敏的作用。

眼科临床上常用于不同种类的出血，特别适用于高血压、动脉硬化和高度近视引起的眼底出血。与维生素C同用，可以相辅相成，增加疗效。口服，每次20毫克，每日2～3次。

复方芦丁片：每片芦丁20毫克，维生素C 50毫克。

二十五、眼科常用检查

在看病的过程中，医生为了诊断和治疗常常要做一些检查，而患者很想知道为什么要做这些检查，检查的目的是什么，为此，本节就把眼科常用的一些检查项目作一简略介绍。

237. 为什么要检查视力？

在招工、选兵、上学或谋求某些职业时，在上岗前常常要检查视力。在看眼病时，第一项检查就是检查视力。什么是视力？视力是眼辨别物体形态的能力，通常说的视力是中心视力，就是视网膜黄斑的视力，正常视力为1.0。

检测视力的工具是视力表，它是根据视角的原理制成的。所谓视角，是指从外界物体反射来的光线进入眼内后，经过眼内结点所形成的角度。正常人能辨认最小物体的角度为1分视角或称最小视角。所谓1分视角就是物体在视网膜上成像时，要刺激两个不相邻的视细胞（锥细胞），也就是中间要有一个不受刺激的细胞，如图61所示。若小于1分视角则不能分辨。根据这个道理，视力表上所用字母笔画之间的距离均为1分视角，如图62所示。

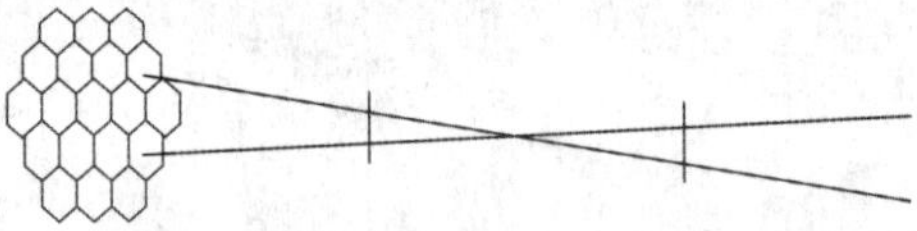

图61　1分视角

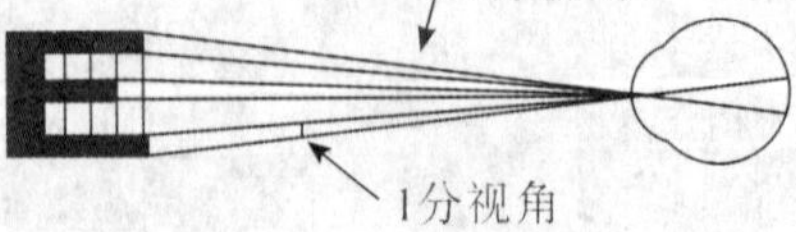

图62　视力表制作原理

在我国，目前常用者有两种视力表：一种是对数视力表，另一种是国际标准视力表，如图 63 所示。

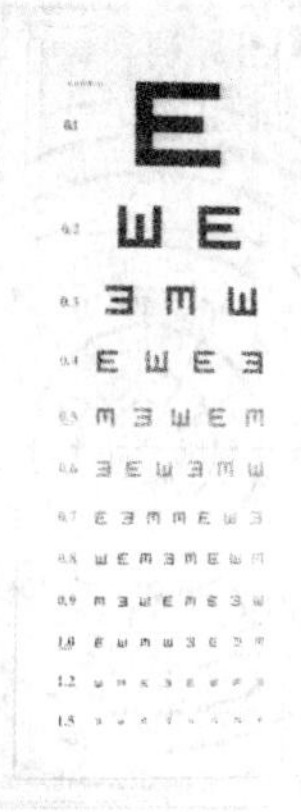

图 63　国际标准视力表

后者记录视力的方法是用小数计算，即视力 =0.1，0.2，0.3，0.4，0.5，0.6，0.7，0.8，0.9，1.0，1.2，1.5。正常人的小数视力为 1.0～1.5，这种视力表容易记录，但有一些缺点：① 视力表的增进率不均匀，0.1 比 0.2 大 1 倍，而 0.9 比 1.0 仅大 1/9 倍；② 视力统计时容易引起误差，同是增进 1 行，从 0.9 到 1.0 很容易，但从 0.1 到 0.2 就很困难；③ 手动、光感一般用文字记载，比较粗糙，不能详细表达视力的增进和减退。对数视力表就克服了上述缺点，但又比较复杂，请看下表就一目了然了。

国际标准视力表与对数视力表的对比

国际标准视力表	光感	眼前手动	眼前指数	0.1	0.2	0.3	0.4	0.5	0.6	0.7	0.8	0.9	1.0	1.2	1.5
对数视力表	1.0	2.0	3.0	4.0	4.3	4.5	4.6	4.7	4.8	4.85	4.9	4.95	5.0	5.1	5.2

238. 为什么要检查视野？

当我们用眼直视前方一个物体时，除了能看到这个物体之外，在眼睛不动的情况下，同时可以看到周围的景象，其所视空间范围称为视野。当眼向前直视、头部可以任意转动时所测得之视野称为绝对视野。医院经常检测用的是单眼相对视野，也就是我们通常简称的“视野”。在怀疑有颅内疾患、青光眼或其他眼疾病时，医生常常要测视野。正常人白色视野上方最窄，为56°，下方74°，鼻侧65°，颞侧最宽为91°。白色视野最大，黄、蓝、红、绿色依次变小，绿色最小，如图64所示。

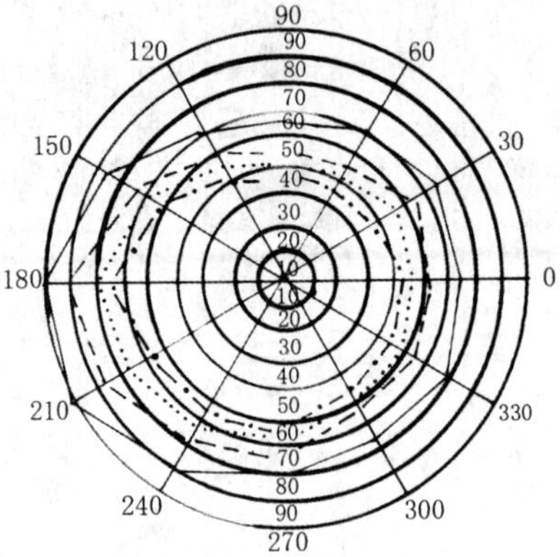

最外为　白色——— 其次为　黄色--------

再次为　蓝色········ 内为　红色-·-·-·-

图64　正常单眼（左）视野范围

视野的大小除受视标、颜色、照明等因素影响外，还受鼻梁高低、睑裂和瞳孔大小的影响。视野检查是一个主观检查方法，因此它也受精神因素的影响。

视盘（视乳头）是视神经纤维集合后从眼传出，进入颅内的地方，其上无感光细胞，故无视觉，在视野上为一椭圆形绝对暗点，因为人人都有，属生理性现象，故称生理性暗点。一旦出现异常，医生也会根据其形状对疾病作出诊断。

视野属主观检查，因此要求被检查者密切配合。

（1）被检查者在检查前要仔细听取医护人员关于检查时要注意的事项，不懂之处要问个清楚，不然会出现假阳性结果，误导医生对疾病的诊断。

（2）被检查者在疲劳或心情不好时，注意力难以集中，不要做此项检查。

（3）因为检查时间较长，在检查之前被检查者的座位要舒适，如果不舒适，要在检查前向医护人员提出，一切准备好之后再进行检查。

239. 测眼压的目的是什么？

眼压是指眼内的压力，眼球好比一个篮球，不过篮球内装的是气体，不能流动，气少则软，气多则硬。而人类的眼球里面充的不是气体，而是房水和玻璃体，玻璃体的体积一般是不变的，房水则是经常变的，其总量是0.13~0.3毫升，它是由睫状体分泌的，经过瞳孔进入前房，再从前房角的输林氏管排出，产生的量和流出的量维持一个相对的动态平衡。房水流出一旦受阻或产生蓄积过多，眼压就会升高；如果产生过少或流出过快，蓄积不足，眼压就会下降，眼压过高或过低，均属异常现象。

目前常用的眼压计有两大类：一类是压陷眼压计。它是以一定重量的砝码压陷角膜中央，根据压陷的深度来判定眼压；另一类是压平眼压计，这种眼压计又有两种，一种是要根据压平角膜的面积换算眼压，另一种是以可变重量压平一定量角膜的面积，根据重量来换算眼压。薛氏眼压计属于压陷眼压计，已逐渐被淘汰，较少使用。目前临床上常用的有 Goldmann 压平眼压计，非接触眼压计，动态轮廓眼压计和 Tono-pen 笔式眼压计，最常用的是非接触眼压计，如图 65 所示。因为它不接触眼球，测量时间短，无痛苦，易被受检者所接受，应用较为普遍，但其所得眼压数值受多种因素影响，如角膜厚度、测量时间；高度近视者眼压偏低。正常眼压波动范围较大，从 1.47 ~2.79kpa（11 ~21mmHg）。

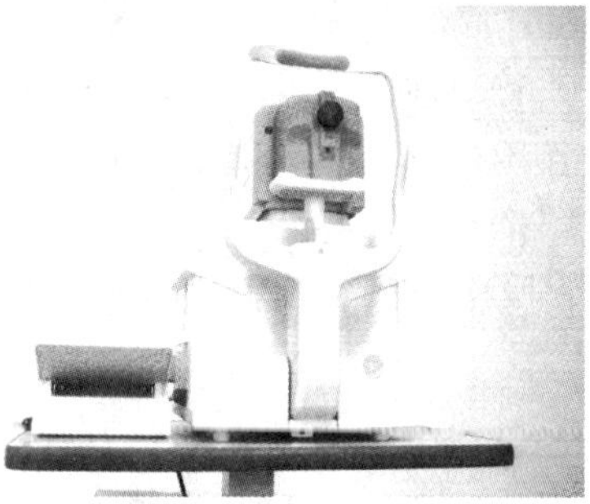

图 65　非接触眼压计

为了得到准确的眼压数据，在检查时，被检查者的配合也是一个重要因素。那么被检查者应如何配合呢？以非接触眼压计为例，被检者：

（1）要睁大眼睛，防止睫毛阻挡眼压计发出的气流。

（2）按检查者要求注视目标，使黑眼珠处于正位。

（3）检查时间很短，在检查时眼球一定要固定不动，不要眨眼。

（4）被检者所坐的凳子要舒适，如果感到座位过高或过低，必须要求检查者加以调整。

（5）检查之后，如眼有不适，忌用手揉，宜滴抗生素眼水，如仍有刺痛，应找医生复查。

240. 为什么要检查眼底?

眼底镜问世已经百余年，目前常用者为直接眼底镜，它所见到的物像大约可放大16倍。直接眼底镜的光源可以用干电池，也可用交流电，使用起来非常方便，这是易于推广应用的原因之一。

眼底镜是临床上重要检查方法之一，不但在眼病时广泛使用，而且对某些全身病（如高血压、动脉硬化、糖尿病、慢性肾炎、颅内肿瘤、脑脓肿、脑寄生虫等）的诊断，也有其重要的价值。

在全身有3处可以看到血管：① 甲皱微循环。就是通过指甲可以看到指甲下边的微小血管，但是非常模糊。② 球结膜微小血管。由于结膜经常暴露在外边，所反映的病变常受外界环境的干扰。③ 眼底血管。眼底的小血管深藏在眼内，少受外界干扰，通过眼底镜可以看得很清楚。另外眼底血管与脑血管邻近，脑血管的病变常常在眼底血管有所反映，因此它备受关注。

应用直接镜检查眼底时，常常需要散大瞳孔，尤其是儿童和老年人。因为儿童常不合作，易动，通过小瞳孔难以看清；老年人瞳孔小，即使看见，其范围也非常之小，因此检查时常常要散大瞳孔。

目前常用散瞳药为0.5%托吡卡胺滴眼液，滴眼后15分钟即可出现散瞳，30分钟时产生最大散瞳作用，随后逐渐降低，6小时后恢复正常。有青光眼或疑似青光眼病史者，应告诉医生。当然，医生在散瞳前也会检查。治病需要医患双方互相配合，医生掌握病情越深入、越详细，诊断就会越正确，治疗就会越有效。

241. 裂隙灯显微镜下可以看到什么？被检查者应如何配合?

裂隙灯显微镜又称活体显微镜，简称裂隙灯。它是根据斜照法，配合使用放大镜的原理制作而成。从它问世到现在已近一个世纪，几经改良，目前已成为眼科临床上一种重要的检查工具。可以说，任何一个眼科门诊都离不开它。其放大倍数为10~25倍，放大22倍就可以看到房水内游走的细胞。因此它不仅能够详细观察结膜、角膜、前房、晶状体和玻璃体的生理、病理变化，而且能够附加前房角镜，可以观察前房角；附加三面镜，可以观察眼底的周边部；附加前置镜，可以观察眼底的详细结构。

做裂隙灯显微镜检查时，检者和被检者要密切配合才能得心应手，快速结束。

（1）受检者坐姿要正，前额紧靠固定器，下颏放在下颏台上，如图 66 所示。

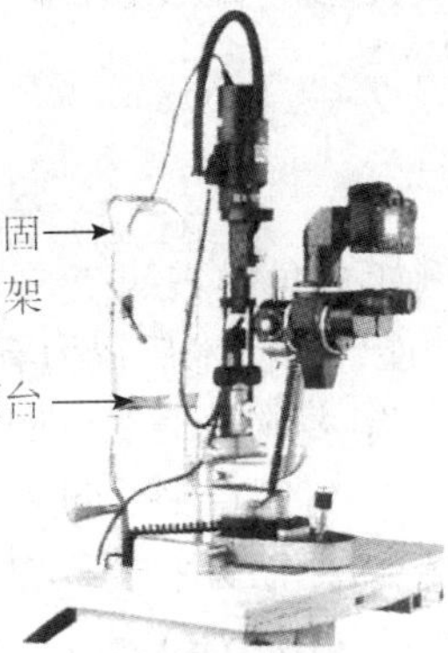

图 66　裂隙灯显微镜

（2）受检者要根据检查者的要求，转动眼球，上看或下视，左顾或右盼，这样才能看清眼球的方方面面。

（3）裂隙灯的灯光很强，此灯光为普通光线，对眼没有伤害，但也要尽量避免不必要的光线进入眼内，当检查者没有要求被检者看灯光时，最好不要直视灯光。

242. 视网膜电图是对视功能的客观检查吗？

视网膜电图，简称 ERG，是英文 Electroretinogram 的缩写，它是在视网膜受刺激后记录下来的一组视网膜的电反应，代表着视网膜光感受器的功能。由于应用刺激源的不同，在临床上有两种视网膜电图，一种是应用光作为刺激源，另一种是应用图形作为刺激源，后者称为图形视网膜电图，前者称闪烁视网膜电图。

图形视网膜电图简称 P-ERG，是英文 Pattern-Electroretinogram 的缩写，它通过各种图形的刺激诱发后极部视网膜综合电反应。

如果患者视力不良，看不清图形，就需用光源作刺激源，也就是闪烁视网膜电图。

闪烁视网膜电图，简称 F-ERG，是英文 Flash-Electroretinogram 的缩写。F-ERG 常用于屈光间质混浊，在看不到眼底情况下来检查视网膜的机能状态。对于这类患者，由于混浊的通光体可以吸收部分光线，为了不影响 F-ERG 的记录，常常选用较强的刺激光。

视网膜电图常用于下列眼病：

（1）原发性视网膜色素变性，结晶样视网膜变性，白点状视网膜变性。

（2）视网膜中央动脉或视网膜中央静脉阻塞。

（3）年龄相关性黄斑变性。

（4）视神经病变。

（5）青光眼。

（6）屈光间质混浊，例如全角膜白斑、白内障、严重的玻璃体混浊。在手术前需要判定视网膜的功能，预测术后视力有没有恢复的可能。例如某患者4年多前双眼被硫酸烧伤，2年多前左眼做过同种异体角膜移植，因排斥反应而失败，留下全角膜血管翳性角膜白斑，欲行人工角膜植入术，术前检查：F-ERG波形，a、b 波潜伏期及波幅正常（图 67L）。右眼全角膜血管翳性白斑，眼压偏低，F-EGR 未引出波形（图 67R）。提示左眼术后可能恢复视力，右眼不可以进行人工角膜植入术。

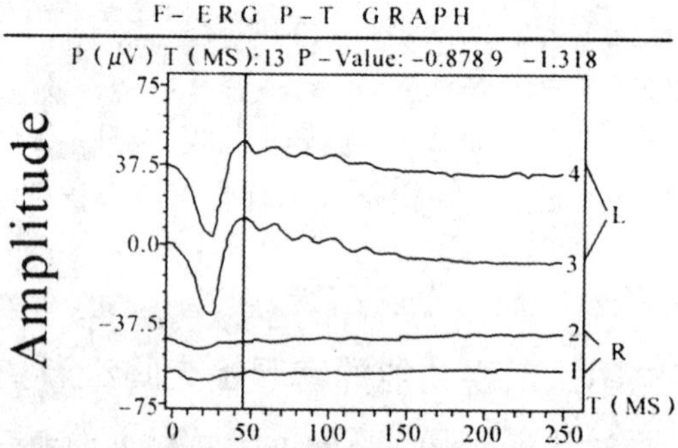

双眼硫酸烧伤后全血管翳性角膜白斑的 F-ERG。

左眼（L）F-ERG 波形，a、b 波潜伏期及波幅正常

右眼（R）F-ERG 未引出波形

图 67　视网膜电图

243. 视诱发电位是反映视路的功能吗？

视诱发电位简称 VEP，是英文 Visual Evoked Potentials 的缩写。指的是当用光或图形刺激视网膜时，通过视路传递，在大脑皮层的枕叶诱发出的电活动。它所反映的是从视网膜→视神经→视束→视交叉→视放射→大脑皮层枕叶（17 区）的电活动。这个区域主要接受黄斑附近的诱发电位，代表着视力最敏感的地方。

视诱发电位和视网膜电图一样，因应用的刺激源不同，分为闪光视诱发电位和图形视诱发电位，前者用光作刺激源，适用于视力较差者；后者用图形作刺激源，适用于视力较好者。前者简称 F-VEP，后者简称 P-VEP。

F-VEP 适用于屈光间质混浊的患者，例如在白内障或角膜移植术前预测术后的结果，视力恢复的可能性，就需要进行 F-VEP 的检查。如果所得结果近似正常，说明患者在术后有可能恢复视力，如果 F-VEP 不能引出波形，说明该眼有严重的视网膜或视路疾患，即使进行白内障或其他复明手术，术后很可能得不到预想结果。例如，有一例双眼硫酸烧伤后全血管翳性角膜白斑，在人工角膜植入前进行了 F-VEP 检查，结果左眼 F-VEP 大致正常，如图 68 所示。右眼 F-VEP 未引出波形，这一结果提示：右眼不能做手术，左眼可以进行人工角膜植入术。

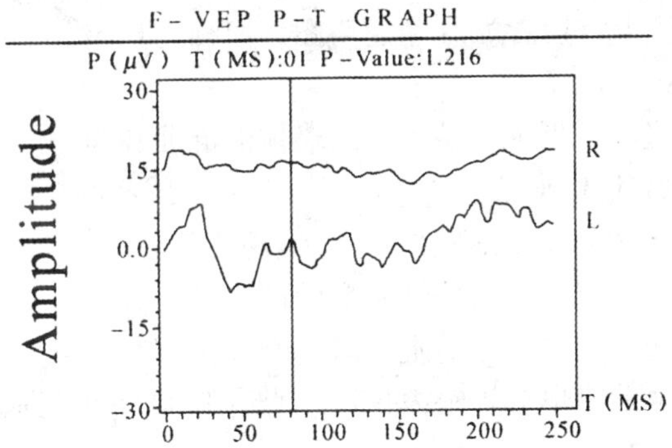

双眼硫酸烧伤后全血管翳性角膜白斑的 F-VEP。

左眼（L）F-VEP 波形，Ⅰ～Ⅶ波潜伏期大致正常，Ⅴ～Ⅶ波幅稍低。

右眼（R）F-ERG 未引出波形

图 68 视网膜诱发电位图

视诱发电位常用于下列疾病：

① 视网膜脉络膜疾病；② 糖尿病性视网膜病变；③ 视网膜色素变性；④ 青光眼；⑤ 弱视；⑥ 屈光间质混浊预测术后结果；⑦ 视神经疾病；⑧ 多发性硬化症；⑨ 垂体瘤或皮质盲。

244. 眼 B 型超声对眼部病变显示得更清晰吗？

眼科常用 A 型和 B 型超声诊断仪。A 型超声检查所得到的回声图是以一个界面发出一次反射所形成的一维图像；B 型超声检查所得到是二维图像，如图 69 所示。后者由于是二维图像，对病变的了解比 A 型超声所得图形要好。

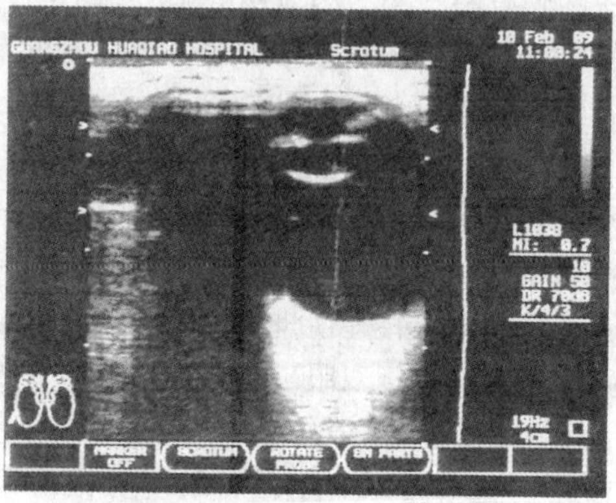

图 69　正常眼 B 型超声图

目前眼科临床上常用者为 B 型超声图，简称“B 超”。

常用来检查：

（1）眼球屈光间质混浊，特别是玻璃体的混浊和出血。

（3）视网膜有无脱离。

（2）眼球内异物的探查和定位。

（4）了解眼球内及眶内占位性病变的位置和特点。

（5）甲状腺功能亢进引起的眼外肌改变。

（6）外伤后眼前房出血，眼内情况不能用眼底镜检查时，此时要用 B 超来检查晶状体的位置和眼底的情况。

（7）为了预测手术后效果，一些手术在手术前要做 B 超，了解玻璃体和视网膜的情况，例如白内障手术，同种异体角膜移植手术，人工角膜植入术等。例如，有一位患者，全血管翳性角膜白斑，视力：光感、光定位不准确，眼压偏低。B 型超声图：视网膜脱离，如图 70 所示。提示：不宜进行人工角膜植入术。

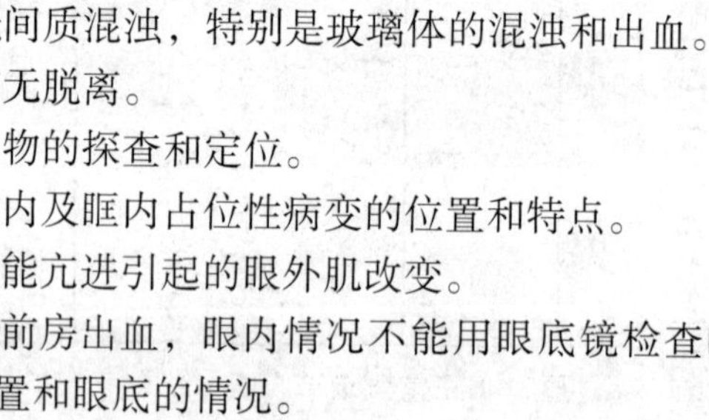

图 70　B 型超声图：左眼视网膜脱离

245. 超声生物显微镜是检查什么的?

超声生物显微镜（Ultrasound Biomicroscopy，简称 UBM）是近年来问世的新的检查仪器，其组织穿透力为 4～5mm，对组织的分辨力为 20～50 微米，它不仅能帮助医生详细了解眼前段（角膜、巩膜、前房、前房角、虹膜、晶状体）活组织的正常结构和发生的微小病理改变，而且可以得到量化的指标。UBM 可以将角膜分为 4 层：① 角膜上皮层。前部有两条弧形强光带，分别为上皮表面和前弹力膜的回声，其间有窄的中等回声带，为角膜上皮层的回声。② 前弹力膜。为一强的回声带。③ 基质层。在前弹力膜之后有一较宽的中等回声带，为基质层。④ 后弹力膜与内皮层的回声难以分开，合在一起呈现一条弧形强光带，如图 71 所示。

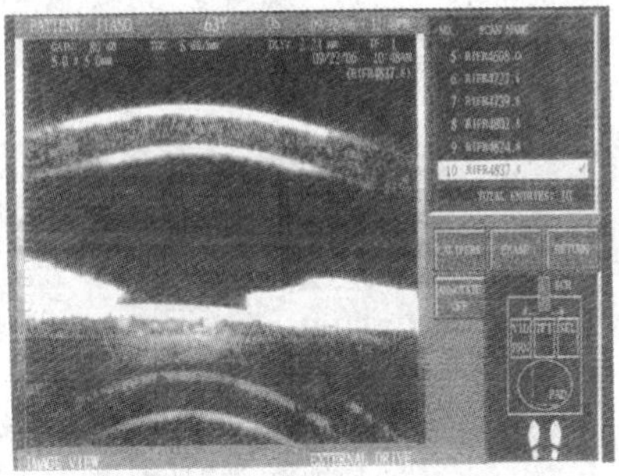

图 71　正常眼前节 UBM 图像

在当角膜严重混浊时，看不到角膜后边组织的情况和病变，尤其是眼烧伤后引起的继发性青光眼，由于角膜混浊，其厚度、弹性及表面曲率发生异常，所测得的眼压常常不准，此时 UBM 可以提供详细的客观资料。UBM 所示前房角的情况，如图 72 所示，为烧伤后继发性青光眼的诊断提供了有力的客观证据。

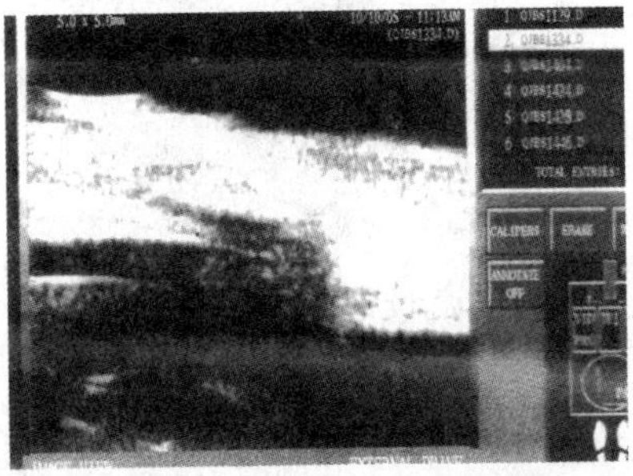

图 72　角膜碱烧伤后，UBM 图像；角膜厚度明显增厚，房角结构消失

超声生物显微镜的图像可以清楚地显示前房角的详细结构，明显优于前房角镜检查所得结果，提高了疑似青光眼的确诊率。它所显示的图像还能帮助评价青光眼滤过手术后滤泡的情况及其内部的功能。

UBM 还能用于确定浅层巩膜炎的病变范围，虹膜的厚度，虹膜与晶状体的距离，睫状体及其扁平部的微小的病理改变。

246. 光学相干断层成像术能帮助确诊哪些眼病?

光学相干断层成像术，其英文全称为 Optical Coherence Tomography，OCT 是其简称。OCT 是 20 世纪 90 年代初产生的医学诊断技术，它可以在生物组织中进行分辨达微米级的断层成像。OCT 是利用光进行检测的，所以特别适合用来检查眼睛，能够获得眼内结构分辨力很高的断层扫描图，可以清楚地看到黄斑（如图 73 所示）及其他部位的微小病变，为疾病的诊断提供可靠的客观依据。

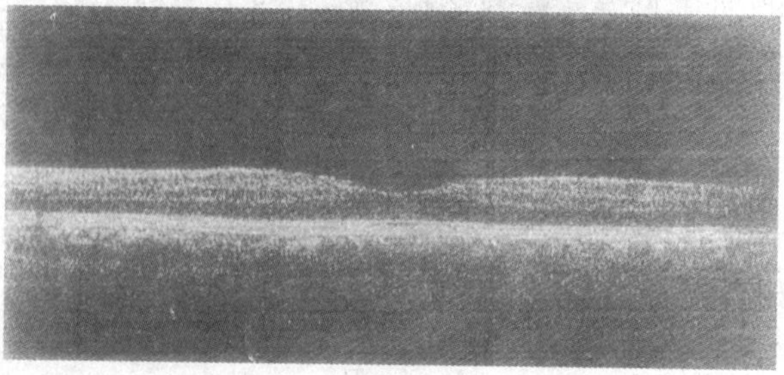

图 73　正常黄斑区的 OCT 图像

临床上常用 OCT 检查下列疾病：

① 黄斑裂孔；② 黄斑部视网膜前膜；③ 中心性浆液性视网膜脉络膜炎；④ 中心性渗出性视网膜脉络膜炎；⑤ 年龄相关性黄斑变性；⑥ 视网膜血管阻塞；⑦ 视网膜静脉周围炎；⑧ 视网膜动脉瘤；⑨ 视网膜色素变性；⑩ 病理性近视；⑪ 视网膜脱离；⑫ 糖尿病性视网膜病变；⑬ 青光眼；⑭ 挫伤性视网膜病变；⑮ 视神经乳头病变。

二十六、居家自我眼功能检测法

眼科有些简单的方法易学易懂，可以自己在家里进行，既经济又节约时间，还可及时了解自己和家人的眼睛情况，尤其是孩子的视力，因此这些方法是自我眼卫生保健不可缺少的。

247. 如何在家使用远方视力表检测视力?

检查远方视力，一般多采用国际标准视力表，其使用方法现介绍如下：

（1）将国际标准视力表悬挂于光线充足的墙壁上或装在有人工照明的镜框内。一般视力表的照明为200Lux（米烛光），大约相当于晴天距南窗不远地方的亮度。

（2）悬挂的视力表不宜过高，也不宜过低，更不能偏斜。应该正对受检者的眼睛，视力表上的1.0应和受检者的眼睛在一条水平线上。

（3）受检者与视力表的距离为5米。

（4）左右眼要分别检查，一般先右后左。用厚纸板，最好是黑色的，遮盖一眼，但不可压迫。最好不要用手遮眼，因为：① 指间有缝隙，可以偷看，所测结果为双眼视力，不是单眼视力；② 手多不洁，易致眼病。

（5）被检者的眼睛要像平时一样睁开，不能眯眼，头不可向前探伸。

（6）在检查之前不可滴眼药水或涂眼药膏，不然，所测得的视力不准。

（7）检查时按视力表上的字母，由大而小、由上而下进行测试，直到受检者不能辨认为止。然后根据其看清楚字母旁边的号数记录其视力，这样所测得的视力为裸眼视力。

（8）测小孔视力：在被检者眼前放一小孔镜。也可用黑纸板在其中央做一小孔（如图29所示），通过小孔看视力表，所测得的视力称为小孔视力。

（9）如果受检者在距离5米处不能辨认视力表上最大字（0.1）时，可让受检者向视力表靠近，每向前移1米，就要减少视力0.02，即：距视力表4米远时看到0.1，该受检者的视力为0.08；3米远时看到0.1＝0.06；2米远时看0.1＝0.04；1米远时看0.1＝0.02；半米远时看0.1＝0.01。

（10）如受检者在1米远时仍看不清视力表上第1行大字，则可用辨别手指指数的方法进行检测。记录方法如下：指数/距离。例如50厘米远时，能分清指数，则记录为：指数/50厘米，10厘米时分清指数，则记录为：指数/10厘米。

（11）视力检查是一种主观检查法，也就是说，所测结果依靠被检者的回答，因此要认真进行，不然就会出现假结果。

248. 如何应用近方视力表？

近方视力表（如图74所示）用来检查近视力，对初步判断屈光不正和老视很有用处，检查方法如下：

（1）检查时可利用室内自然光线，最好向光而不要背光。也可用有集光灯泡的手电筒照明，但要斜照而不要直照。

（2）检查时和远视力表一样，两眼分别进行，一般先右后左，检查右眼时，严密遮盖左眼，但不可压迫眼睛。

（3）近方视力表与受检者的距离为30厘米，看到1.0时为正常视力。

（4）当把近方视力表放在距眼60厘米时，能看到近方视力表的1.0，其真实视力为2.0。

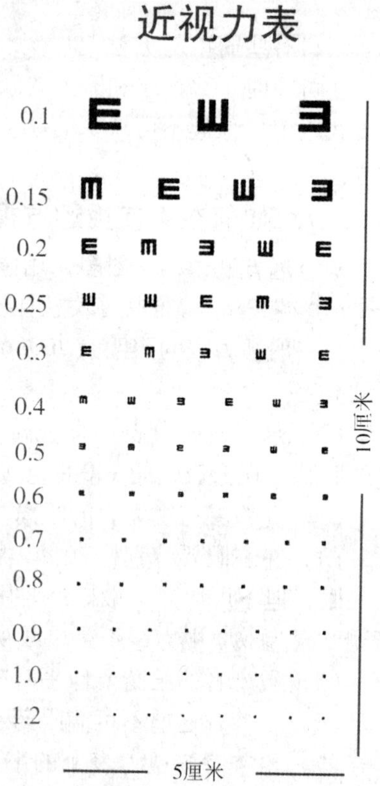

图74 近方视力表

（5）近方视力的记录方法：最佳近视力/距离，例如，受检者距离30厘米时看到1.0，记录为1.0/30厘米；如果30厘米看到0.5，则记录为0.5/30厘米。近视力表是检查近视力的，如果30厘米看不见，移近到20厘米看到1.0了，则要记录为1.0/20厘米。如果受检者是中老年人，30厘米看不清1.0，可将视力表拉远，再让受检者读视力表上的字母，50厘米时，可以辨认1.0，则记录为1.0/50厘米。

（6）近方视力表上的字很小，背景和字的对比度要求较高，因此保持视力表表面的清洁非常重要，一旦变得污秽，所测得的视力就会出现偏差，所以在检测的过程中，检查者或受检者都要尽量少用手去触摸视力表的表面。

249. 检查远、近视力能知道什么？

检查远、近视力对了解病情很有帮助，例如：

(1) 远方视力≥1.0，近方视力≥1.0，可能是：

① 正视眼。

② 轻度远视。

③ 患者为正视眼，患有不影响视力的其他眼病，如结膜炎、泪器病、眼睑病。

④ 虽有屈光不正，但在检查时眯着眼或戴着隐形眼镜。

(2) 远方视力<1.0，近方视力≥1.0，可能是：

① 近视眼或轻度近视散光。

② 假性近视。

③ 老年性白内障膨胀期。

④ 糖尿病患者，血糖未能控制时可以出现暂时性近视。

(3) 远方视力=1.0，近方视力<1.0，可能是：

① 青少年轻度远视或轻度远视散光。

② 老年人的正视眼。

③ 由于某种原因引起的视网膜极轻度水肿。

(4) 远方视力<1.0，近方视力<1.0，可能是：

① 青少年高度远视，中年中度远视。

② 轻度近视加老视眼。

③ 病理性近视。

④ 散光眼。

⑤ 远近视力均不良，又无屈光不正，很可能有眼病（角膜病、晶状体病、葡萄膜病，视网膜病，视神经或视路疾病）。

⑥ 弱视。

⑦ 癔病。

⑧ 全身病引起的眼部合并症，常见者为糖尿病、动脉硬化等。

(5) 如果以前测过视力=1.0，此次测视力下降，可能新添了眼疾。

(6) 在治疗过程中，如果视力上升，说明疾病好转；如果视力继续下降，说明疾病在恶化。

(7) 远方视力<1.0，近方视力≥1.0，戴小孔镜，视力上升到1.0，可能有屈光不正。

(8) 远方视力<1.0，戴+3.0D眼镜，20分钟后，再测视力有所提高，

说明受检者可能有假性近视。

250. 如何自我应用散光表？

散光表是检查眼睛有无散光的图表，种类很多，现举两种。

（1）12 方位钟形散光表（如图 75 所示）：它好像一个时钟，由 1－7、2－8、3－9、4－10、5－11、6－12 六个方位的线条组成，每个方位有 3 条间隔相等线条，线条间距 2.9 毫米，距离 5 米时，相当于 2 分视角。裸眼视力在 0.5 以上时，可辨清晰。

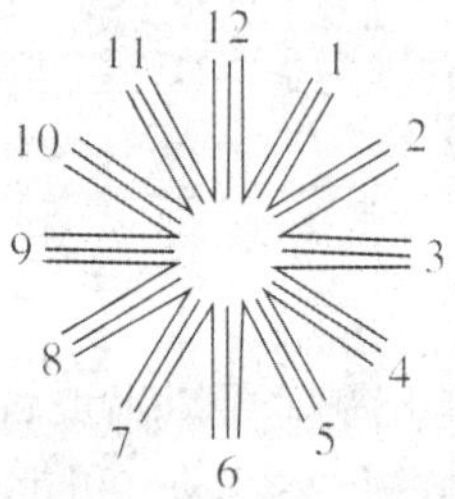

图 75　12 方位钟形散光表

（2）放射形散光表：它由多条放射状线组成，即 0°～360°，每隔 10°为一条放射线，整个表呈放射的圆形。也有做成放射扇形的，即从 0°～180°（如图 76 所示），每条线条的宽度在 5 米远时相当于 2 分视角。

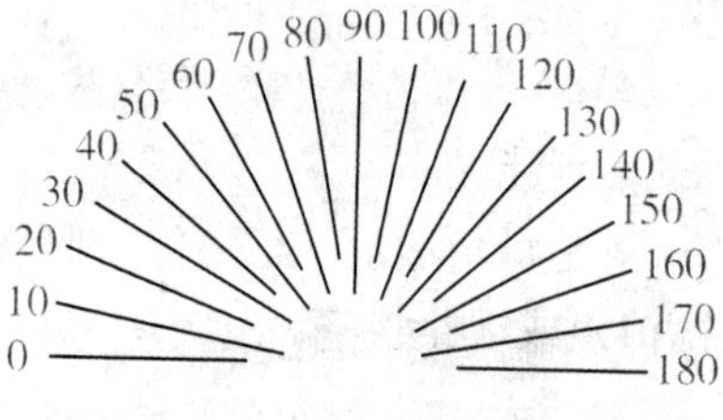

图 76　扇形散光表

（3）检查时，遮盖一个眼，用另一只眼看挂在墙上的散光表，散光表的照度为 500 米烛光（Lux），检查距离为 5 米。

（4）如果能看清表上的全部线条，而且颜色、浓淡一致，说明没有散光。如果散光表上某一子午线的线条较其他子午线清晰、明亮，而另一个子线的线条模糊不清，则说明眼睛有散光。

251. 如何应用围棋格表（Amsler 表）？

此表是检查中心视野的一种方法，它是由一个 10 厘米正方形黑纸板，用白色直线分隔成400 个小格而制成（如图 77 所示），每个小格边长 5 毫米，检查时，眼和表的距离为 30 厘米。

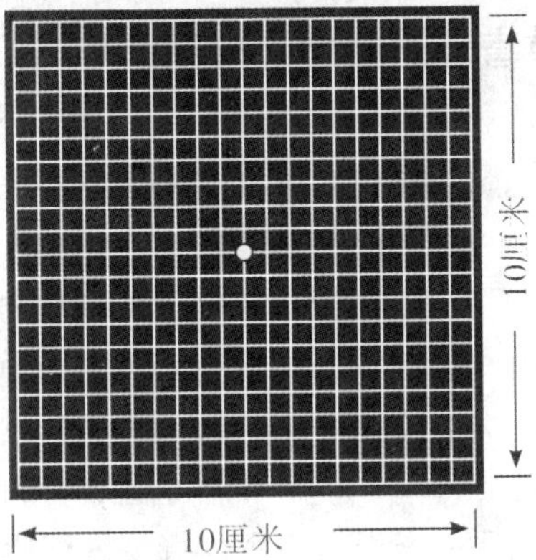

图 77　围棋格中心视野表（Amsler 表）

检查时，被检者要遮盖一个眼，用另一只眼注视中心的小白点，眼睛不许转动，用余光看表的其他处。

（1）如果表上的直线、方格和原来一样，整整齐齐，没有变化，是为正常。

（2）如果发现表上的小格大小不一，变形，白色线条变弯曲，视野内出现暗区，说明视网膜黄斑区可能有病。

252. 如何在家中进行视野对比检查？

什么是视野？应用视野计检查时，被检者如何配合？（详见本书第 238 问：为什么要检查视野？）这里介绍的是不用视野计的一种非常简单的方法，称为视野对比检查法，方法如下：

（1）被检者和检查者对面而坐，距离 1 米，两人的眼睛在同一水平上对看。

（2）检查被检者的右眼时，被检者要遮盖左眼，检查者用左眼，闭右眼。检查者和被检者用暴露的眼对视，眼睛固定不动。

（3）检查者伸出左手指或拿一目标，在两人中间（即距检查者和被检查者各0.5米）从颞侧开始到鼻侧，从上方到下方，从鼻上到颞下，再从颞上到鼻下，慢慢移动手指或目标，如果检查者和被检者同时看到所示手指，则为正常。如果检查者已经看到，而被检者看不到，说明被检者有视野狭窄。由上述可知，检查者一定是正常人才能应用此法。

此法简单易行，但不很准确，仅能大致判断视野的情况。

253. 如何利用色盲表进行自我检测？

检查有无色盲，方法很多，有色盲表法、彩色毛线挑选法、信号灯测定法、色光镜检查法、颜色混合器检查法。前两个方法比较简单，可自己在家中按说明进行检查。

（1）色盲表又称假同色表。由于色盲患者不能分辨颜色，但能辨别明暗度。根据这一原理，将各种色调不同，但明暗度相同或各种颜色的色调不同，而明亮度相同的色点或色块组成数字和图形，使色盲或色弱者难以辨认。此法较为通用，国内常用者有俞自萍等、李春慧等所绘著的色盲检查图，石原忍氏及斯替灵氏等所绘著的色盲检查表。应用色盲表进行检查时要注意下列4点：

① 检查时要在白昼离窗不远的室内光线下进行，不能在强烈日光直射下或灯光下进行。

② 被检者与色盲表的距离为50～60厘米。

③ 认图的时间不可过长，应在10秒钟左右。

④ 检查时为保持原有色调和图面的清洁，不可用手去触摸图表。

（2）彩色毛线挑选法：此种方法简单，但对色弱者不易查出，只能做初步筛查。检查方法如下：在自然光线下，把混有各种颜色的毛线团混在一起。然后给被检者一束或一团毛线，可以是任一颜色，作为对比，让被检者在杂有各种颜色的毛线堆中尽快挑出颜色相同者，如果被检查者出现下列情况，说明有色觉障碍。

① 被检者所选出的毛线团的颜色是否与对比者完全一样。如果不一样，说明被检者有色觉障碍。

② 要注意被检者在挑选过程中有无犹豫不决的表态。如果在挑选时犹豫不决，换来换去，说明被检者有色觉异常。

254. 暗适应可以在家检查吗？

什么是暗适应？当人们从明亮处突然进入暗处时，刚刚开始，会觉得眼前一片黑暗，看不见眼前的物体，甚至什么都看不见。但是，经过一段时间，眼前就会觉得亮了许多，逐渐能看到一些大的物体，这种适应过程，在医学上称为暗适应。

人在暗处的视力，称为暗视力，又称黄昏视，也称无色视觉。这种视觉是视网膜杆细胞的功能，视紫红质是这种功能的物质基础。在暗光下视网膜中心视力和辨色力高度下降，对光的敏感度却明显增加，当暗适应达到高峰时，视网膜对光的敏感度比刚刚进入暗处时可以增加 1 万倍，加上在暗处瞳孔散大，进入眼内的光线增加，对微光的敏感度提高得更为明显。虽然暗适应是视网膜杆细胞的功能，但大脑也起着一定的作用。

检查暗适应有以下用处：

（1）选择职业：暗适应能力差的人不宜从事暗光或夜间工作，以免发生事故，例如飞机、轮船的驾驶员，火车、汽车司机等。

（2）诊断疾病：有以下疾病可引起暗适应下降。

① 维生素 A 缺乏。

② 原发性视网膜色素变性，结晶样视网膜色素变性，白点状视网膜色素变性。

③ 青光眼。

④ 视神经疾病。

检查方法有对比法、暗适应计法和光觉计法。其中第一种方法简单，不需特殊仪器，可在家内进行。方法如下：检查者必须是正常人。检查前两人所处的明适应条件一定要一样，也就是说，在进入暗室前，两人同在明亮处停留 5～10分钟。然后检查者和被检者一同进入暗室，用以下 3 种方法判断被检者的暗适应能力：① 在相同距离和条件下，记录在暗处看清周围物体的时间；② 用一只夜光表，分别记录检查者和被检者看清夜光表的时间；③ 检查者和被检者并排坐在一起或站在一起，检查者在左，伸出右手，测量并记录两人看清指数的时间。如果检查者看见了周围物体、夜光表或指数，而被检者看不到，说明被检者暗适应能力较差，应到医院做进一步检查。

附录：常见眼病中西医名和俗称对照表

眼睛有病，有时去看西医，有时也到中医就诊，中医有中医的症征，西医有西医的病名，再加上些俗称，有时把病人给弄糊涂了，病人有时这样问医生：西医说我患了细菌性（化脓性）角膜炎，中医说我得了凝脂翳，医生，我到底得的是什么病？经过解释，病人才明白过来，原来是同一疾病，中医和西医的叫法不同而已。对所患疾病了解了，恐惧心理消除了，疗效提高了，自我保健的方法也明确了。为此，下边把中医、西医和俗称之间的关系列表加以对照，不过，仅是大致相似，不是非常精确，有时也有些大同小异，谨作为一种参考。

常见眼病中、西医名和俗称

西医名	中医名	俗　称
外睑腺炎、麦粒肿	土疳、土疡	针眼
睑板腺囊肿、霰粒肿	胞生痰核、胞睑肿核	霰粒肿
睑缘炎	烂弦风、睑弦赤烂	烂眼边
睑内翻	倒睫卷毛	睑内翻
倒睫	拳毛倒插	倒睫
睑外翻	睥目翻粘连、皮翻症	睑外翻（疤瘌眼）
慢性泪囊炎	漏睛	眼漏
急性泪囊炎	漏睛疮	
上睑下垂	胞垂、睢目、睥倦	望天眼、上眼皮下垂
急性结膜炎	天行赤眼、暴风客热	暴发火眼
淋菌性结膜炎、沙眼	目脓漏、粟疮、椒疮	脓漏眼、沙眼
慢性结膜炎	赤丝虬脉症	
春季结膜炎	时复症、痒如虫行症	
泡性结膜炎	金疳	
泡性角膜炎	木疳	
束状角膜炎	风轮赤豆	

（续上表）

西医名	中医名	俗　称
结膜干燥症	视珠外神水枯涩	无眼泪
翼状胬肉	胬肉攀睛、攀睛	大眼角长胬肉
结膜下出血	白睛溢血	
结膜结石	粟子疾	
细菌性角膜溃疡	凝脂翳	眼疮
真菌性角膜溃疡	湿翳	
病毒性角膜炎	聚星障、花翳白陷	
角膜基质炎	混睛障、气翳	
角膜软化症	小儿疳眼，疳眼症	
角膜瘘	正瘘	
角膜瘘＋虹膜前粘连	蟹睛	
白内障	园翳内障 瞳仁淡白内障	白内障
根据晶状体混浊的形态不同，中西医都有很多名称，不一一列举		
玻璃体混浊、玻璃体出血	云雾移睛、蝇翅黑花	数少时称飞蚊症
青光眼	绿风、青风或黄风内障	气朦眼
急性虹膜睫状体炎	瞳神紧小	
慢性虹膜睫状体炎	瞳神干缺	
视网脉动脉阻塞、视神经炎	暴盲	
视网膜色素变性	高风内障	夜盲症、雀目
共转性内斜视	目珠偏斜、双目通睛	斗鸡眼、对眼
眼球震颤	目转、辘轳转关	震颤眼
近视眼	能近怯远症	近视
远视眼	能远怯近症	远视
老视	老花眼	老花眼
玻璃体出血（轻）	云雾移睛	
玻璃体出血（重）	血灌瞳神	
眼眶肿瘤	鹘眼凝睛	
角结膜异物	异物入目	眯眼

参考文献

一、主要参考书

1. 徐锦堂，牟树理，宋乃义．眼科急症的防治．哈尔滨：黑龙江人民出版社，1973
2. 王延华，宋守道，宋国祥．眼与全身病．天津：天津人民出版社，1983
3. 日本学校性近视防治研究所编．青少年近视简易疗法．曾雯英译．北京：人民卫生出版社，1983
4. 杨长才．眼睛保健知识问答．乌鲁木齐：新疆科技卫生出版社，1995
5. 赵志刚．寄生虫疾病及其防治．北京：化学工业出版社，2003
6. 肖国士，赵广健．眼睛保健与美容．北京：人民卫生出版社，2004
7. 曾庆华．中医眼科学．北京：中国中医药出版社，2004
8. 管怀进．眼保健与眼病预防．北京：高等教育出版社，2005
9. 张卯年．常见眼病防治．北京：金盾出版社，2007
10. 徐锦堂．眼烧伤基础理论与临床．广州：暨南大学出版社，2007
11. Раьинович МГ. Гигиена зрения，Медгиз，Москва，1959
12. Сомов ЕЕ. Введене в клиничесую офтальмологию，Санкт－Петерьург，1993

二、主要参考杂志

1. 中国初级卫生保健
2. 中国学校卫生
3. 中华保健医学杂志
4. 中国儿童保健杂志
5. 中国妇幼保健杂志
6. 中国预防医学杂志
7. 健康生活
8. 家庭医学
9. 中国眼镜科技杂志
10. 中国老年保健医学
11. 中国保健营养
12. 环境与健康杂志
13. 中国劳动卫生职业病杂志